JN101115

令和6年版

食育白書

「食」の知識と選択する力を養う食育を目指して

農林水産省　編

食育白書の刊行に当たって

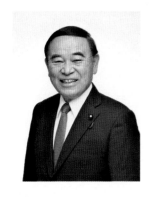

農林水産大臣

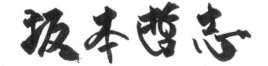

　食は命の源であって、人間が生きていく上で欠かせないものです。私たちの食生活は自然の恩恵の上に成り立っているとともに、食に関わる人々の様々な活動に支えられていることについて、感謝の念や理解が深まるよう食育を推進していくことが重要です。

　くわえて、我が国の食料をめぐる国内外の状況は刻々と変化しており、食料安全保障上のリスクが増大しています。このため、令和4年9月から食料・農業・農村基本法に基づく政策全般の検証・見直しの議論が行われ、農業施策の見直しの方向の1つとして、食料安全保障の観点から、子供から大人までの世代を通じた農業体験等の食育や地産地消といった施策を官民が協働して幅広く進めていくべきであるとされており、農業に対する国民の理解醸成を促していくことが求められています。

　このような状況を踏まえ、特集1として「農林水産業に対する国民理解の醸成」を取り上げ、農林漁業体験の提供、産地と消費者の結び付きの強化、農林漁業等に関する教育の機会の充実に関する取組を紹介しています。

　また、子供のうちに健全な食生活を確立することは、生涯にわたり健全な心身を培い、豊かな人間性を育んでいく基礎となるものであり、また、子供の基本的な生活習慣づくりには、地域、学校、企業を含む民間団体等が家庭と連携・協働し、子供とその保護者が一緒に生活習慣づくりの意識を高め、行動するための取組を推進することが必要です。さらに、20～30歳代の若い世代には朝食欠食を始め多くの課題が依然としてあることから、次世代に食育をつなぐ大切な担い手である若い世代が食に関する理解や関心を深められるように食育に取り組んでいくことが重要です。

　このような状況を踏まえ、特集2では、子供や若い世代における食育の取組に焦点を当て、食育に関する意識や食育の実践状況等を記述するとともに、取組の事例を紹介しています。

　食育の推進には、多様な関係者の連携・協働が不可欠です。社会経済情勢が目まぐるしく変化する中でも、生きる上での基本である食育を国民運動として展開していただくよう、一層の御協力をお願いいたします。

　この白書が、食育について国民の皆様に広く知っていただき、施策の推進に御理解をいただく一助となれば幸いです。

令和6年6月

この文書は、食育基本法（平成17年法律第63号）
第15条の規定に基づき、食育の推進に関して講じた
施策について報告を行うものである。

令和5年度食育推進施策

目　次

はじめに　食育推進施策の基本的枠組み

1　食育基本法 ……………………………………………………………………… 1

2　食育推進基本計画 ……………………………………………………………… 2

3　食育に関する施策の推進体制 ………………………………………………… 3

第1部　食育推進施策をめぐる状況

特集1　農林水産業に対する国民理解の醸成

1　我が国の食料安全保障に関わる情勢の変化等 …………………………………… 6

2　農林水産業に対する国民理解の醸成に向けた食育の推進 ……………………… 7

事例　牧場や乳製品工場の見学を通して、食や命の大切さについて学ぶ ………… 9

事例　地元の食材を使った料理教室や農業体験を通じた生産者と

消費者の橋渡し ……………………………………………………………… 10

事例　絵本で農業の魅力と食の大切さを伝える ……………………………………… 11

事例　気仙沼の魚や漁業を学び、生きた魚を生きた教材に、

地域の自然や文化等を愛する心、食への感謝の心を育む取組 ……………… 12

事例　最前線の学習施設で食と農業の魅力や可能性を楽しく学ぶ ………………… 13

事例　都会と畑を結び、食への興味や関心を広げる ………………………………… 14

特集2　子供・若い世代を中心とした食育の推進

1　第4次食育推進基本計画における位置付け等 …………………………………… 16

2　子供・若い世代における食育への関心や食生活等の現状 ……………………… 16

コラム　こども若者★いけんぷらす「いけんひろば」

〜こども・若者への食育の推進について〜 ……………………………… 36

3　子供・若い世代における食育の必要性 …………………………………………… 38

コラム　子供向けの減塩の取組 ……………………………………………………… 42

コラム　牛乳を飲もう！こども食堂での取組 ……………………………………… 43

事例　食事の提供を軸とした、学生寮・社員寮での取組 …………………………… 44

事例　子育て世帯が無理なく気軽に取り組める食育に向けて

〜子育て世帯を食生活の面から応援〜 …………………………………… 45

事例　「朝」を応援する「HYOGO アサ@プロジェクト」で朝食欠食の

減少を目指す〜産官学連携による食環境づくり〜 …………………………… 46

事例　地元企業の新入社員研修での食育の取組〜講話と調理体験を組み合わせ、

自らの食生活に手軽に取り入れられる朝食を〜 ……………………………… 47

事例　学校給食を中心に、食と農の持続可能な資源循環を学ぶ …………………… 48

事例　農業体験を通じて命を大切にする心を育む ……………………………………… 49

事例　調理体験を通じて、次世代を担う高校生たちにふるさとの味をつなぐ ……… 50

事例　地域における食農教育・農業教育の取組 …………………………………………… 51

第2部　食育推進施策の具体的取組

第1章　家庭における食育の推進

第1節　子供の基本的な生活習慣の形成 ……………………………………………… 54

1　子供の基本的な生活習慣の状況 ……………………………………………………… 54

2　「早寝早起き朝ごはん」国民運動の推進 …………………………………………… 59

事例　「早寝早起き朝ごはん　小さな習慣が大きな力」
　　　　　　　　　（「早寝早起き朝ごはん」推進校事業）…………………………… 60

第2節　家庭と地域等が連携した食育の推進 ………………………………………… 61

1　望ましい食習慣や知識の習得 ………………………………………………………… 61

2　子供・若者の育成支援における共食等の食育推進 ……………………………… 61

第3節　妊産婦や乳幼児に対する食育の推進 ………………………………………… 63

1　妊産婦や乳幼児に対する食育の推進 ……………………………………………… 63

2　妊娠期・授乳期等における食育の推進 …………………………………………… 63

3　乳幼児の発達段階に応じた食育の推進 …………………………………………… 64

第2章　学校、保育所等における食育の推進

第1節　学校における食に関する指導の充実 ………………………………………… 66

1　学校における食に関する指導体制の充実 ………………………………………… 66

2　学校における食に関する指導内容の充実 ………………………………………… 68

第2節　学校給食の充実 ……………………………………………………………………… 70

1　学校給食の現状 ………………………………………………………………………… 70

2　地場産物等の活用の推進 ……………………………………………………………… 71

3　米飯給食の着実な実施に向けた取組 ……………………………………………… 73

事例　学校給食における地場産物の活用について ………………………………………… 74

第3節　就学前の子供に対する食育の推進 …………………………………………… 75

1　保育所における食育の推進 …………………………………………………………… 75

2　幼稚園における食育の推進 …………………………………………………………… 76

3　認定こども園における食育の推進 ………………………………………………… 76

事例　「実体験を大切に」～楽しみながら食を営む力の基礎を培う～ ………………… 78

事例　サツマイモを通じて地域で交流を深める食育の活動 …………………………… 79

事例　「目指せ！食いしん坊～こども・家庭・園を繋いでいく食環境～」 …………… 80

第3章　地域における食育の推進

第1節　健全な食生活の実践を促す食育の推進 …………………………………… 82

1　「食育ガイド」等の活用促進 ………………………………………………………… 82

2　栄養バランスに優れた「日本型食生活」の実践の推進 ……………………… 83

第2節　地域や職場における食育の推進 ……………………………………………… 85

1　健康寿命の延伸につながる食育の推進 …………………………………………… 85

コラム　「健康日本21（第三次）」について …………………………………………… 91

　2　貧困等の状況にある子供に対する食育の推進 ·················· 93
　　事例　管理栄養士を目指す大学生によるこども食堂等の食支援活動 ·········· 94
　3　若い世代に関わる食育の推進 ······························· 95
　4　職場における従業員等の健康に配慮した食育の推進 ················ 95
　5　高齢者に関わる食育の推進 ······························· 96
　6　地域における共食の推進 ································· 97
　7　災害時に備えた食育の推進 ······························· 98
　　事例　災害時の食に備える普及啓発活動 ························· 99

第3節　歯科保健活動における食育の推進 ························· 100
第4節　食品関連事業者等による食育の推進 ······················ 102
　　事例　多様な世代の未来をつむぐ食育の取組 ····················· 103
第5節　ボランティア活動による食育の推進 ······················· 104
　1　ボランティアの取組の活発化がなされるような環境の整備 ············· 104
　2　食生活改善推進員の健康づくり活動の促進 ····················· 104
　　事例　幅広い世代へ食の大切さを伝える
　　　　　〜フードバンクを活用した子育て世代への食事支援〜 ·············· 106
第6節　専門的知識を有する人材の養成・活用 ····················· 107
　1　管理栄養士・栄養士の養成・活用 ························· 107
　2　専門調理師・調理師の養成・活用 ························· 108
　3　医学教育等における食育の推進 ························· 109

第4章　食育推進運動の展開

第1節　「食育月間」の取組 ···························· 110
　1　「食育月間」実施要綱の制定等 ························· 110
　2　食育推進全国大会の開催 ····························· 110
　3　都道府県及び市町村における食育に関する取組 ·················· 110
　　コラム　「食育月間」の取組「第18回食育推進全国大会inとやま」、
　　　　　「食育月間セミナー」を通じた食育の普及啓発 ················· 111
第2節　国民的な広がりを持つ運動としての展開 ··················· 112
　1　全国食育推進ネットワークの活用 ························· 112
　2　「新たな日常」やデジタル化に対応する食育の推進 ················ 113
　3　食育推進の取組等に対する表彰の実施 ······················ 113
第3節　都道府県・市町村における食育運動の展開 ·················· 115
　1　食育推進計画の作成目的と位置付け ······················· 115
　2　食育推進計画の作成状況 ······························ 115

第5章　生産者と消費者との交流の促進、
　　環境と調和のとれた農林漁業の活性化等

第1節　生産者と消費者との交流の促進 ······················· 118
　1　農林漁業者等による食育の推進 ························· 118
　　事例　小学校での「ふれあい給食」による低・未利用魚の普及を通じた
　　　　　食育の取組 ·································· 119
　　事例　食を通してぬくもりの連鎖を次世代につなげる ················ 120

　　2　都市と農山漁村の共生・対流の促進 ……………………………………………………… 121

　　3　農山漁村の維持・活性化 …………………………………………………………………… 122

　第2節　食の循環や環境に配慮した食育の推進 ……………………………………………… 123

　　1　地産地消の推進 ……………………………………………………………………………… 123

　　2　環境と調和のとれた持続可能な食料生産とその消費にも配慮した食育の推進 … 124

　　　コラム　学校給食における有機農産物の利用についての取組 ………………………… 128

　　　コラム　環境負荷を低減する生産者の努力の「見える化」 …………………………… 129

　　　事例　有機農業の現場から地域に広がる食育

　　　　　　〜栽培体験や学校給食への食材提供、料理教室や出前授業を通じて〜 …… 130

　　3　食品ロス削減に向けた国民運動の展開 ………………………………………………… 131

　　　コラム　食品ロスの削減に関する取組 ………………………………………………… 137

　　4　バイオマス利用と食品リサイクルの推進 ……………………………………………… 138

第6章　食文化の継承のための活動の支援等

　第1節　ボランティア活動等における取組 …………………………………………………… 140

　　　事例　食生活改善推進員による食文化継承の取組 …………………………………… 140

　第2節　専門調理師等の活用における取組 …………………………………………………… 142

　　　事例　若手シェフへの技能の伝承 ……………………………………………………… 143

　第3節　地域の多様な食文化の継承につながる食育の推進 ……………………………… 144

　　　コラム　和食文化の保護と継承のための取組 ………………………………………… 146

　　　事例　だしでこんなに美味しくなる！　〜だしの役割、取り方を学ぶ〜 ………… 147

　　　事例　郷土料理の伝承を通した地域づくり …………………………………………… 149

　　　事例　地域の食文化の継承

　　　　　　（第38回国民文化祭「いしかわ百万石文化祭2023」について） ………… 150

　　　コラム　お茶の食育「茶育」についての取組 ………………………………………… 151

　第4節　学校給食での郷土料理等の積極的な導入や行事の活用 ………………………… 152

第7章　食品の安全性・栄養等に関する調査、研究、
　　　　情報提供及び国際交流の推進

　第1節　リスクコミュニケーションの充実 …………………………………………………… 154

　　1　リスクコミュニケーションの推進 ……………………………………………………… 154

　　2　意見交換会等 ……………………………………………………………………………… 154

　第2節　食品の安全性に関する情報の提供 …………………………………………………… 157

　第3節　基礎的な調査・研究等の実施及び情報の提供 …………………………………… 164

　　1　「日本人の食事摂取基準」の作成・公表、活用促進 ………………………………… 164

　　2　「日本食品標準成分表」の充実、活用促進 …………………………………………… 164

　　3　「国民健康・栄養調査」の実施、活用 ………………………………………………… 165

　　4　農林漁業や食生活、食料の生産、流通、消費に関する統計調査等の
　　　　実施・公表 ………………………………………………………………………………… 165

　第4節　食品表示の理解促進 …………………………………………………………………… 166

　　　コラム　動画教材を活用した保健機能食品の理解向上に関する取組 …………… 169

　第5節　海外の「食育（Shokuiku）」に関連する状況、国際交流の推進等 ………… 170

　　1　食育や日本食・食文化の海外展開と海外調査の推進 ……………………………… 170

　　2　海外における食生活の改善等 ……………………………………………………… 170

　　3　国際的な情報交換等 ……………………………………………………………… 172

第3部　食育推進施策の目標と現状に関する評価 …………………… 174

資料編

　　参考1　食育関連予算の概要（施策別）……………………………………………… 192

　　参考2　食育基本法 ………………………………………………………………… 198

　　参考3　第4次食育推進基本計画 ………………………………………………… 204

図　表　目　次

図表 1　　食育基本法の概要 ……………………………………………………………………… 1

図表 2　　第 4 次食育推進基本計画（概要）…………………………………………………… 2

図表 3　　食育推進体制 …………………………………………………………………………… 3

図表 1-2-1　　食育に関心を持っている国民の割合（性・年代別）………………………… 17

図表 1-2-2　　食育に関心を持っている国民の割合（子供との同居の有無別）…………… 17

図表 1-2-3　　食品の選択や調理についての知識（性・年代別）…………………………… 18

図表 1-2-4　　食品の選択や調理についての知識（子供との同居の有無別）……………… 18

図表 1-2-5　　朝食を家族と一緒に食べる「共食」の回数（性・年代別）………………… 19

図表 1-2-6　　夕食を家族と一緒に食べる「共食」の回数（性・年代別）………………… 20

図表 1-2-7　　朝食を家族と一緒に食べる「共食」の回数（子供との同居の有無別）…… 20

図表 1-2-8　　夕食を家族と一緒に食べる「共食」の回数（子供との同居の有無別）…… 21

図表 1-2-9　　時間的なゆとりと共食との関連（朝食）……………………………………… 21

図表 1-2-10　　時間的なゆとりと共食との関連（夕食）…………………………………… 21

図表 1-2-11　　朝食を欠食する人の割合（性・年代別）…………………………………… 22

図表 1-2-12　　朝食を欠食する人の割合（子供との同居の有無別）……………………… 22

図表 1-2-13　　朝食を食べるために必要なこと（男性・年代別）………………………… 23

図表 1-2-14　　朝食を食べるために必要なこと（女性・年代別）………………………… 24

図表 1-2-15　　朝食を食べるために必要なこと（子供との同居有り）…………………… 25

図表 1-2-16　　朝食を食べるために必要なこと（子供との同居無し）…………………… 25

図表 1-2-17　　主食・主菜・副菜を組み合わせた食事の摂取頻度（性・年代別）……… 26

図表 1-2-18　　主食・主菜・副菜を組み合わせた食事の摂取頻度
　　　　　　　　（子供との同居の有無別）………………………………………………… 26

図表 1-2-19　　主食・主菜・副菜を組み合わせた食事のために必要なこと
　　　　　　　　（全体・年代別）…………………………………………………………… 27

図表 1-2-20　　主食・主菜・副菜を組み合わせた食事のために必要なこと
　　　　　　　　（子供との同居有り）……………………………………………………… 28

図表 1-2-21　　主食・主菜・副菜を組み合わせた食事のために必要なこと
　　　　　　　　（子供との同居無し）……………………………………………………… 28

図表 1-2-22　　普段の食事の準備の状況（性・年代別）…………………………………… 29

図表 1-2-23　　普段の食事の準備の状況（子供との同居の有無別）……………………… 29

図表 1-2-24　　農林漁業体験の経験（性・年代別）………………………………………… 30

図表 1-2-25　　農林漁業体験の経験（子供との同居の有無別）…………………………… 30

図表 1-2-26　　伝統的な料理や作法等を継承している国民の割合（性・年代別）……… 31

図表 1-2-27　　伝統的な料理や作法等を継承している国民の割合
　　　　　　　　（子供との同居の有無別）………………………………………………… 31

図表 1-2-28　　今後、食育として実践したいこと（男性・年代別）……………………… 32

図表 1-2-29　　今後、食育として実践したいこと（女性・年代別）……………………… 33

図表 1-2-30　　今後、食育として実践したいこと（子供との同居有り）………………… 34

図表 1-2-31　　今後、食育として実践したいこと（子供との同居無し）………………… 35

コラム　図表1　朝食を毎日食べない理由 ……………………………………………………………… 36

コラム　図表2　農林漁業体験に参加したことがない理由 …………………………………………… 36

コラム　図表3　利用したことがある食育についてのデジタル媒体 ……………………………… 37

コラム　図表4　栄養バランスを考える上で基にしていること ………………………………………… 37

図表1-2-32　小学生、中学生、16～18歳の頃の食生活に関する状況 ……………………………… 38

図表1-2-33　子供の頃の食生活と朝食摂取状況との関連

　　　　　　（1日三食決まった時間に食事をとっていたか）…………………………………… 39

図表1-2-34　子供の頃の食生活と朝食摂取状況との関連

　　　　　　（家族そろって食事をとっていたか）……………………………………………… 39

図表1-2-35　子供の頃の食生活と朝食摂取状況との関連

　　　　　　（食事が楽しく心地よかったか）…………………………………………………… 39

図表2-1-1　毎日、同じくらいの時刻に起きている小・中学生の割合 ……………………………… 55

図表2-1-2　毎日、同じくらいの時刻に寝ている小・中学生の割合 ………………………………… 55

図表2-1-3　朝食を毎日食べる小・中学生の割合 ……………………………………………………… 55

図表2-1-4　毎日、同じくらいの時刻に起きていない小・中学生の割合の推移 …………………… 56

図表2-1-5　毎日、同じくらいの時刻に寝ていない小・中学生の割合の推移 ……………………… 56

図表2-1-6　小・中学生の朝食欠食率の推移 ………………………………………………………… 57

図表2-1-7　朝食の摂取と「全国学力・学習状況調査」の平均正答率との関連 ………………… 58

図表2-1-8　朝食の摂取と「全国体力・運動能力、運動習慣等調査」の体力合計点との

　　　　　　関連 ………………………………………………………………………………………… 58

図表2-2-1　公立小・中学校等栄養教諭の配置状況 ………………………………………………… 66

図表2-2-2　公立小・中学校等栄養教諭及び学校栄養職員の配置数における栄養教諭の

　　　　　　割合 ………………………………………………………………………………………… 67

図表2-2-3　学校給食実施状況（国公私立）………………………………………………………… 71

図表2-2-4　学校給食における地場産物及び国産食材使用割合の推移 …………………………… 72

図表2-2-5　学校給食における地場産物及び国産食材の使用割合（令和5（2023）年度）

　　　　　　……………………………………………………………………………………………… 72

図表2-2-6　米飯給食実施状況（国公私立）………………………………………………………… 73

図表2-3-1　野菜、果実の消費量 ……………………………………………………………………… 88

図表2-3-2　野菜類摂取量の平均値（性・年齢階級別、20歳以上）……………………………… 88

図表2-3-3　果実類摂取量の平均値（性・年齢階級別、20歳以上）……………………………… 88

コラム　図表1　健康日本21（第三次）の概念図 …………………………………………………… 92

コラム　図表2　栄養・食生活に関する目標項目 …………………………………………………… 92

図表2-3-4　低栄養傾向の者（BMI ≦ 20kg／㎡）の割合

　　　　　　（65歳以上、性・年齢階級別）………………………………………………………… 96

図表2-4-1　都道府県及び市町村の食育推進計画の作成割合の推移 ……………………………… 115

図表2-4-2　都道府県別　管内市町村における食育推進計画の作成状況 ………………………… 116

図表2-4-3　都道府県別　管内市町村における食育推進計画の作成割合 ………………………… 116

図表2-5-1　「みどりの食料システム戦略」の具体的な取組 ……………………………………… 125

図表2-5-2　世界の有機食品売上額の推移 …………………………………………………………… 126

図表2-5-3　我が国の有機食品市場規模の推計状況 ………………………………………………… 127

コラム　図表1　学校給食で有機食品を利用している市町村数の推移 ……………………… 128

図表2-5-4　食品廃棄物等の利用状況等（令和3（2021）年度推計）………………………… 131

コラム　図表1　賞味期限・消費期限の理解度 ………………………………………………… 138

コラム　図表2　食品ロスによる経済損失の比較 ……………………………………………… 138

図表2-5-5　再生利用事業計画のイメージ ……………………………………………………… 139

図表3-1　第4次食育推進基本計画における食育の推進に当たっての目標値と現状値 …… 175

図表3-2　食育に関心を持っている国民の割合の推移 ………………………………………… 177

図表3-3　朝食又は夕食を家族と一緒に食べる「共食」の回数の推移 ……………………… 178

図表3-4　朝食、夕食を家族と一緒に食べる頻度の推移 ……………………………………… 179

図表3-5　地域等で共食したいと思う人が共食する割合の推移 ……………………………… 180

図表3-6　朝食を欠食する子供の割合の推移 …………………………………………………… 181

図表3-7　朝食を欠食する若い世代の割合の推移 ……………………………………………… 181

図表3-8　栄養教諭による地場産物に係る食に関する指導の平均取組回数の推移 ………… 182

図表3-9　主食・主菜・副菜を組み合わせた食事を1日2回以上ほぼ毎日食べている
　　　　　国民の割合の推移 …………………………………………………………………… 183

図表3-10　主食・主菜・副菜を組み合わせた食事を1日2回以上ほぼ毎日食べている
　　　　　若い世代の割合の推移 ……………………………………………………………… 183

図表3-11　生活習慣病の予防や改善のために、ふだんから適正体重の維持や減塩等に
　　　　　気をつけた食生活を実践する国民の割合の推移 ………………………………… 184

図表3-12　ゆっくりよく噛んで食べる国民の割合の推移 …………………………………… 185

図表3-13　食育の推進に関わるボランティア団体等において活動している国民の数の
　　　　　推移 …………………………………………………………………………………… 185

図表3-14　農林漁業体験を経験した国民（世帯）の割合の推移 …………………………… 186

図表3-15　産地や生産者を意識して農林水産物・食品を選ぶ国民の割合の推移 ………… 186

図表3-16　環境に配慮した農林水産物・食品を選ぶ国民の割合の推移 …………………… 187

図表3-17　食品ロス削減のために何らかの行動をしている国民の割合の推移 …………… 187

図表3-18　地域や家庭で受け継がれてきた伝統的な料理や作法等を継承し、伝えている
　　　　　国民の割合の推移 …………………………………………………………………… 188

図表3-19　郷土料理や伝統料理を月1回以上食べている国民の割合の推移 ……………… 188

図表3-20　食品の安全性について基礎的な知識を持ち、自ら判断する国民の割合の推移
　　　　　…………………………………………………………………………………………… 189

図表3-21　推進計画を作成・実施している市町村の割合の推移 …………………………… 190

○各所にQRコードを掲載し、関連するウェブサイト等を参照できるようにしております。
○図表の数値は、原則として四捨五入しており、合計とは一致しない場合があります。
○本資料に記載した地図は、必ずしも、我が国の領土を包括的に示すものではありません。

はじめに　食育推進施策の基本的枠組み

1 食育基本法

　「食育基本法」（平成17年法律第63号）は、食育に関し、基本理念を定め、国、地方公共団体等の責務を明らかにするとともに、食育に関する施策の基本となる事項を定めることにより、食育に関する施策を総合的かつ計画的に推進し、もって現在及び将来にわたる健康で文化的な国民の生活と豊かで活力ある社会の実現に寄与することを目的として、平成17（2005）年6月に公布され、同年7月に施行されました（図表1）。

　同法においては、食育を、生きる上での基本であって、知育、徳育及び体育の基礎となるべきものと位置付けるとともに、様々な経験を通じて「食」に関する知識と「食」を選択する力を習得し、健全な食生活を実践することができる人間を育てる食育を推進することが求められています。

　また、食育の推進に当たっては、国民一人一人が「食」について改めて意識を高め、「食」に関して信頼できる情報に基づく適切な判断を行う能力を身に付けることによって、心身の健康を増進する健全な食生活を実践するために、家庭、学校、保育所、地域等を中心に、国民運動として、食育の推進に取り組んでいくことが課題とされています。

　さらに、国民の食生活が、自然の恩恵の上に成り立っており、また、「食」に関わる人々の様々な活動に支えられていることについて、感謝の念や理解が深まるよう配慮されなければならないと定められています。

図表1　食育基本法の概要

食育基本法の概要

1．目的
　国民が健全な心身を培い、豊かな人間性をはぐくむための食育を推進し、施策を総合的かつ計画的に推進すること等を目的とする。
2．関係者の責務等
　(1) 基本理念及び国、地方公共団体、教育関係者、農林漁業者、食品関連事業者、国民等の責務を定める。
　(2) 政府は、毎年、食育の推進に関して講じた施策に関し、国会に報告書を提出する。
3．食育推進基本計画等
　(1) 食育推進会議は、以下の事項について食育推進基本計画を作成する。
　　①食育の推進に関する施策についての基本的な方針
　　②食育の推進の目標に関する事項
　　③国民等の行う自発的な食育推進活動等の総合的な促進に関する事項
　　④施策を総合的かつ計画的に推進するために必要な事項
　(2) 都道府県は都道府県食育推進計画、市町村は市町村食育推進計画を作成するよう努める。
4．基本的施策
　(1) 家庭における食育の推進
　(2) 学校、保育所等における食育の推進
　(3) 地域における食生活の改善のための取組の推進
　(4) 食育推進運動の展開
　(5) 生産者と消費者との交流の促進、環境と調和のとれた農林漁業の活性化等
　(6) 食文化の継承のための活動への支援等
　(7) 食品の安全性、栄養その他の食生活に関する調査、研究、情報の提供及び国際交流の推進
5．食育推進会議等
　(1) 農林水産省に食育推進会議を置き、会長（農林水産大臣）及び委員（関係大臣、有識者）25人以内で組織する。
　(2) 都道府県は都道府県食育推進会議、市町村は市町村食育推進会議を置くことができる。

② 食育推進基本計画

　食育基本法第16条では、農林水産省に設置される食育推進会議において、食育推進基本計画（以下「基本計画」という。）を作成することと定められています。

　これに基づき、令和３（2021）年３月には、それまでの食育に関する取組の成果と課題を踏まえ、「第４次食育推進基本計画」（以下「第４次基本計画」という。）が決定されました。この第４次基本計画は、令和３（2021）年度からおおむね５年間を対象とし、食育の推進に当たっての基本的な方針や目標を掲げるとともに、「食育の総合的な促進に関する事項」として取り組むべき施策等を提示しています。

　基本的な方針としては、３つの重点事項（（１）生涯を通じた心身の健康を支える食育の推進、（２）持続可能な食を支える食育の推進、（３）「新たな日常」やデジタル化に対応した食育の推進）が定められています（図表２）。

図表2　第４次食育推進基本計画（概要）

第４次食育推進基本計画（概要）
（令和３（2021）年度からおおむね５年間）

第1　食育の推進に関する施策についての基本的な方針

1. 重点事項
   - （1）生涯を通じた心身の健康を支える食育の推進
   - （2）持続可能な食を支える食育の推進
   - （3）「新たな日常」やデジタル化に対応した食育の推進
2. 基本的な取組方針
   - （1）国民の心身の健康の増進と豊かな人間形成
   - （2）食に関する感謝の念と理解
   - （3）食育推進運動の展開
   - （4）子供の食育における保護者、教育関係者等の役割
   - （5）食に関する体験活動と食育推進活動の実践
   - （6）我が国の伝統的な食文化、環境と調和した生産等への配慮及び農山漁村の活性化と食料自給率の向上への貢献
   - （7）食品の安全性の確保等における食育の役割

第2　食育の推進の目標に関する事項

1. 目標の考え方
   国民運動として食育を推進するにふさわしい定量的な目標値を設定
2. 食育の推進に当たっての目標
   - （1）食育に関心を持っている国民を増やす
   - （2）朝食又は夕食を家族と一緒に食べる「共食」の回数を増やす
   - （3）地域等で共食したいと思う人が共食する割合を増やす
   - （4）朝食を欠食する国民を減らす
   - （5）学校給食における地場産物を活用した取組等を増やす
   - （6）栄養バランスに配慮した食生活を実践する国民を増やす
   - （7）生活習慣病の予防や改善のために、ふだんから適正体重の維持や減塩等に気をつけた食生活を実践する国民を増やす
   - （8）ゆっくりよく噛んで食べる国民を増やす
   - （9）食育の推進に関わるボランティアの数を増やす
   - （10）農林漁業体験を経験した国民を増やす
   - （11）産地や生産者を意識して農林水産物・食品を選ぶ国民を増やす
   - （12）環境に配慮した農林水産物・食品を選ぶ国民を増やす
   - （13）食品ロス削減のために何らかの行動をしている国民を増やす
   - （14）地域や家庭で受け継がれてきた伝統的な料理や作法等を継承し、伝えている国民を増やす
   - （15）食品の安全性について基礎的な知識を持ち、自ら判断する国民を増やす
   - （16）推進計画を作成・実施している市町村を増やす

第3　食育の総合的な促進に関する事項

1. 家庭における食育の推進
2. 学校、保育所等における食育の推進
3. 地域における食育の推進
4. 食育推進運動の展開
5. 生産者と消費者との交流の促進、環境と調和のとれた農林漁業の活性化等
6. 食文化の継承のための活動への支援等
7. 食品の安全性、栄養その他の食生活に関する調査、研究、情報の提供及び国際交流の推進

第4　食育の推進に関する施策を総合的かつ計画的に推進するために必要な事項

1. 多様な関係者の連携・協働の強化
2. 地方公共団体による推進計画に基づく施策の促進とフォローアップ
3. 積極的な情報提供と国民の意見等の把握
4. 推進状況の把握と効果等の評価及び財政措置の効率的・重点的運用
5. 基本計画の見直し

3 食育に関する施策の推進体制

　農林水産省は、基本計画の作成及び推進に関する事務を担っています[1]。そして、食品安全委員会、消費者庁、こども家庭庁、文部科学省、厚生労働省等の関係府省庁等との連携を図りながら、政府として一体的に食育の推進に取り組んでいます。

　国、地方公共団体による取組とともに、地域においては、学校、保育所等、農林漁業者、食品関連事業者、ボランティア等の様々な立場の関係者の緊密な連携・協働の下、食育を国民運動として推進しています（図表3）。

図表3　食育推進体制

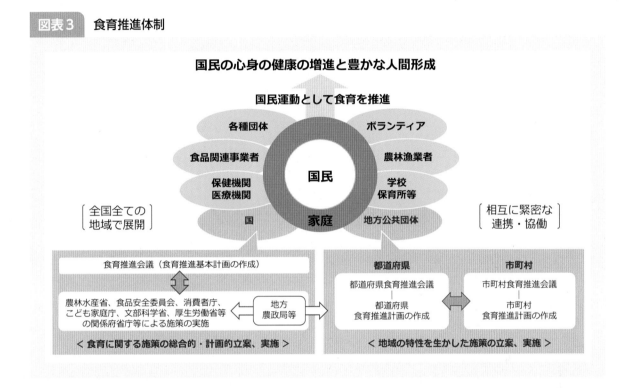

1　平成27（2015）年9月に公布、平成28（2016）年4月に施行された「内閣の重要政策に関する総合調整等に関する機能の強化のための国家行政組織法等の一部を改正する法律」（平成27年法律第66号）により、内閣府で担当していた基本計画の作成及び推進に関する事務は、平成28（2016）年4月1日に全て農林水産省に移管。

3

第1部

食育推進施策をめぐる状況

特集1 農林水産業に対する国民理解の醸成

1 我が国の食料安全保障に関わる情勢の変化等

　世界の食料需給については、世界的な人口増加、新興国の経済成長等による食料需要の増加が見込まれる中、地球温暖化等の気候変動の進行による農産物の生産可能地域の変化、異常気象による大規模な不作等が食料供給に影響を及ぼす可能性があり、中長期的には逼迫が懸念されます。

　さらに、新型コロナウイルス感染症の感染拡大に伴うサプライチェーン（供給網）の混乱に加え、令和4（2022）年2月のロシアによるウクライナ侵略等により、小麦、とうもろこし等の農作物だけでなく、農業生産に必要な原油、肥料等の農業生産資材についても、価格高騰や原料供給国からの輸出の停滞等の安定供給を脅かす事態が生じるなど、我が国の食料をめぐる国内外の状況は刻々と変化しており、食料安全保障上のリスクが増大しています。

　こうした状況を踏まえ、令和5（2023）年6月には、「食料安定供給・農林水産業基盤強化本部」（本部長は内閣総理大臣）において、「食料・農業・農村政策の新たな展開方向」が決定され、平時からの国民一人一人の食料安全保障の確立、環境等に配慮した持続可能な農業・食品産業への転換、人口減少下でも持続可能で強固な食料供給基盤の確立といった新たな3つの柱に基づく政策の方向性が取りまとめられました。その後、同本部において、令和5（2023）年12月に「食料・農業・農村基本法の改正の方向性について」が決定されるとともに、「食料・農業・農村政策の新たな展開方向」に基づく施策の工程表を策定し、「食料・農業・農村基本法」（平成11年法律第106号）の改正内容を実現するために必要な関連法案やその他の具体的な施策について取りまとめました。

　食料・農業・農村基本法は、食料・農業・農村政策の基本理念や、その下での基本的な施策の方向性を示すものです。しかしながら、制定から四半世紀が経過し、我が国の食料・農業・農村は、制定時には想定していなかった、又は想定を超えた情勢の変化や課題に直面しています。

　こうした状況を踏まえ、令和4（2022）年9月から、食料・農業・農村政策審議会に設置された基本法検証部会の下で、現行基本法に基づく政策全般の検証・見直しの議論が行われ、令和5（2023）年5月に同審議会の考え方を中間取りまとめとして公表し、その後、地方意見交換会や国民からの意見・要望の募集を経て、9月に答申が取りまとめられました。

　同審議会の答申では、農業施策の見直しの方向の1つとして、食料安全保障の観点から、農業の生産から加工、流通を通じ消費者の手元に届くまでの過程やその課題への理解を深め、国産農産物や環境に配慮した食品等を積極的に選択する意識を事業者も含め国民に醸成するため、子供から大人までの世代を通じた農業体験等の食育や地産地消といった施策を官民が協働して幅広く進めていくべきであるとされており、農業に対する国民の理解醸成を促していくべきであるとされています。

　見直しに係る議論の中では、消費者等のニーズに応じて生産された農産物について、市場における合理的な価格の形成を実現し、生産者、加工・流通事業者、小売事業者、消費者等からなる持続可能な食料システムを構築するべきであるとされました。持続可能な食料供給を実現するためには、生産だけでなく、流通、加工、小売等のフードチェーンの各段階の持続性が確

保される必要があります。一方で、昨今の原材料価格の高まりや円安の進行など事業環境が大きく変化する中で、食料システム全体で合理的な費用の考慮が図られなければ、食料供給を担う事業者の事業継続が困難になり、食料供給基盤が脆弱化してしまうことも懸念されています。これらを踏まえ、農林水産省では、令和5（2023）年8月から「適正な価格形成に関する協議会」を開催し、生産から消費までに至る食料システム全体で合理的な費用が考慮される仕組みの構築について検討を行っています。あわせて、円滑な価格転嫁に向けた国民理解の醸成に向けた取組も進めています。

　令和6（2024）年2月には、第213回国会（令和6年 常会）に「食料・農業・農村基本法の一部を改正する法律案」が提出されました。この法律案は、「食料安全保障の確保」について目的規定に明記した上で、基本理念に新たに位置付け、消費者の役割として「消費者は、食料の消費に際し、環境への負荷の低減に資する物その他の食料の持続的な供給に資する物の選択に努めることによって、食料の持続的な供給に寄与」することを追加するとともに、食料の価格の形成に当たり、「食料の持続的な供給の必要性に対する理解の増進」等の施策を講ずるものとする条文を追加するなどの内容となっています。

　農林水産省では、我が国の食と農について国民の理解を深め、国産の農林水産物を積極的に選択するといった行動変容につなげていくため、「食から日本を考える。ニッポンフードシフト」をスローガンとする国民運動を推進するとともに、省公式YouTubeチャンネル「BUZZ MAFF」で、農林水産省職員がYouTuberとなり、その人ならではのスキルや個性を生かして、情報発信するプロジェクトを行うことで、国産農林水産物の良さや農林水産業、農山漁村の魅力を発信しています。

　そのほか、食料自給率の向上に資する国産の小麦や我が国で唯一の自給可能な穀物である米を原料とする米粉の利用について理解を深めることも重要です。農林水産省では、国産小麦や米粉の利用拡大に向けて、食品関連企業等の新商品開発等を支援しています。また、米や米粉の魅力を広め、消費を拡大させることを目的として、「米・米粉消費拡大推進プロジェクト」を立ち上げました。令和5（2023）年度は、都市部を中心としたテレビCMの放映や、特設ウェブサイト・SNSでの情報発信、米粉アンバサダーによる米粉料理の紹介のほか、米と米粉の魅力を分かりやすく学習するための教材冊子の作成等の全国的な取組を実施しました。

2 農林水産業に対する国民理解の醸成に向けた食育の推進

　食育を推進することは、国民が生涯にわたって健全な心身を培い、豊かな人間性を育むことに資するとともに、国民の食生活が自然の恩恵の上に成り立ち、食に関わる人々の様々な行動に支えられていることへの感謝の念や理解を深めることにつながるものであり、持続可能な社会の実現に向けた重要な取組です。食育により、国民の健全な食生活の実現、その実現を支える地域社会の活性化、豊かな食文化の継承及び発展並びに環境と調和のとれた食料の生産及び消費の推進を図り、それらを通じて、国民の心身の健康の増進と豊かな人間形成を目指すとともに、社会全体で連携・協働して持続可能な食料システム（フードシステム）を構築することが期待されています。また、食料は、人間の生命の維持に欠くことができないものであり、かつ、健康で充実した生活の基礎として重要なものであり、将来にわたって、良質な食料が合理

的な価格で安定的に供給されることが必要です。

　食育の推進、特に食に対する感謝の念を深めていく上で、食を生み出す場としての農林漁業に関する理解が重要であり、「食」と「農林水産業」のつながりの深化を図ることが求められています。農林漁業体験は、農林水産物の生産現場に対する関心や理解、食生活が自然の恩恵や食に関する人々の様々な活動により成り立つことについての理解を深める上で、必要な取組です。

　食に関する関心や理解の増進を図るためには、広く国民に農林水産物の生産に関する体験活動の機会を提供し、農林水産業についての意識や理解を深めてもらうことが重要です。農林漁業体験を経験した子供は、食べ物を生産する現場をしっかり見たことにより、食べ物を大切にする意識や食べ物への関心を持つようになり、食べ残しが少なくなること等が報告されています。また、国民の更なる食や農林水産業への理解増進を図る観点から、子供を始めとした幅広い世代に対する農林漁業体験の機会の提供を拡大していくことが必要です。このため、第4次食育推進基本計画では、農林漁業体験を経験した国民（世帯）を増やすことを目標としています。

　さらに、農林漁業に関する体験活動は、農林水産物の生産現場に関する関心や理解を深めるだけでなく、国民の食生活が自然の恩恵の上に成り立っていること、食に関わる人々の様々な活動に支えられていること等に関する理解を深める上で重要であることから、農林漁業者等は、学校、保育所等の教育関係者を始めとした食育を推進する広範な関係者等と連携・協働し、幅広い世代に対して教育ファーム等農林漁業に関する多様な体験の機会を積極的に提供することも求められています。

　第4次食育推進基本計画では、基本的な取組方針として「食に関する感謝の念と理解」や「食に関する体験活動と食育推進活動の実践」を盛り込んでいます。具体的には、動植物の命を尊ぶ機会となるような様々な体験活動、適切な情報発信等を通じて自然に感謝の念や理解が深まっていくよう配慮した施策を講じることや、食との関係が消費のみにとどまることが多い国民が意欲的に食育の推進のための活動を実践できるよう、食料の生産から消費等に至るまでの食の循環を理解する機会や、食に関する体験活動に参加する機会を提供するなどの施策を講じることが示されています。

　このように、現下の食料安全保障に関わる大きな情勢の変化等に鑑み、農林水産業の生産から消費までの過程やその課題への国民の理解を更に深めることが必要です。本特集では、そのために特に重要となる農林漁業体験の提供、産地と消費者の結び付きの強化、農林漁業等に関する教育の機会の充実等に関する取組を紹介します。

事例 牧場や乳製品工場の見学を通して、食や命の大切さについて学ぶ

株式会社明治（東京都）

　株式会社明治は、全国で食育出前授業・食育セミナー・食育ホームページ・工場見学等、幅広い食育活動を展開しています。令和5（2023）年度、酪農が盛んな北海道の十勝^{とかち}地方において、「見て、食べて、体験して、学ぼう！」をテーマに、食や農への理解を深めることを目的として、生産の現場から牛乳乳製品が食卓に届くまでを一貫して体験できるイベントを初めて企画、開催しました。

　明治十勝工場内にある「なるほどファクトリー十勝」における工場見学では、搾乳された生乳が製品になるまでの流れや乳製品が製造される様子を見学するだけでなく、食育セミナーを実施したり、出来上がった乳製品を食べたりすることで楽しさも演出しました。また、チーズを製造する巨大な設備やパックに詰められた業務用の生クリームが流れていく様子を実写とコンピューターグラフィックスを組み合せた映像を用いて、より分かりやすく説明するなどの工夫をして食に関する知識の理解が深まるように努めました。

　昼食時には、生クリームの入った容器を振り続けることでできるバター作り体験を実施しました。会場は、容器を振り続ける子供たちから歓声があがったり、出来上がったバターをパンに付けて食べた参加者から「美味しい。」との声があがったりするなど、盛り上がりました。また、参加者は、牛乳乳製品を使用した食事を家族で一緒に食べることで、共食による楽しいコミュニケーションが生まれ、笑顔溢れる時間を過ごしました。さらに、北海道新得町^{しんとくちょう}にある友夢牧場^{ゆうむ}での乳牛の乳搾りや、子牛用の大きな哺乳瓶で子牛にミルクをあげる体験も行いました。酪農家から「雄の牛や、3歳以上の雌牛は食肉になるため、牧場にはいないんだよ。」という説明を聞いて涙ぐむ子供や、説明の内容に驚く保護者もいるなど、「いただきます」という言葉は「命をいただいている」という意味であることを実感し、あらためて食への感謝の念を抱く契機となっています。

　一連の体験を終えた後には自宅でも親子で食の大切さ等を話し合う機会ができるなど、座学だけでは得られない経験となりました。

　今後は、北海道だけでなく、他の地域でも同様の企画を展開していく予定です。搾乳から牛乳乳製品が製造されていく過程を見て体験することで食への感謝の念を育んでもらい、食や農への理解を深めることができるような食育活動に、引き続き取り組んでいきます。

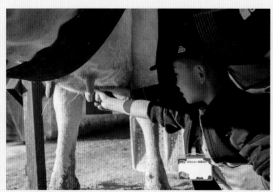

乳牛の乳搾り体験

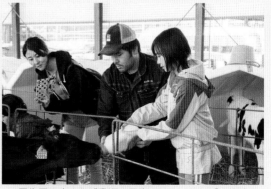

子牛用の大きな哺乳瓶で子牛にミルクをあげる体験

事例

地元の食材を使った料理教室や農業体験を通じた生産者と消費者の橋渡し（第7回食育活動表彰　農林水産大臣賞受賞）

コミュニティカフェ・カフェゴッコ（富山県）

　コミュニティカフェ・カフェゴッコは、農薬を使わずに地元で生産された米・野菜のみを食材として食事を提供するカフェレストランです。料理の提供のほか、子育てサークルから大学生までを対象に、地場産食材にこだわった料理実習と併せて食育講義を行っています。

　活動当初は講義中心でしたが、「農薬の使用有無によって、食材の味が違うのなら食べてみたい。」という感想を受け、現在は料理実習を伴う講義という形になりました。料理実習では、農薬を使わずに生産された旬の野菜で「野菜くずドレッシング」を作り、それをかけて地元の旬の野菜を食べ、地元の旬の野菜の本来の旨味を味わうことができます。

　また、野菜を生産している農園を訪問して農業体験に参加することもできます。参加者は、土作りから農業にかける生産者の思いを聞くとともに、生産者へ消費者のニーズを伝え、双方の顔が見える関係を構築しています。このように野菜の生産から料理を食べるまでの食の循環の流れを体験できる場を提供することで、生産者と消費者の橋渡しを行っています。

　さらに、農業体験や出張の朝市を通じて、生産者と消費者の橋渡しを行うことで、食・農・環境・福祉・被災者支援などの地域課題に取り組む市民の交流の場にもなっています。今後も、地元の食材の新鮮さや美味しさに気づき、生産者の想いに関心を持つ方が一人でも増え、生産者と消費者の相互理解や交流が進むよう、地域の方と一緒に取組を続けていきます。

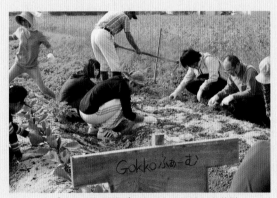

土づくりから野菜ができるまでの流れを体験

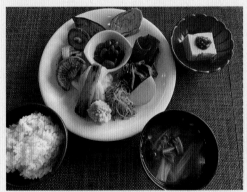

地元産の旬の食材を使ったメニュー

事例 絵本で農業の魅力と食の大切さを伝える（第7回食育活動表彰　農林水産大臣賞受賞）

AGRI BATON PROJECT（アグリ バトン プロジェクト）（茨城県）

　AGRI BATON PROJECTでは、農業女子の発案により、農業の魅力や食の大切さを伝える絵本を制作・出版し、農家が子供たちに絵本の読み聞かせをしたり、野菜づくりについて話したりすることを通して、農業や食を身近に感じてもらう食育活動を行っています。

　オンラインの会議やSNS等を活用して全国各地の農家に読み聞かせの方法等を伝え、絵本の読み聞かせという取り組みやすい方法を使って、各地で食育活動を展開できる仕組みです。これにより、その土地の農産物の魅力を子供たちに直接伝える「農家による食育活動」が実現しました。また、地元の農産物について消費者に発信したいが何をして良いのかわからなかったり、不安を感じたりしている女性の農業者の食育活動を助けることも、全国に活動を広げるきっかけになっています。

　読み聞かせに使用する絵本にはQRコードを掲載しています。QRコードを読み取ると、絵本の中の田んぼや畑の風景のリアルな映像、オリジナルの歌や手遊びの動画を視聴することもできるなど、五感を使って楽しめる工夫がされています。さらに、農業体験ができる農場を紹介するウェブサイトへのリンクや農家からのメッセージを掲載し、絵本をきっかけとして農業体験につながるよう工夫されています。

　絵本の読み聞かせの参加者からは「嫌いだった野菜が食べられる気がしてきた。」、「種から野菜を育ててみたい。」などの声が聞かれ、食や農業に興味を深めるきっかけになっています。

　持続可能な社会の実現を目指し、絵本の続編の出版を行うこと等により消費者に農業や食を身近に感じてもらえるよう、今後も食育活動を継続していきます。

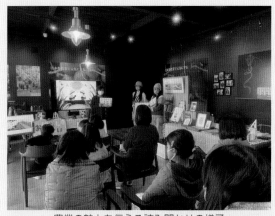
農業の魅力を伝える読み聞かせの様子

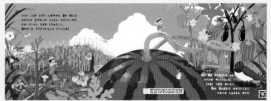
QRコード付きの農業の魅力いっぱいの絵本

事例 気仙沼の魚や漁業を学び、生きた魚を生きた教材に、地域の自然や文化等を愛する心、食への感謝の心を育む取組

気仙沼の魚を学校給食に普及させる会（宮城県）

　気仙沼の魚を学校給食に普及させる会は、平成24（2012）年に、気仙沼商工会議所、気仙沼漁業協同組合、一般社団法人大日本水産会、株式会社臼福本店の4団体で設立されました。次世代を担う子供たちに、食の大切さ等を知ってもらうとともに、自分たちが暮らす三陸沿岸地域の食や水産業について子供たちに知ってもらうことで、子供たちが食に関わる方々に感謝し、将来、価値のあるものを選ぶようになってほしいと願い、活動に取り組んでいます。

　日本の水揚量は年々下降傾向にあり、魚食離れも進んでいます。この課題に対して、漁師による出張授業やタブレット端末を使用した授業で子供たちが漁業を学んだり、魚市場、漁船、加工場の見学といった体験をしたりする活動を行っています。タブレット端末を使用した授業では、漁師の話を聞いた後、端末を操作して水揚量等漁業の基礎知識を学べるほか、様々な方々との関わりで給食が作られていることを学びます。また、魚を使った給食を提供する際には、給食ができるまでの過程を示したパンフレットを無料で配布し、食料の生産から給食ができるまでの過程の理解を深めてもらっています。子供たちからは「給食はたくさんの苦労があって届いていることを知り、残さず食べたいと思った。」、「魚を食べる時には感謝して食べようと思った。」といった感想が寄せられています。

　このように、気仙沼で水揚された魚や気仙沼の漁船が漁獲した魚を学校給食等に用いて、地元の水産加工業者とも連携し、子供たちの身近な環境で生産された魚を生きた教材として活用することで、地域の自然や文化等を愛する心、食への感謝の心を育んでいます。

　そのほか、食育の活動を通じて地産地消の推進を図りながら、地元の教職員や管理栄養士を対象とした勉強会、給食の検討会に参加したり、他県の小学校でも食育の授業を行ったり、気仙沼市の郷土料理を食べてもらう取組を行っています。

　今後は、さらに他の地域との交流を進めたり、日本全国とつながり、学びや知るきっかけを作っていきたいと考えています。また、行政や民間企業等との更なる連携も図りながら、食育につながる取組を進めていきます。

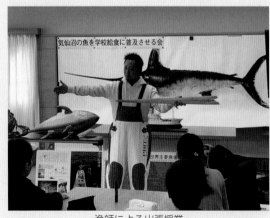

漁師による出張授業

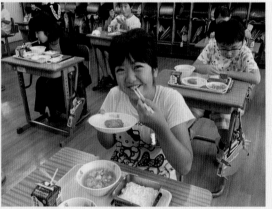

給食でメカジキメンチコロッケを食べる児童

事例　最前線の学習施設で食と農業の魅力や可能性を楽しく学ぶ

株式会社クボタ（大阪府）

　株式会社クボタは、世界の人口増加、地球環境問題、日本での就農人口の減少等、食と農業を取り巻く課題の解決に向けて、食や農業を表す「アグリ」と最先端や最前線を表す「フロント」の意味を持つ農業学習施設「KUBOTA AGRI FRONT」（以下「学習施設」という。）を令和5（2023）年に北海道北広島市に開設しました。

　学習施設内は、食と農業に関わる課題と未来について、知り、考え、体験するため、4つのエリアを見学するプログラムで構成されています。最初のエリアでは食と農業のすばらしさと、農業を取り巻く課題等を映像で学び、次のエリアではチームに分かれて、「農業経営シミュレーションゲーム」（以下「ゲーム」という。）に挑戦します。ゲームでは、自分たちが経営する農場で栽培する作物や、作物の販売先等を選択します。作物の育て方には手作業で丁寧に栽培する「こだわり農業」もあれば、大規模な農場で機械を使って省力化を図る「スマート農業」等があります。また、販売先には街の青果店、スーパーマーケット、食品の加工工場、外食産業等の多様な販路があります。参加者は「つくる」と「売る」の2つのバランスを考えながら、栽培する作物や栽培方法、販売先を選んでいきます。ゲームの途

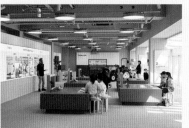

チームで議論し、様々な経営の
判断をするゲームの様子
©クボタ

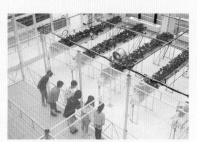

栽培エリアで、最先端の栽培を見学
©クボタ

中には、実際の農業経営のように、天候不良等の突然の困難が訪れたり、逆に人材育成や社会貢献で収益向上につながる好機が生まれたりするなど、ゲームを通して農業経営の面白さや大変さ、農業の多様性や食料が生産されてから消費者の食卓に届くまでの過程を楽しみながら学ぶことができます。屋内栽培のエリアでは、自動運転の農機、自動作業機、植物工場等、最先端の農業技術を使って施設内で野菜を栽培しており、栽培の様子を見学することで、農業技術が農業の課題を解決していく様子を知ることができます。屋内栽培エリアで育てた野菜の一部は学習施設に併設するカフェで実際に食べることもできます。プログラムの最後には、おにぎりを食べ、プログラム全体を通して、おいしい「食」を体験し食への感謝の念を育むとともに、食や農の未来に向けて必要となることを考えるきっかけづくりをしています。参加者からは、「生きていくには、ごはんがとても大切。」、「食料を生産する大変さや、1つの食料が届くまでに様々な人たちが関わっていることがわかった。」等の感想が聞かれています。

　そのほか、学習施設では、学習施設に隣接する認定こども園の園児による野菜の植付け・収穫体験や、施設スタッフや大学教員による食育講座等が実施されており、「"食と農業"の未来を志向する仲間づくりの場」として企業や行政、教育機関等、多様な主体が連携した取組を広げています。

　今後も、農業に携わる人、農業技術を開発する人、食を届ける人、食を提供する人、そして食べる人、子供から大人まであらゆる人が、食と農業に向き合い、未来のためにできることを、ともに学び、考える場所となるよう取組を続けていきます。

事例 都会と畑を結び、食への興味や関心を広げる

株式会社ルミネ（東京都）

株式会社ルミネは、首都圏の生活者に食や農業に興味を持ってほしい、食を通じて心豊かになる体験を提供したい、という想いから、「都会と畑を結び、食の出会いと学びの機会を作るルミネの農業プロジェクト」として、平成30（2018）年にルミネアグリプロジェクトを立ち上げました。食への関心が薄い層を始め、幅広い世代に向けて、国産の野菜や果物、農産加工品等の良さを知ってもらえるよう、定期的に開催するマルシェを軸に、常設の直営店、オンラインストア、イベント等の様々な形態で国産農産物、農産加工品等を販売しています。主に首都圏で暮らす生活者と生産者をつなぐきっかけづくりに取り組んでいます。マルシェでは、実際に商品に触れてもらうとともに、生産者が店頭に立ち、コミュニケーションをとりながら販売することで、国産農産物等の良さや生産者のことを知ってもらい、産地に行ってみたくなる機会をつくっています。

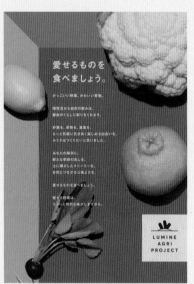

ルミネアグリプロジェクトの
リーフレット

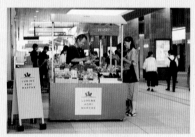

マルシェの様子

プロジェクトでは、食への関心が薄い人でも、駅前を通りがかった時や仕事帰り等に、マルシェやイベントに気軽に立ち寄ってもらえるよう、多くの人々が行き交うJR新宿駅付近の通路で、昼から夜にかけて開催するなど、開催場所や時間を工夫しています。また、色鮮やかなデザインのリーフレットやSNSを使って情報発信をしたり、出店者に商品のディスプレイや売り方をレクチャーしたりするなど、様々な工夫を行っています。

ほかにも、JA全農（全国農業協同組合連合会）と連携しJR新宿駅前の広場で牛乳の飲み比べができるイベントを行い、牛乳乳製品に触れる機会を作ったり、新宿区内の小学校と連携した取組として小学校の屋上で栽培・収穫された野菜をマルシェで販売したりもしています。

マルシェやイベントで国産農産物等の良さを知ったことで、実際に産地を訪れた方もいました。また、社内販売で国産農産物等に触れた社員からは「これまで、果物を自分で買うことがなかったが、マルシェの野菜や果物を食べてみたことでおいしさに感動し、継続して野菜や果物を購入するようになった。」という声や、「野菜を手軽に買うことができ、自分で料理をするきっかけになった。」という声もありました。

一方で、マルシェで販売した農産物等が売れ残ってしまう課題もあることから、国産農産物等への理解や食品ロスの削減につながる仕組みづくりをしていきたいと考えています。

今後も、生産者や社内外の人々と連携しながら、首都圏と生産地を結び、多くの人に食の出会いと学びの機会を作ることで、首都圏の生活者に食を通じて心豊かになる体験を提供できるような取組を進めていきます。

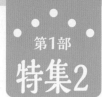

子供・若い世代を中心とした食育の推進

1 第4次食育推進基本計画における位置付け等

「第4次食育推進基本計画」では、「生涯を通じた心身の健康を支える食育の推進」として、妊産婦や乳幼児から高齢者に至るまで、ライフステージやライフスタイル、多様な暮らしに対応し、切れ目のない、生涯を通じた食育を推進すること、家庭、学校・保育所、職場、地域等の各場面において地域や関係団体の連携・協働を図りつつ生涯を通じた食育を推進することが示されています。

子供のうちに健全な食生活を確立することは、生涯にわたり健全な心身を培い、豊かな人間性を育んでいく基礎となることも示されており、子供の基本的な生活習慣づくりについて、個々の家庭や子供の問題として見過ごすことなく、社会全体の問題として捉えることが重要です。子供の基本的な生活習慣づくりや生活リズムの向上に向けては、地域、学校及び企業を含む民間団体等が家庭と連携・協働し、子供とその保護者が一緒に生活習慣づくりの意識を高め、行動するための取組を推進することが必要です。

また、第4次食育推進基本計画の目標である栄養バランスに配慮した食生活を実践する人の割合について、20〜30歳代（以下「若い世代」という。）ではその他の世代よりも実践する人の割合が低い状況です。男性は将来の肥満が懸念されることや女性はやせの者が多いなど、食生活に起因する課題が多くあり、次世代の大切な担い手である若い世代が食に関する理解や関心を深められるように食育に取り組んでいくことが重要です。

くわえて、食に関する関心や理解の増進を図るためには、子供の頃から農林水産物の生産に関する体験をして農林水産業についての意識や理解を深めてもらうこと、伝承されてきた地域の食文化に親しむこと等も重要です。

さらに、令和5（2023）年4月1日にこども家庭庁が設置され、子供や子供のある家庭の福祉の増進及び保健の向上を図ることとされており、子供の食育についても、今後、一層の取組の推進が期待されています。

これらを踏まえ、本特集では、子供や若い世代における食育の取組に焦点を当て、食育に関する意識や実践の状況等を記述するとともに、取組の事例を紹介します。

2 子供・若い世代における食育への関心や食生活等の現状

ここでは、子供や若い世代、子供（18歳未満）と同居している世帯[1]における食育への関心や食生活等の現状について、令和5（2023）年度「食育に関する意識調査」[2]の結果等から示します。

1　乳児、幼児、小学生、中学生、高校生、高等専門学校生の子供と同居している世帯（孫と同居している世帯を除く。）
2　全国20歳以上を対象に、令和5（2023）年11月に、郵送及びインターネットを用いた自記式で実施

（1）食育への関心

　食育に関心を持っている（「関心がある」及び「どちらかといえば関心がある」）人の割合について、若い世代では男性65.3%、女性77.9%でした。男性では「関心がない」と回答した人の割合が高く（図表1-2-1）、子供（18歳未満）と同居している世帯（以下「子供と同居している世帯」という。）では、食育に関心を持っている人の割合は84.2%であり、全体と比較して高いという結果でした（図表1-2-2）。

| 図表1-2-1 | 食育に関心を持っている国民の割合（性・年代別） |

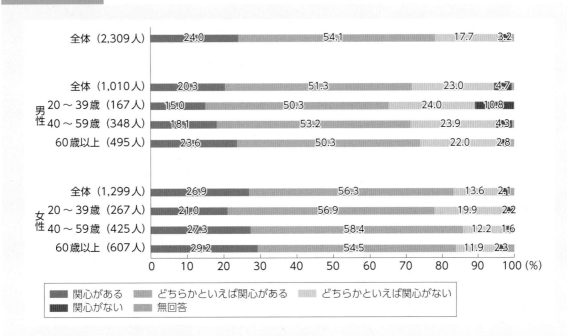

資料：農林水産省「食育に関する意識調査」（令和5（2023）年11月実施）

| 図表1-2-2 | 食育に関心を持っている国民の割合（子供との同居の有無別） |

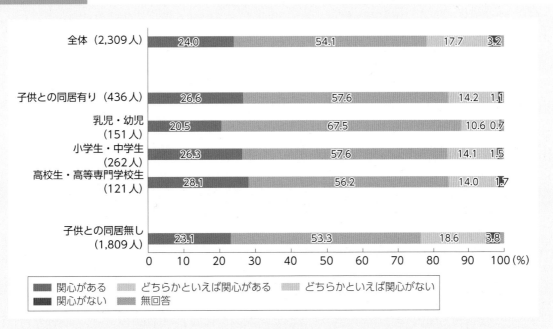

資料：農林水産省「食育に関する意識調査」（令和5（2023）年11月実施）

（2）食品の選択や調理についての知識

　健全な食生活を送るために必要な食品の選択や調理の知識について、若い世代では「あまりないと思う」及び「まったくないと思う」と回答した人が39.9%で、全体と比べて高いという結果でした（図表1-2-3）。子供と同居している世帯でも同様の傾向がみられました（図表1-2-4）。

図表1-2-3 食品の選択や調理についての知識 （性・年代別）

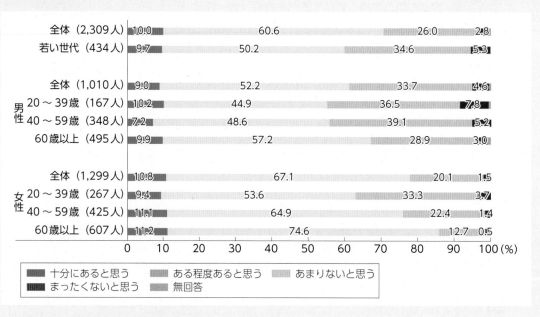

資料：農林水産省「食育に関する意識調査」（令和5（2023）年11月実施）

図表1-2-4 食品の選択や調理についての知識 （子供との同居の有無別）

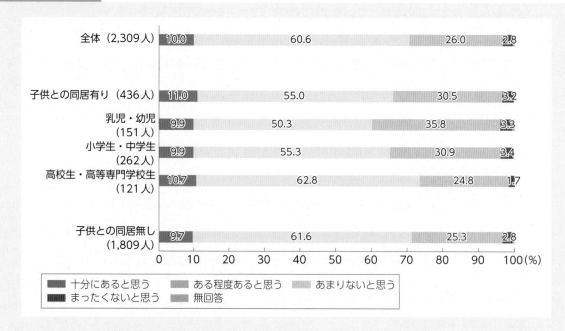

資料：農林水産省「食育に関する意識調査」（令和5（2023）年11月実施）

（3）家族と一緒に食べる「共食」の頻度

　朝食又は夕食を家族と一緒に食べる「共食」の回数について、若い世代で「ほとんどない」と回答した割合は、朝食で37.9%、夕食で9.9%と高い結果でした（図表1-2-5、図表1-2-6）。また、子供の年齢が高くなるほど、共食の頻度が低くなる傾向がみられました（図表1-2-7、図表1-2-8）。

　共食の頻度と時間的なゆとりの関連について、「時間的なゆとりを感じる」と回答した人では朝食や夕食の共食の回数が「ほとんど毎日」と回答した割合が高く、「時間的なゆとりがない」と感じている人では朝食や夕食の共食の回数が「ほとんどない」と回答した割合が高い状況でした（図表1-2-9、図表1-2-10）。

| 図表1-2-5 | 朝食を家族と一緒に食べる「共食」の回数（性・年代別） |

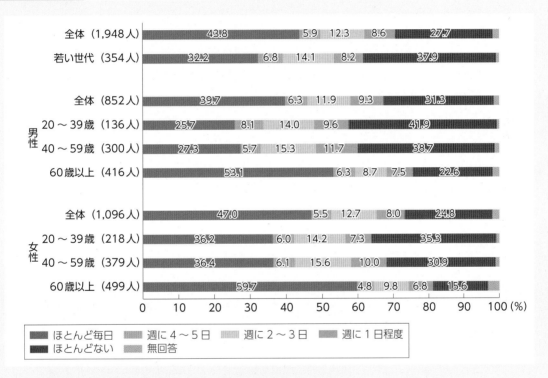

資料：農林水産省「食育に関する意識調査」(令和5 (2023) 年11月実施)

特集
2

子供・若い世代を中心とした食育の推進

図表1-2-6　夕食を家族と一緒に食べる「共食」の回数（性・年代別）

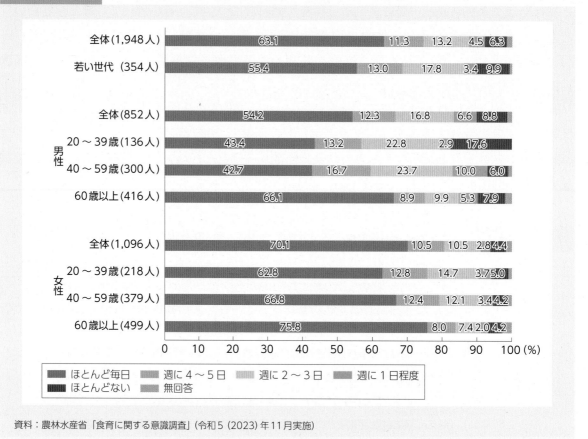

資料：農林水産省「食育に関する意識調査」（令和5（2023）年11月実施）

図表1-2-7　朝食を家族と一緒に食べる「共食」の回数（子供との同居の有無別）

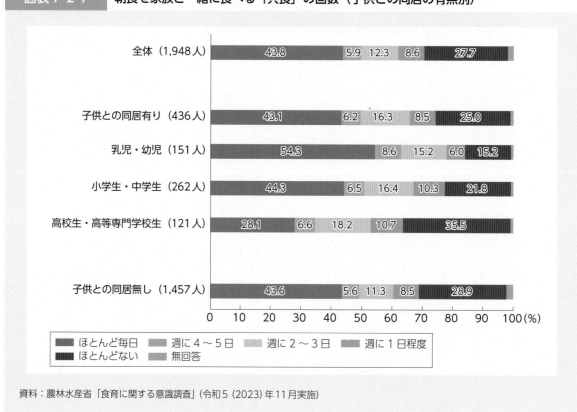

資料：農林水産省「食育に関する意識調査」（令和5（2023）年11月実施）

図表1-2-8 夕食を家族と一緒に食べる「共食」の回数（子供との同居の有無別）

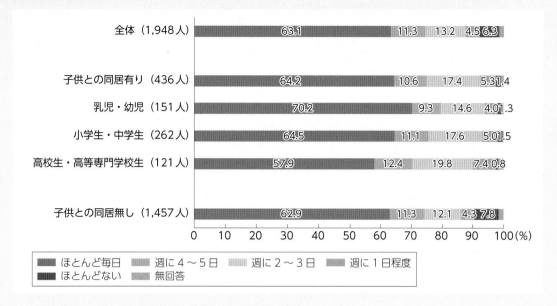

資料：農林水産省「食育に関する意識調査」（令和5（2023）年11月実施）

図表1-2-9 時間的なゆとりと共食との関連（朝食）

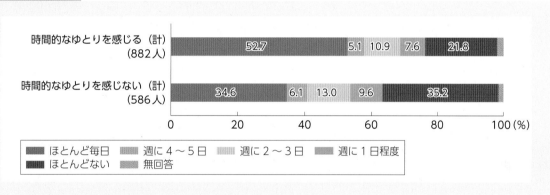

資料：農林水産省「食育に関する意識調査」（令和5（2023）年11月実施）

図表1-2-10 時間的なゆとりと共食との関連（夕食）

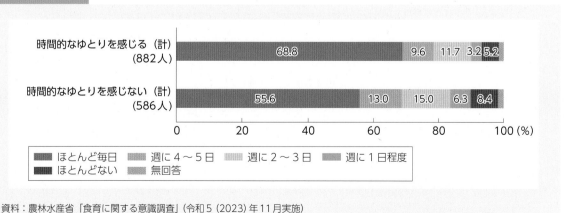

資料：農林水産省「食育に関する意識調査」（令和5（2023）年11月実施）

（4）朝食を食べる頻度

　朝食を欠食する人（「週に2〜3日食べる」及び「ほとんど食べない」）の割合について、若い世代では28.3％と全体と比べて高い状況で、特に男性では「ほとんど食べない」と回答した人が22.8％となっています（図表1-2-11）。子供との同居の有無別でみると、全体と比べて大きく異なる状況はみられませんでした（図表1-2-12）。

図表1-2-11　朝食を欠食する人の割合（性・年代別）

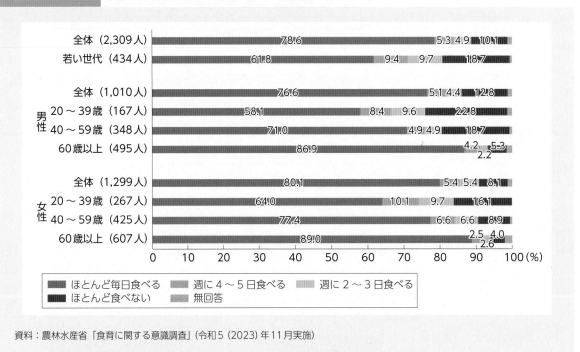

資料：農林水産省「食育に関する意識調査」（令和5（2023）年11月実施）

図表1-2-12　朝食を欠食する人の割合（子供との同居の有無別）

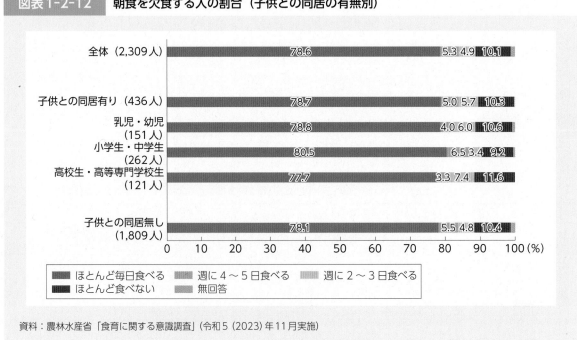

資料：農林水産省「食育に関する意識調査」（令和5（2023）年11月実施）

（5）朝食を食べるために必要なこと

　朝食を食べていない人（「週に4～5日食べる」、「週に2～3日食べる」及び「ほとんど食べない」）に、朝食を食べるために必要なことについて聞いたところ、若い世代では「朝早く起きられること」が最も多かったです。また、男性では「朝食を食べる習慣があること」、女性では「自分で朝食を用意する時間があること」が全体と比べて多くなっており、年代や男女によっても特徴が異なりました（図表1-2-13、図表1-2-14、図表1-2-16）。一方、子供と同居している世帯では、「朝早く起きられること」と回答した人は少なかったです（図表1-2-15）。

図表1-2-13　朝食を食べるために必要なこと（男性・年代別）

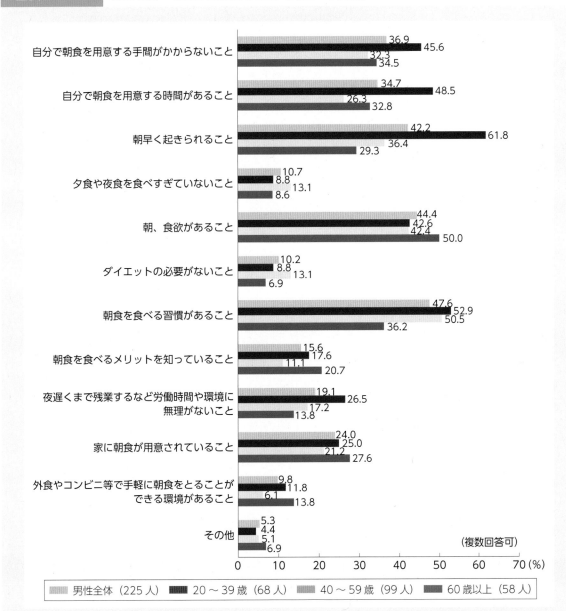

（複数回答可）

　　　　 男性全体（225人）　　　 20～39歳（68人）　　　 40～59歳（99人）　　　 60歳以上（58人）

資料：農林水産省「食育に関する意識調査」（令和5（2023）年11月実施）

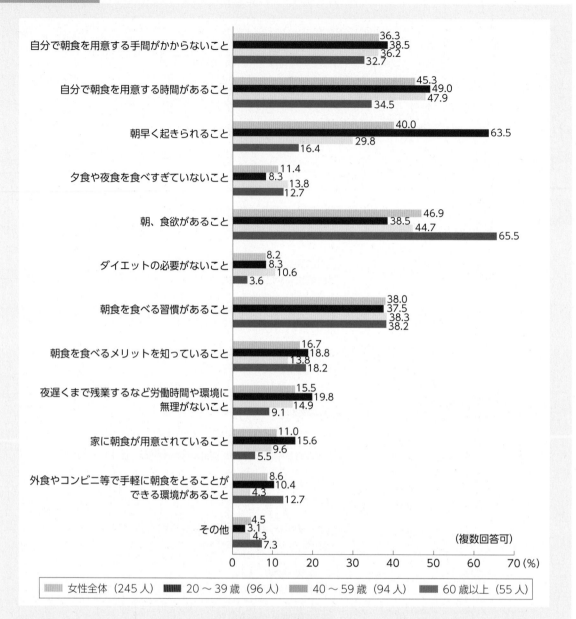

図表1-2-14　朝食を食べるために必要なこと（女性・年代別）

自分で朝食を用意する手間がかからないこと
36.3 / 38.5 / 36.2 / 32.7

自分で朝食を用意する時間があること
45.3 / 49.0 / 47.9 / 34.5

朝早く起きられること
40.0 / 63.5 / 29.8 / 16.4

夕食や夜食を食べすぎていないこと
11.4 / 8.3 / 13.8 / 12.7

朝、食欲があること
46.9 / 38.5 / 44.7 / 65.5

ダイエットの必要がないこと
8.2 / 8.3 / 10.6 / 3.6

朝食を食べる習慣があること
38.0 / 37.5 / 38.3 / 38.2

朝食を食べるメリットを知っていること
16.7 / 18.8 / 13.8 / 18.2

夜遅くまで残業するなど労働時間や環境に無理がないこと
15.5 / 19.8 / 14.9 / 9.1

家に朝食が用意されていること
11.0 / 15.6 / 9.6 / 5.5

外食やコンビニ等で手軽に朝食をとることができる環境があること
8.6 / 10.4 / 4.3 / 12.7

その他
4.5 / 3.1 / 4.3 / 7.3

（複数回答可）

凡例：女性全体（245人）／20～39歳（96人）／40～59歳（94人）／60歳以上（55人）

資料：農林水産省「食育に関する意識調査」（令和5（2023）年11月実施）

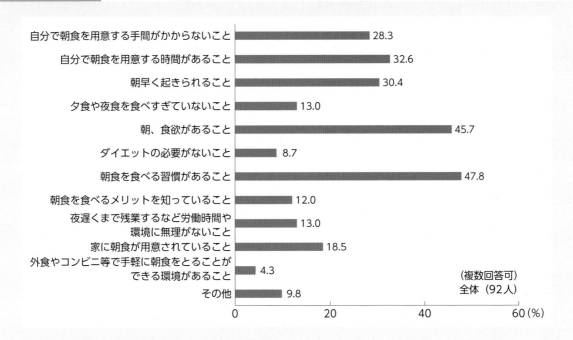

図表1-2-15　朝食を食べるために必要なこと（子供との同居有り）

項目	%
自分で朝食を用意する手間がかからないこと	28.3
自分で朝食を用意する時間があること	32.6
朝早く起きられること	30.4
夕食や夜食を食べすぎていないこと	13.0
朝、食欲があること	45.7
ダイエットの必要がないこと	8.7
朝食を食べる習慣があること	47.8
朝食を食べるメリットを知っていること	12.0
夜遅くまで残業するなど労働時間や環境に無理がないこと	13.0
家に朝食が用意されていること	18.5
外食やコンビニ等で手軽に朝食をとることができる環境があること	4.3
その他	9.8

（複数回答可）
全体（92人）

資料：農林水産省「食育に関する意識調査」（令和5（2023）年11月実施）

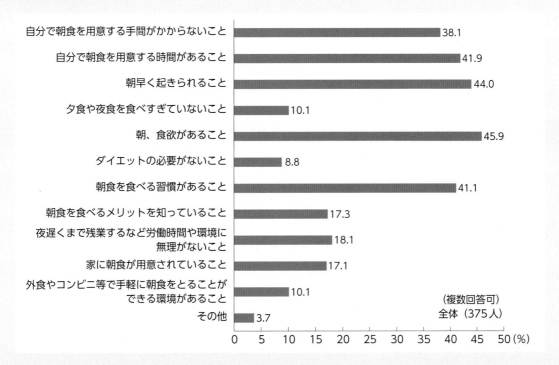

図表1-2-16　朝食を食べるために必要なこと（子供との同居無し）

項目	%
自分で朝食を用意する手間がかからないこと	38.1
自分で朝食を用意する時間があること	41.9
朝早く起きられること	44.0
夕食や夜食を食べすぎていないこと	10.1
朝、食欲があること	45.9
ダイエットの必要がないこと	8.8
朝食を食べる習慣があること	41.1
朝食を食べるメリットを知っていること	17.3
夜遅くまで残業するなど労働時間や環境に無理がないこと	18.1
家に朝食が用意されていること	17.1
外食やコンビニ等で手軽に朝食をとることができる環境があること	10.1
その他	3.7

（複数回答可）
全体（375人）

資料：農林水産省「食育に関する意識調査」（令和5（2023）年11月実施）

（6）主食・主菜・副菜を組み合わせた食事の摂取頻度

　主食・主菜・副菜を組み合わせた食事を1日2回以上ほぼ毎日食べている人の割合について、若い世代では、28.3%で全体と比べて低い結果でした（図表1-2-17）。子供と同居している世帯では、高校生・高等専門学校生がいる世帯で高い傾向がみられました（図表1-2-18）。

図表1-2-17　主食・主菜・副菜を組み合わせた食事の摂取頻度（性・年代別）

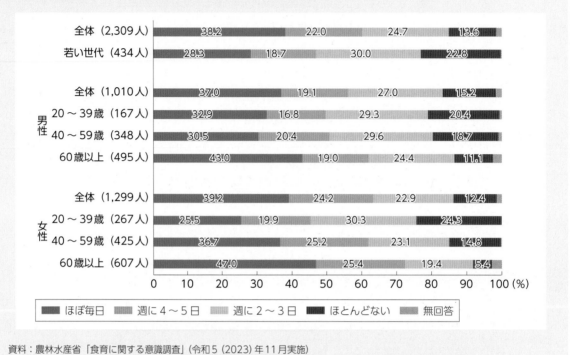

資料：農林水産省「食育に関する意識調査」（令和5（2023）年11月実施）

図表1-2-18　主食・主菜・副菜を組み合わせた食事の摂取頻度（子供との同居の有無別）

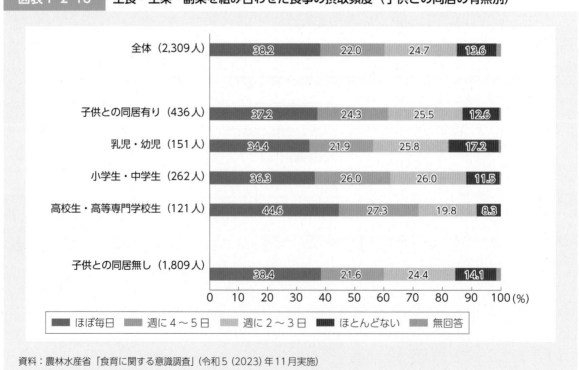

資料：農林水産省「食育に関する意識調査」（令和5（2023）年11月実施）

（7）主食・主菜・副菜を組み合わせた食事のために必要なこと

主食・主菜・副菜を組み合わせた食事を１日２回以上ほぼ毎日食べていない人（「週に４～５日」、「週に２～３日」又は「ほとんどない」に回答）に、主食・主菜・副菜を組み合わせた食事を食べる回数を増やすために必要なことについて聞いたところ、若い世代では「時間があること」又は「食費に余裕があること」が多いという結果でした（図表1-2-19）。子供と同居している世帯でも、「時間があること」、「手間がかからないこと」又は「食費に余裕があること」が多いという結果でした（図表1-2-20、図表1-2-21）。

図表1-2-19　主食・主菜・副菜を組み合わせた食事のために必要なこと（全体・年代別）

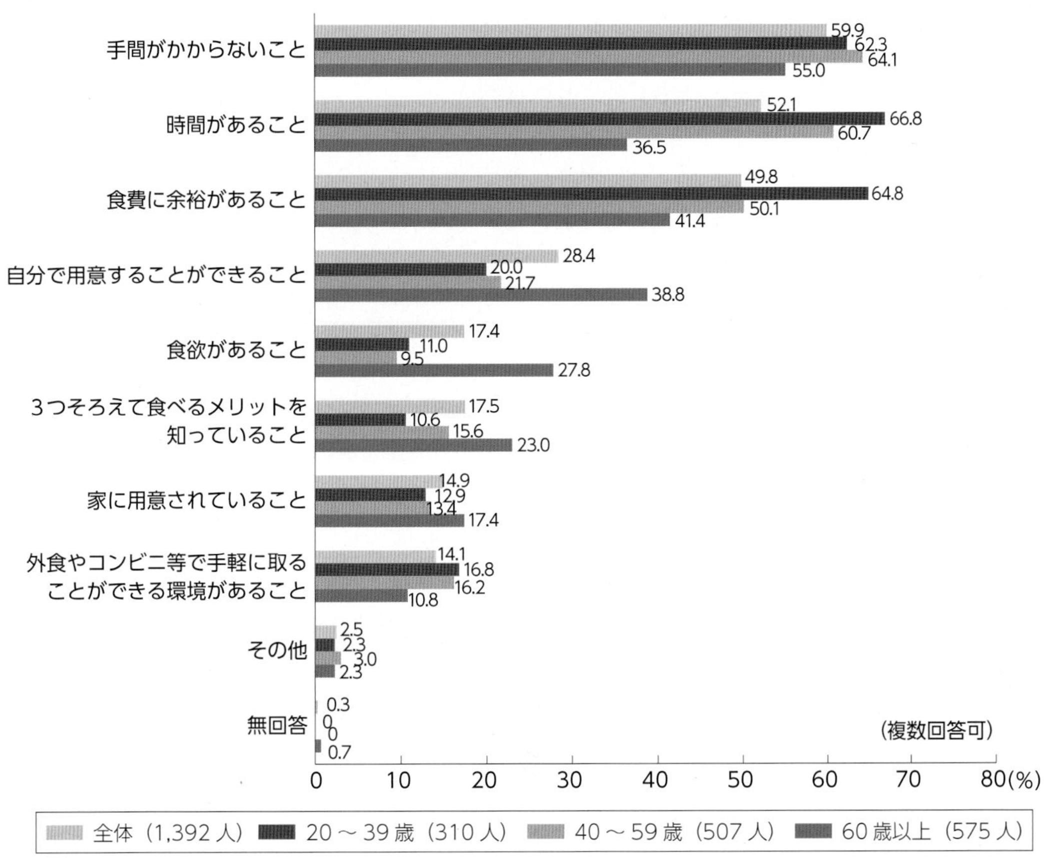

手間がかからないこと
59.9
62.3
64.1
55.0
時間があること
52.1
66.8
60.7
36.5
食費に余裕があること
49.8
64.8
50.1
41.4
自分で用意することができること
28.4
20.0
21.7
38.8
食欲があること
17.4
11.0
9.5
27.8
３つそろえて食べるメリットを知っていること
17.5
10.6
15.6
23.0
家に用意されていること
14.9
12.9
13.4
17.4
外食やコンビニ等で手軽に取ることができる環境があること
14.1
16.8
16.2
10.8
その他
2.5
2.3
3.0
2.3
無回答
0.3
0
0
0.7
（複数回答可）
0
10
20
30
40
50
60
70
80(%)
全体（1,392人）
20～39歳（310人）
40～59歳（507人）
60歳以上（575人）

資料：農林水産省「食育に関する意識調査」（令和５（2023）年11月実施）

図表 1-2-20　主食・主菜・副菜を組み合わせた食事のために必要なこと（子供との同居有り）

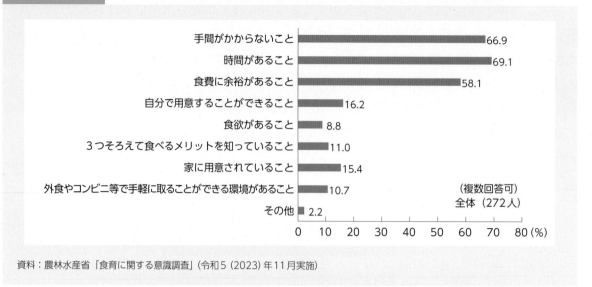

資料：農林水産省「食育に関する意識調査」（令和5（2023）年11月実施）

図表 1-2-21　主食・主菜・副菜を組み合わせた食事のために必要なこと（子供との同居無し）

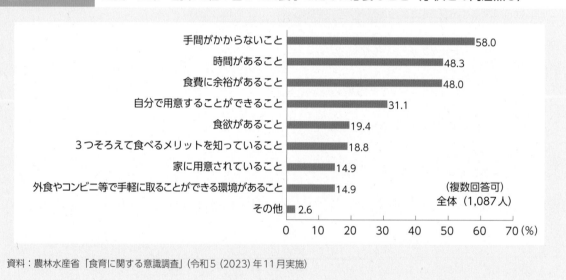

資料：農林水産省「食育に関する意識調査」（令和5（2023）年11月実施）

（8）普段の食事の準備の状況

　普段の食事の準備について、若い世代では「自分で食事を準備していない」と回答した人の割合が27.9%で全体と比べて高い結果でした。女性では「ほとんどのものを食材から調理して、食事を準備している」又は「一部市販食品を取り入れて、食事を準備している」と回答した人の割合が高く、男性では「自分で食事を準備していない」と回答した人の割合が高いなど、男女で異なる状況がみられました（図表1-2-22）。乳幼児がいる世帯では、全体と比べて「一部市販食品を取り入れて、食事を準備している」の割合が高いという結果でした（図表1-2-23）。

図表1-2-22　普段の食事の準備の状況（性・年代別）

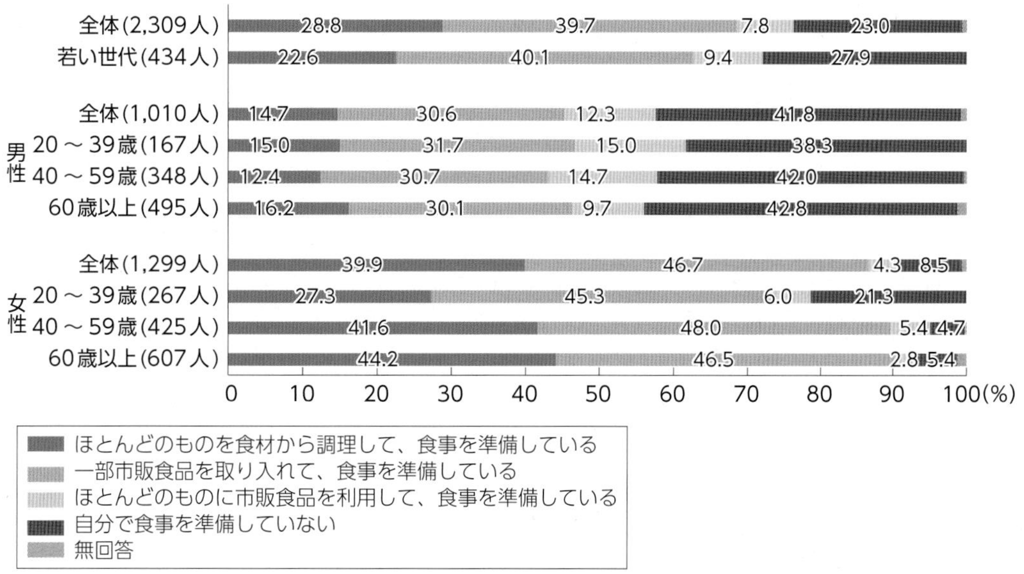

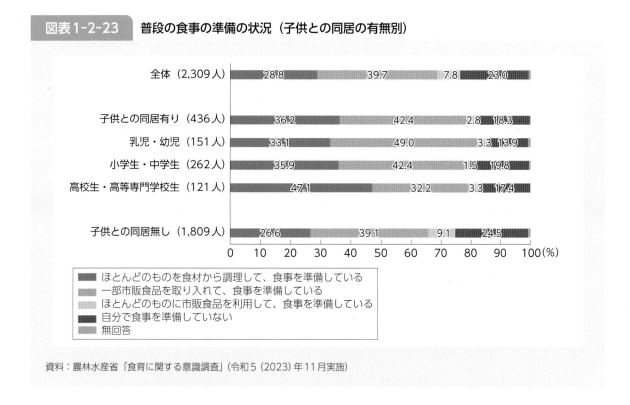

資料：農林水産省「食育に関する意識調査」（令和5（2023）年11月実施）

図表1-2-23　普段の食事の準備の状況（子供との同居の有無別）

資料：農林水産省「食育に関する意識調査」（令和5（2023）年11月実施）

（9）農林漁業体験の経験

　農林漁業体験を経験した人の割合（本人又は家族の中に、農林漁業体験に参加した人がいる割合）は、若い世代では72.4％、子供と同居している世帯では78.7％でした（図表1-2-24、図表1-2-25）。

図表1-2-24　農林漁業体験の経験（性・年代別）

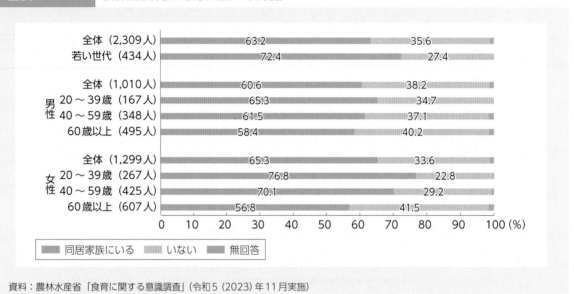

資料：農林水産省「食育に関する意識調査」（令和5（2023）年11月実施）

図表1-2-25　農林漁業体験の経験（子供との同居の有無別）

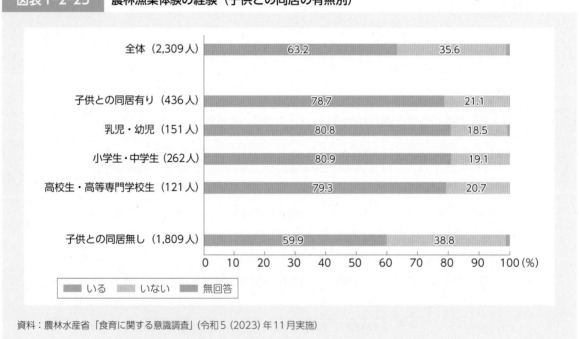

資料：農林水産省「食育に関する意識調査」（令和5（2023）年11月実施）

（10）地域や家庭で受け継がれてきた伝統的な料理や作法等の継承

　地域や家庭で受け継がれてきた伝統的な料理や作法等を継承している人の割合について、若い世代では60.6%、子供と同居している世帯では67.9%でした（図表1-2-26、図表1-2-27）。

図表1-2-26　伝統的な料理や作法等を継承している国民の割合（性・年代別）

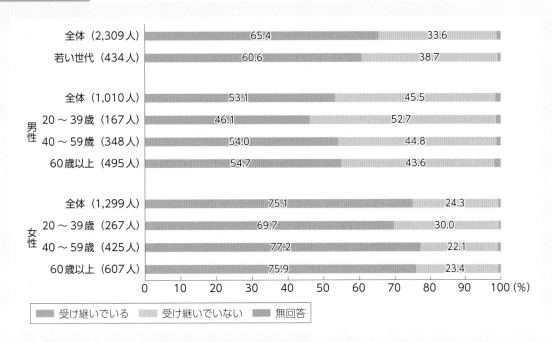

資料：農林水産省「食育に関する意識調査」（令和5（2023）年11月実施）

図表1-2-27　伝統的な料理や作法等を継承している国民の割合（子供との同居の有無別）

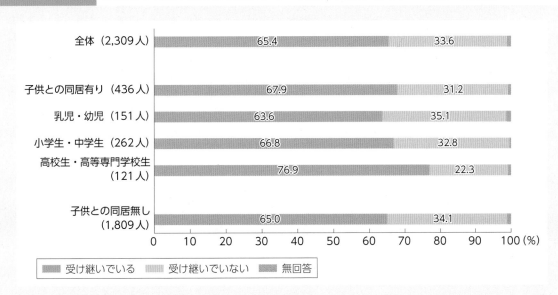

資料：農林水産省「食育に関する意識調査」（令和5（2023）年11月実施）

（11）今後、食育として実践したいこと

　今後、1年間にどのようなことを食育として実践したいか尋ねたところ、男女ともに、また子供との同居の有無にかかわらず、「栄養バランスのとれた食生活を実践したい」を挙げた人が最も多く、ほかの世代に比べて若い世代では「自分で調理する機会」又は「家族と調理する機会」等を増やしたいと考えている人が多い傾向がみられました。また、男性と女性でみると、男性は全体的に低く、女性は全体的に高い傾向でした（図表1-2-28、図表1-2-29、図表1-2-30、図表1-2-31）。

図表1-2-28　今後、食育として実践したいこと（男性・年代別）

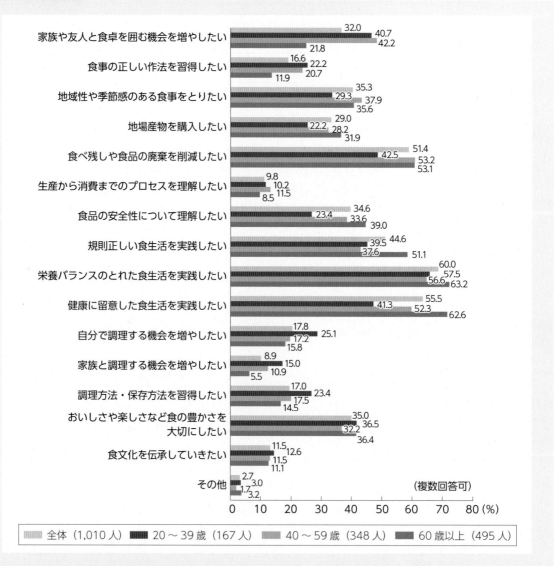

資料：農林水産省「食育に関する意識調査」（令和5（2023）年11月実施）

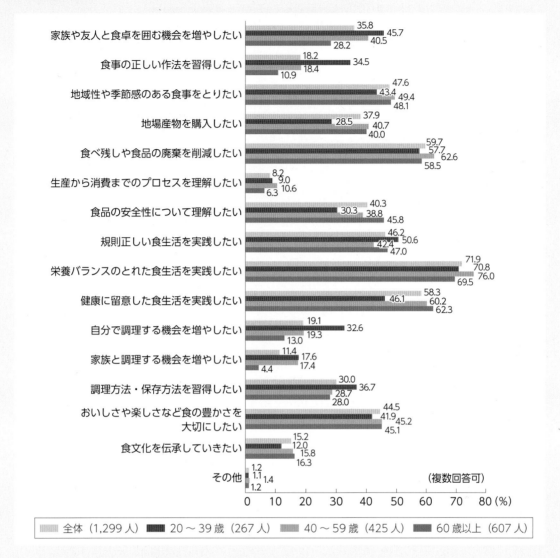

	全体（1,299人）	20〜39歳（267人）	40〜59歳（425人）	60歳以上（607人）
家族や友人と食卓を囲む機会を増やしたい	35.8	45.7	40.5	28.2
食事の正しい作法を習得したい	18.2	34.5	18.4	10.9
地域性や季節感のある食事をとりたい	47.6	43.4	49.4	48.1
地場産物を購入したい	37.9	28.5	40.7	40.0
食べ残しや食品の廃棄を削減したい	59.7	57.7	62.6	58.5
生産から消費までのプロセスを理解したい	8.2	9.0	10.6	6.3
食品の安全性について理解したい	40.3	30.3	38.8	45.8
規則正しい食生活を実践したい	46.2	50.6	42.4	47.0
栄養バランスのとれた食生活を実践したい	71.9	70.8	76.0	69.5
健康に留意した食生活を実践したい	58.3	46.1	60.2	62.3
自分で調理する機会を増やしたい	19.1	32.6	19.3	13.0
家族と調理する機会を増やしたい	11.4	17.6	17.4	4.4
調理方法・保存方法を習得したい	30.0	36.7	28.7	28.0
おいしさや楽しさなど食の豊かさを大切にしたい	44.5	41.9	45.2	45.1
食文化を伝承していきたい	15.2	12.0	15.8	16.3
その他	1.2	1.1	1.4	1.2

（複数回答可）

資料：農林水産省「食育に関する意識調査」（令和5（2023）年11月実施）

特集2

子供・若い世代を中心とした食育の推進

図表1-2-30　今後、食育として実践したいこと（子供との同居有り）

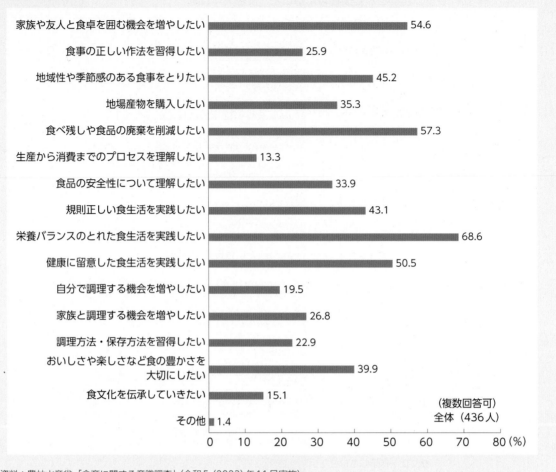

	%
家族や友人と食卓を囲む機会を増やしたい	54.6
食事の正しい作法を習得したい	25.9
地域性や季節感のある食事をとりたい	45.2
地場産物を購入したい	35.3
食べ残しや食品の廃棄を削減したい	57.3
生産から消費までのプロセスを理解したい	13.3
食品の安全性について理解したい	33.9
規則正しい食生活を実践したい	43.1
栄養バランスのとれた食生活を実践したい	68.6
健康に留意した食生活を実践したい	50.5
自分で調理する機会を増やしたい	19.5
家族と調理する機会を増やしたい	26.8
調理方法・保存方法を習得したい	22.9
おいしさや楽しさなど食の豊かさを大切にしたい	39.9
食文化を伝承していきたい	15.1
その他	1.4

（複数回答可）
全体（436人）

資料：農林水産省「食育に関する意識調査」（令和5（2023）年11月実施）

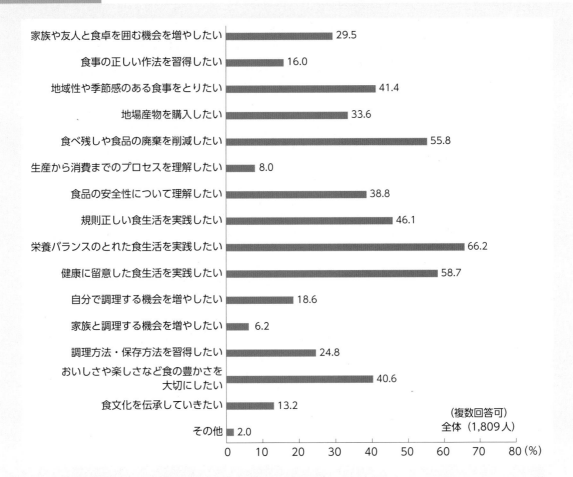

資料：農林水産省「食育に関する意識調査」（令和5（2023）年11月実施）

こども若者★いけんぷらす「いけんひろば」
～こども・若者への食育の推進について～

　平成17（2005）年に施行された「食育基本法」には、こどもたちが豊かな人間性をはぐくみ、生きる力を身に付けていくためには「食」が重要であること、また、「食」に関する知識と「食」を選択する力を習得し、健全な食生活を実践することができるよう食育を推進することが掲げられています。

　より良い食育を推進するためには、当事者である世代の意見を聴くことが重要です。こども家庭庁では、こどもや若者が様々な方法で自分の意見を表明し、社会に参加することができる新しい取組として、令和5（2023）年度に「こども・若者意見反映推進事業（こども若者★いけんぷらす）」を開始しました。農林水産省では、当該世代の課題やニーズを把握するため、「こども若者★いけんぷらす」の中で、「こども・若者への食育の推進について」をテーマとした意見交換等を行いました。本テーマでは、こども・若者に関わる様々なテーマについて広く意見を伝えてくれる「ぷらすメンバー」のうち、小学5年生～高校3年生世代を対象として、ウェブ上でアンケートを実施し（回答数：81件）、実態を把握しました。その後、希望者に集まってもらい、「朝食欠食」、「農林漁業体験」、「デジタル技術を活用した食育」及び「栄養バランスのよい食事を組み立てる力」のグループに分かれ、それぞれの取組を実施するに当たっての課題や必要だと思う支援について意見交換を行いました（参加者数：22人）。

【ウェブアンケート結果の概要】

・朝食を「ほとんど毎日食べる」又は「週に4～5回食べる」と回答した人の割合は93.8%。朝食を毎日食べない理由として、「食欲がないから」、「自分で朝食を用意する時間がないから」等が挙げられた（図表1）。

・農林漁業体験に参加したことが「ある」と回答した人の割合は75.3%。参加したことがない理由として、「身近な場所で行われていないから」、「忙しくて時間がないから」等が挙げられた（図表2）。

・これまで食育を扱ったデジタル媒体を利用したことが「ある」と回答した人の割合は60.5%。食育についてのデジタル媒体のうち、利用したことがあるものは「料理レシピ動画など、調理に関する動画の視聴」、「食品工場見学の動画など、食品加工に関する動画の視聴」等が挙げられた（図表3）。

・食事の栄養バランスについて何を基に考えているか尋ねたところ、「家庭科の授業で学んだこと」、「家族から教えられたこと」等が挙げられた（図表4）。

図表1	朝食を毎日食べない理由

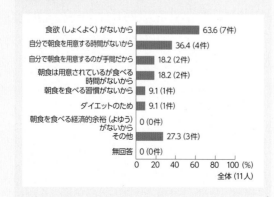

図表2	農林漁業体験に参加したことがない理由

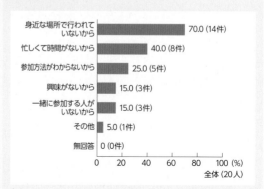

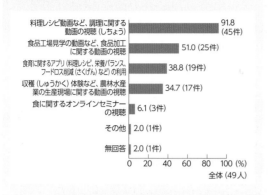

図表3 利用したことがある食育についての
デジタル媒体

料理レシピ動画など、調理に関する
動画の視聴（しちょう）　91.8（45件）
食品工場見学の動画など、食品加工
に関する動画の視聴　51.0（25件）
食育に関するアプリ（料理レシピ、栄養バランス、
フードロス削減（さくげん）など）の利用　38.8（19件）
収穫（しゅうかく）体験など、農林水産
業の生産現場に関する動画の視聴　34.7（17件）
食に関するオンラインセミナー
の視聴　6.1（3件）
その他　2.0（1件）
無回答　2.0（1件）

全体（49人）

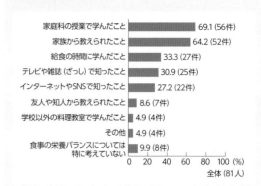

図表4 栄養バランスを考える上で基にして
いること

家庭科の授業で学んだこと　69.1（56件）
家族から教えられたこと　64.2（52件）
給食の時間に学んだこと　33.3（27件）
テレビや雑誌（ざっし）で知ったこと　30.9（25件）
インターネットやSNSで知ったこと　27.2（22件）
友人や知人から教えられたこと　8.6（7件）
学校以外の料理教室で学んだこと　4.9（4件）
その他　4.9（4件）
食事の栄養バランスについては
特に考えていない　9.9（8件）

全体（81人）

【対面での意見交換の概要】

・朝食欠食について、毎日朝食を摂取しているこどもがいる一方、「食事で考えることは、栄養よりも値段である」、「家族も朝食を食べる習慣がない」等の、必ずしも朝食摂取を必要と認識していないという意見が挙げられた。

・農林漁業体験についてより多くのこどもに農林漁業体験に参加してもらうアイディアとして「身近な場所で体験ができること」、「テレビやラジオ、SNSでの積極的な情報発信」等が挙げられた。農林漁業体験を通じて考えたことについては、「一工程だけではなく、（田植や稲刈りまでなど）様々な工程に関われると感動できると思う」又は「1週間くらい（農林漁業の現場で）一緒に働いてみたい」といった、より踏み込んだ体験活動に参加したいという意見が挙げられた。

・デジタル技術を活用した食育について、食育に関して使ってみたいデジタル技術やアプリについて、「自分の食生活を管理するアプリ」「食に関する相談サイト」という意見があった一方、「食育に関するアプリは見ないし、調べたこともないので広告にも出てこない」といった意見が挙げられた。

・栄養バランスのよい食事を組み立てる力に関する質問について、栄養バランスについてより身近に感じられるツールとして、アプリやSNSの活用が挙げられた。また、参加者自身が健康のために気を付けていることとして、不足している栄養素を食事で補うという意見が多く挙げられた。

ウェブアンケート及び対面の意見交換では、普段から自分の食生活について積極的に考えているという意見や、関心や知識はあるものの、実践したり取り入れたりする機会がないという意見が得られました。それぞれのグループで、参加者自身の生活や経験から、取組に参加するための工夫や課題について活発な意見交換が行われました。

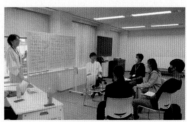

グループに分かれて意見交換

　ここで得られた意見は、関係府省庁で共有し、今後の施策への反映を検討していきます。また、本事業の詳細は、こども家庭庁ウェブサイトに掲載しています。

こども・若者意見反映推進事業 いけんひろば
～こども・若者への食育の推進について～
URL：https://www.cfa.go.jp/policies/iken-plus/hiroba/shokuiku/

3 子供・若い世代における食育の必要性

（1）子供の頃の食生活

　小学生、中学生、16～18歳の頃の食生活について、「家では、家族と一緒に料理をしていた」又は「家では、食事の準備や後片付けを手伝った」以外の項目で、年代があがるにつれて「あてはまる」と回答した人の割合が減少しました（図表1-2-32）。

図表1-2-32　小学生、中学生、16～18歳の頃の食生活に関する状況

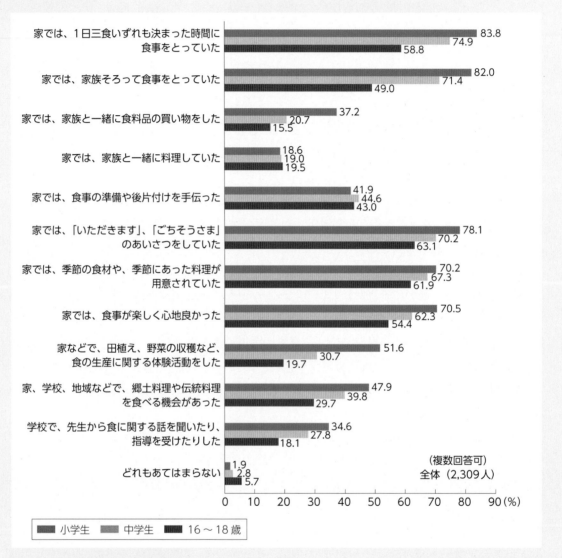

資料：農林水産省「食育に関する意識調査」（令和5（2023）年11月実施）

特集2

子供・若い世代を中心とした食育の推進

38

（2）子供の頃の食生活と朝食摂取との関連

「家では、1日三食決まった時間に食事をとっていた」について小学生、中学生、16〜18歳のどの年代においても「あてはまる」人は、朝食をほとんど毎日食べる割合が高く、「あてはまる」以外の人は朝食を食べない割合が高い傾向がみられました。また、「家族そろって食事をとっていた」、「食事が楽しく心地よかった」についても、同様の関連がみられました（図表1-2-33、図表1-2-34、図表1-2-35）。

図表1-2-33 子供の頃の食生活と朝食摂取状況との関連
（1日三食決まった時間に食事をとっていたか）

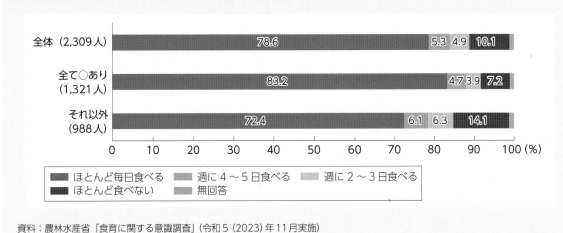

資料：農林水産省「食育に関する意識調査」（令和5（2023）年11月実施）

図表1-2-34 子供の頃の食生活と朝食摂取状況との関連（家族そろって食事をとっていたか）

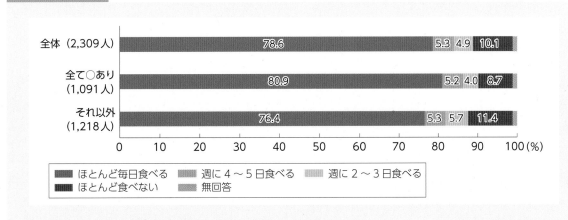

資料：農林水産省「食育に関する意識調査」（令和5（2023）年11月実施）

図表1-2-35 子供の頃の食生活と朝食摂取状況との関連（食事が楽しく心地よかったか）

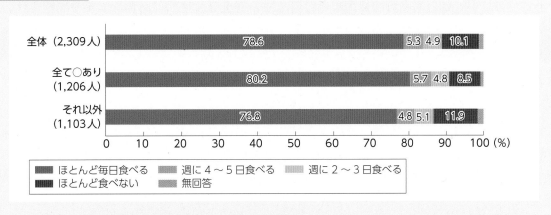

資料：農林水産省「食育に関する意識調査」（令和5（2023）年11月実施）

（3）子供・若い世代における食育の必要性

　食育に関する意識調査の結果では、若い世代で食育に関心がある人の割合が低く、健全な食生活を送るための食品の選択や調理に必要な知識についても「あまりないと思う」又は「まったくないと思う」と回答した人の割合が高かったです。若い世代と重なり、また、乳幼児や小中学生の食育にも関わる世代である、子供と同居している世帯では、食育に関心がある人の割合が高い一方で、食品の選択や調理の知識については、「あまりないと思う」人の割合が高い状況でした。

　家族と一緒に食事を食べる共食の頻度については、男性において「ほとんどない」の割合が高く、子供の年齢が高くなるほど、家族と食事を取る頻度が低くなる傾向がみられました。我が国において平均的には労働時間の短縮が進んでいるものの、男性の労働時間は依然として長いといった状況にあります。一方、平日で仕事があった日（出張・研修等の日を除く。）の有業者について、生活時間を年齢階級別にみると、25～34歳、35～44歳、45～54歳のいずれも、テレワーク（在宅勤務）をしていた人が、していなかった人に比べて長くなっている行動の種類の上位3位までに、食事の時間が入っていました[1]。柔軟な働き方等により、共食の時間や食事を楽しむゆとりを創出することも食育を進めていく上で必要な視点であると言えます。

　朝食の欠食や主食・主菜・副菜を組み合わせた食事の頻度について、若い世代で依然として課題がみられ、その理由としては「時間がないこと」、「食費に余裕がないこと」等が挙げられました。子供と同居している世帯については、主食・主菜・副菜を組み合わせた食事の回数を増やすために必要なこととして、特に乳幼児がいる世帯では「自分で用意することができること」の割合が低いという結果でした。さらに、普段の食事の準備について、男性と女性で異なる傾向がみられることに加え、乳幼児がいる世帯では、全体と比べて「一部市販食品を取り入れて、食事を準備している」の割合が高かったです。一方、若い世代では、今後、実践したいこととして、「栄養バランスのとれた食生活」又は「自分で調理すること」が挙げられており、栄養バランスに配慮して自分で料理もしたいが、時間がないこと等により、実践が難しいといった側面もうかがえました。

　このような状況を踏まえると、若い世代が健全な食生活を実践するに当たっては、国、地方公共団体、関係団体、食品関連事業者等が協力し、健全な食生活の実践に必要となる食品、料理、食事等を入手しやすい環境を整備していくことが必要です。くわえて、自分で調理したいと思う人が手軽に料理に取り組むことができる場の提供や情報を発信し、実践につなげる機会を創出していくことも必要であると考えられます。健全な食生活を自ら実践していけるように、食に関する知識、食品の選び方等も含めた判断力を一人一人が備え、自ら食を選択する力を身に付けていくことも食育の目指すところです。健全な食生活に必要な知識や判断力は、年齢や健康状態、更には生活環境によっても異なってくるため、そのことへの配慮も必要です。

　また、子供の頃の食生活について、「家では、家族と一緒に料理をしていた」及び「家では、食事の準備や後片付けを手伝った」以外の項目については、年代があがるにつれて「あてはまる」と回答した人の割合が減少していました。

　子供の頃に健全な食生活を確立することは、生涯にわたり健全な心身を培い、豊かな人間性を育んでいく基礎となります。さらに、学校、保育所等で様々な学習や体験活動を通し、食料の生産から消費等に至るまでの食の循環を知り、自然の恩恵として命をいただくことや食べ物

1　総務省「令和3年社会生活基本調査」

が食卓に届くまでの全ての人に感謝する気持ちを育むことも重要であり、引き続き、農林漁業体験の機会の提供等を通じた食育の推進に努める必要があります。

　今後も、子供や若い世代の食育について、個々の家庭や個人の問題として見過ごすことなく、社会全体の問題として捉え、取り組んでいく必要があります。

column コラム　子供向けの減塩の取組

　厚生労働省は、「健康的で持続可能な食環境づくりのための戦略的イニシアチブ」において、活力ある持続可能な社会の構築を目指し、我が国の栄養課題の1つである「食塩の過剰摂取」の解決に向けて、健康的で持続可能な食環境づくりに取り組んでいます。その活動の1つとして、令和5（2023）年11月に、こども家庭庁及び消費者庁の協力の下、子供（主な対象は小学5・6年生）向けの減塩普及啓発資料「知っていますか？食塩のとりすぎ問題」を作成し、福岡、大阪、東京で本資料を活用したワークショップを開催しました。

　ワークショップでは、料理に含まれる食塩量のクイズや、適切な食塩量の献立作成、食塩をとりすぎないための工夫や減塩に向けて自分自身や家族と一緒に取り組みたいことなどを発表し合いました。開催後のアンケートでは、約9割の子供が「食塩を減らす工夫をして、できるだけとりすぎに気を付けようと思った。」と回答しました。また、減塩に向けて取り組みたいことの記載では、「買物のときに食塩相当量を確認する。」や「減塩のことを発表する。みんなに興味をもってもらう。」などの意見があり、子供たちは「食塩の過剰摂取」の問題があることを学び、自ら次のアクションにつなげようと、意欲的に取り組んでいました。会場の保護者からは、「大変分かりやすかったので大人向けにも同じ内容でやってほしい。」、「知らなかったことが多く、勉強になった。」といった感想が聞かれ、ワークショップ中も積極的にメモを取る方も多くいました。

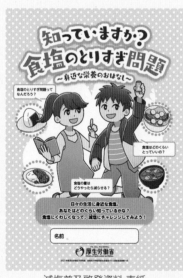

減塩普及啓発資料 表紙

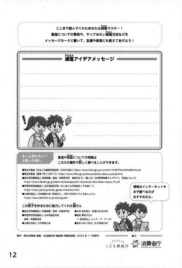

減塩普及啓発資料 裏表紙

減塩普及啓発資料
「知っていますか？食塩のとりすぎ問題」
URL：https://sustainable-nutrition.mhlw.go.jp/
wp/wp-content/uploads/2023/12/initiati
ve_texta.pdf

ワークショップ開催レポート
URL：https://sustainable-nutrition.mhlw.go.jp/c
ontents/workshopreport

column コラム　牛乳を飲もう！こども食堂での取組

　牛乳は豊富なカルシウムを含むだけではなく、良質なたんぱく質や脂質等がバランスよく手軽に摂取できる優れた食品であり、特に子供の発育期においては、発育に必要な栄養を摂取する上で欠かせない食品となっています。

　このことからも、学校給食において広く牛乳が提供されているところですが、学校給食のない夏休みや冬休み等の長期休暇期間においては、子供たちの栄養バランスが崩れがちになり、特に牛乳に多く含まれるカルシウムについては摂取量が足りていないという調査結果も報告されています。

　また、こども食堂については、子供たちが栄養のある食事を共にするよい機会であり、新型コロナウイルス感染症の蔓延防止措置である行動制限が緩和されたことに伴い、活動が徐々に再開され始めてきたところです。

　このような状況の中、農林水産省では、学校給食のない長期休暇期間にも、子供たちに栄養豊富な牛乳を飲む機会が得やすくなるようにするために、こども食堂において無償配布や割引クーポン（「冬休みも毎日牛乳を飲もう！クーポン」等）の配布などを行いました。

　このような牛乳等の提供を通じて、子供たちの発育に必要な栄養の摂取を支援するとともに、食育活動を通じて、牛乳の栄養や機能性、また、食や生命、これらを支える酪農家の大切さを丁寧に分かりやすく伝えながら、食生活における牛乳の価値の向上と我が国の酪農に対する理解醸成に努めています。

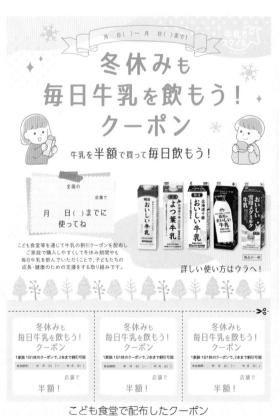

こども食堂で配布したクーポン

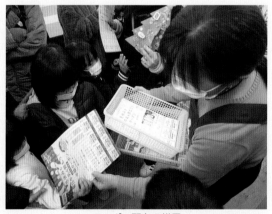

クーポン配布の様子

事例

食事の提供を軸とした、学生寮・社員寮での取組

株式会社 共立メンテナンス（東京都）

　株式会社共立メンテナンスは、創業時から学生寮・社員寮を運営しており、「おいしいものをお腹いっぱい食べてほしい。」という想いから、手作りの料理の提供を寮の運営の軸としています。

　管理栄養士が考案した朝夕の食事は、それぞれの寮で一食一食を手作りしており、おいしい食事の提供を行っています。食堂はコミュニケーションの場でもあり、学生たちがグループで食べる際には、共食の場にもなっています。提供される食事は、行事食や郷土料理を取り入れたり、国産の米や旬の野菜を取り入れたりするなど、季節のおいしいものを食べてもらえるよう心掛けています。近年は寮の食事の要・不要を管理できるアプリ「ドミコ」で、提供された料理ごとに付く「いいね」のマークでの反応も参考にして献立を検討したり、各寮の寮母さんによる「アイディア料理のコンテスト」を実施し様々な地域の料理を全国で展開したりしています。現在は、健康や栄養バランスに配慮した食事をとりたい、といった社会の動きも踏まえ、野菜摂取の増加に向けた取組も進めています。

　寮での食事の利用状況は学生寮と社員寮では状況が異なっており、社員寮での利用が低いことが課題です。このため、社員寮では、寮の食事をサブスクリプションで提供するといった工夫も行っています。学生は保護者の意向で入寮することも多いですが、退寮後に「自分自身で食事を用意する大変さを感じ、寮での食事の提供のありがたさを再認識した。」といった声が聞かれています。

　また、学生寮では寮長・寮母さんとの橋渡しや寮の運営等を担うレジデント・アシスタント（以下「RA」という。）プログラムを導入しており、RAの発信により学生寮で「こども食堂」を開設する取組も行われました。これがきっかけとなり、他大学の学生寮でも、こども食堂が開設されるなど、学生寮が地域づくりの場にもなってきています。

　今後は、寮が「生活の場」としてだけではなく、地域に住む様々な世代の方々が寮に食事に来て、コミュニケーションを取れる、地域の憩いの場のような機能も持つ場づくりとしても地域に貢献しつつ、食育の取組を進めていきたいと考えています。

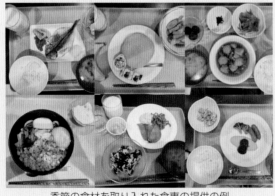

季節の食材を取り入れた食事の提供の例

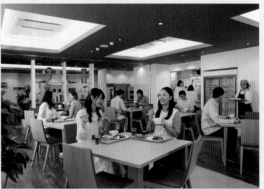

食堂でのコミュニケーション

事例

子育て世帯が無理なく気軽に取り組める食育に向けて
～子育て世帯を食生活の面から応援～

新潟県

　新潟県では、すべての世代が生き生きと暮らせる「健康立県」を実現するため、「生きがい・幸福度」を軸に「食生活」、「運動」等の5つのテーマで取組を進めています。テーマの1つである「食生活」では、本県の主食・主菜・副菜をそろえた食事をする人の割合が少ないという課題から、キャッチフレーズを「からだがよろこぶ、一皿を足そう。」とし、特に食環境の整備に力を入れ、自然に健康な食事ができる環境づくり事業に取り組んでいます。本事業では、県内スーパーマーケット等と連携し、エネルギーや食塩相当量等、県独自の基準を満たした惣菜・弁当「からだがよろこぶデリ」を販売し、県民が健康に配慮した食事を手に取りやすい環境づくりを進めています。

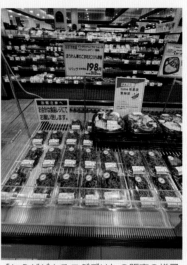

「からだがよろこぶデリ」の販売の様子

　また、令和5 (2023)年度の食育月間には子育て世帯に向けた「無理なく気軽に食育！」のリーフレットを作成し、市町村等を通じて配布しました。仕事や家事・育児に忙しい子育て世帯が無理なく気軽に取り組める食育等について、管理栄養士からの具体的なアドバイスや、「からだがよろこぶデリ」を活用することで、家事時間の短縮と手軽にバランスのよい食事ができること等を紹介しています。

　県内の南魚沼保健所では、本リーフレットを活用した取組が行われています。令和5 (2023)年度の月間の取組の1つとして管内全保育所・認定こども園（26施設）と連携し、食事作りや準備を担っている保護者約1,500人を対象とした食育に関するアンケートを行いました。その結果、子育て世帯の食事の担当者は同年代と比較して、食育に対する関心が高く、「野菜を食べる」、「3食を食べる」、「家族そろって食べるよう心掛ける」ことを大切にしている一方、「野菜不足」、「栄養バランス」、「塩分や濃い味」を心配しており、「減塩」については「時間がない」、「調理技術の不足」

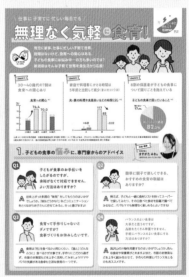

子育て世帯向け
「無理なく気軽に食育！」
リーフレット

等から難しく感じていることが伺えました。また、中食の利用頻度は同年代と比較して高い傾向があり、「時間がない」ことや核家族の増加が影響していることが考えられました。乳幼児期から学齢期までのこどもとその保護者は、保健所、市町村、保育所・こども園、学校等が連携することで、継続的かつ効果的に食育に関わることができる貴重な年代であるため、本保健所では横断的かつ効果的な情報発信や栄養ケアを実施するため「乳幼児期から学齢期までのシームレスな栄養ケアや食育を考える研修会」を定期的に開催しています。

　今後もアンケート結果や地域課題を踏まえ、こどもや保護者に関わる機関や職種が連携し、子育て世帯が無理なく気軽に取り組める食育を進め、適塩やバランスの良い食事の定着につなげていきます。

事例 「朝」を応援する「HYOGO アサ@プロジェクト」で朝食欠食の減少を目指す～産官学連携による食環境づくり～

兵庫県

兵庫県では県内の若い世代の朝食欠食がなかなか改善されない状況の中、朝食の摂取率を上げることを目指し、第4次兵庫県食育推進計画の開始をきっかけにHYOGOアサ@プロジェクトを立ち上げました。

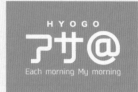

プロジェクトのロゴマーク

本プロジェクトは、「朝」という時間帯に着目したプロジェクトです。プロジェクトの趣旨に賛同する企業・団体と一緒に、朝食欠食だけでなく、早寝早起き・良質な睡眠など、生活習慣改善の気付きの機会となるような様々な取組を実行しています。

また、従来から健康づくり部局が行ってきた子供たちへのアプローチのみならず、朝の時間を気軽に楽しんで過ごせるようなコンテンツを企業と連携して作りながら課題の解決を図ることをねらいとしています。

食は身近なテーマであり、企業の特色を生かした様々なアプローチが可能です。朝ごはんのレシピブックの作成、ラジオ番組の放送や県立の農業高校と協働した若い世代向けの商品開発等パートナー企業と県の関係課がアイディアを出し合い、プロジェクトを展開しています。

商品開発では、健康福祉事務所（保健所）の管理栄養士と連携し、朝食摂取の大切さ等の授業を行い、自分たちが大人になった時を想像して、どういうものだったら食べられるのか等、ターゲットとする層の気持ちになって商品を考えてもらいました。授業を踏まえて生徒自身が思い描いた商品を、試作を重ねながら作っていきました。

また、米を食べることを推進する県のプロジェクト「おいしいごはんを食べよう県民運動」との協働で兵庫県民農林漁業祭にブースを出展し、県内のスポーツチームの選手の朝ごはんを紹介する動画の放映とパネルの展示を行いました。動画はSNSでも発信し、若い世代への関心につなげています。朝ごはんに米を食べることをテーマとし、朝にしっかり食べることの大切さを伝えました。

本プロジェクトのウェブサイトは、「朝を楽しむところから始めませんか。」というコンセプトのもと、ポップなデザインに仕上げています。多様性の時代において、前向きに、楽しんで食べてもらえるよう、引き続き、関係者と連携しながら食育を推進していきます。

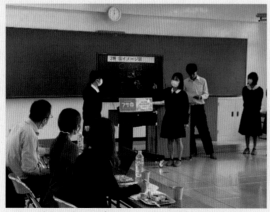

試作を重ねながら作った商品を説明する様子

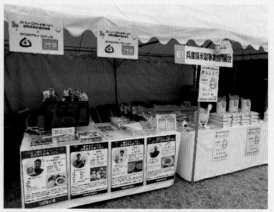

スポーツチームの選手の朝ごはんを紹介する動画の放映とパネルの展示

事例 地元企業の新入社員研修での食育の取組～講話と調理体験を組み合わせ、自らの食生活に手軽に取り入れられる朝食を～

栃木県

　栃木県では、県民一人一人が、楽しく健全な食生活を実践することにより、食に対する感謝の気持ちを深め、心身の健康と豊かな人間性を育むことを基本理念とした食育を推進しています。豊かな食に感謝し、親しむ機会を増やすため、食育ボランティア「とちぎ食育応援団」による、地域と連携した取組を進めています。「とちぎ食育応援団」の活動の一環として、平成23(2011)年10月から、就学前の子供とその保護者等を対象とした「食育出前講座（以下「講座」という。)」を公益財団法人栃木県農業振興公社に委託し、実施してきましたが、進学や就職で生活環境が変化することによって食生活が乱れがちになる若い世代に対しても食育を行う必要があるのではないかと考え、令和5(2023)年度から大学や企業を対象とした講座を開始しました。

　令和5(2023)年度は県内企業である栃木トヨタ自動車株式会社（以下「栃木トヨタ」という。)の新入社員研修の中で講座を実施しました。栃木トヨタと協議の上、仕事をする上での朝食の重要性や、県産農作物への理解促進を盛り込み、食に関する専門的な知識も学べる内容としました。今回のポイントは、若い世代が食に関する講話で朝食の大切さを学び、くわえて県産の米や味噌を用いた調理体験を実施することで、食や食材としての農産物への理解が深めやすい点にあります。食事にかける時間が短い傾向が見られる新社会人や大学生が、日々の食生活に取り入れやすいミニおにぎり作りやみそ玉を用いたみそ汁作りといった調理体験を研修プログラムの中に組み込みました。

　講座後のアンケートでは、「食と農についてよく理解できた。」、「県産の農作物について愛着がもっと湧いた。」、「朝、ジュースを飲むだけでなく、食事をとることの必要性を理解できた。」という声が聞かれました。アンケートの結果から、参加者の理解が進み、栃木トヨタの人事担当者からも有意義な研修が実施できたとの感想をいただきました。

　本取組が地元のメディアで紹介されたことによる講座の反響が少しずつ出ており、他の企業からも新入社員を対象とした講座を実施したいとの希望が上がっています。この取組を通じ、若い世代を対象とした食育の重要性が改めて明らかになりました。

　栃木県ではこれまでと同様に子供の頃から食の大切さを学んでもらう活動を継続するとともに、SNS等の若い世代が興味を持てるツールの活用も検討していきたいと考えています。今後も地域の声を捉えながら、食と農の理解を深めてもらえるような食育の取組を進めていきます。

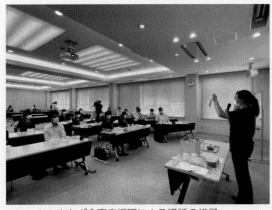
とちぎ食育応援団による講話の様子

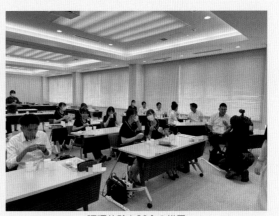
調理体験と試食の様子

事例 | 学校給食を中心に、食と農の持続可能な資源循環を学ぶ

横浜国立大学教育学部附属鎌倉小学校（神奈川県）

　横浜国立大学教育学部附属鎌倉小学校では、生命を尊重し、健康の保持増進や持続可能な社会の実現に向けて、自ら実践する能力や態度を育てるための食育を推進しています。

　食育活動の１つとして、給食の残渣等を活用して堆肥を作り、その堆肥を使って農薬を使わずに野菜を栽培・収穫する取組があります。校内の生ごみを削減するため、令和２（2020）年から中庭にコンポストを設置し、年間約４トンの調理残渣や残菜を堆肥化しています。４年生の総合的な学習の時間では「究極の小松菜を育てよう」を目標に、有機野菜を栽培している生産者の畑へ見学に行き、栽培方法や小松菜に適した土等について教えていただきました。その学びを生かし、コンポストでできた堆肥を利用して小松菜の栽培を行いました。収穫した小松菜は、検品・包装して校門前で販売し、収益は、児童から「ユニセフへ募金したい。」と希望があり全額寄付しました。このほか、有志保護者によるPTA活動では、コンポストの堆肥を使用して農薬を使わずに野菜を栽培し、収穫した野菜を給食の食材として使っています。このように、給食の残渣等を堆肥化し、育てた野菜を生きた教材として給食に提供することを通じて、児童は食と農の持続可能な資源の循環を学んでいます。

　また、栄養教諭による各教科と連携した食育の授業も積極的に行っています。例えば、国語科の教科書に出てくる食材である大豆を取り上げ、大豆を使った食品がどのようにできるか、どのような種類の加工品があるのかなど、実物の食品を用いて授業を行ったり、給食に大豆や大豆製品を使用したりすることで、机上の学びから五感で味わう食体験ができる取組を行っています。授業後には児童から「教科書に載っていない食品もあって楽しかった。」、「こんなにたくさんの種類があるのはすごい。」などの声が上がるなど、児童の食への興味や食の選択の幅を広げることができたのではないかと考えています。

　さらに、令和３（2021）年には、総合的な学習の時間を活用し、和食文化について学ぶ授業を行いました。児童は、和食の基本を学んだり、鎌倉の郷土料理である「けんちん汁」と関わりの深い建長寺の方に由来などを伺ったりした後、郷土料理「けんちん汁」を含む給食を食べました。こうした取組を通じて、児童は家庭でも和食や伝統的な行事食を作ったり、調理方法を調べたりするようになり、和食への興味・関心が高まる様子がみられました。

　今後も、様々な食育活動を通して、望ましい食習慣を理解し実践できる力を育てていきたいです。

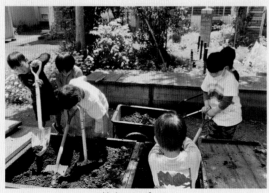
校内コンポスト

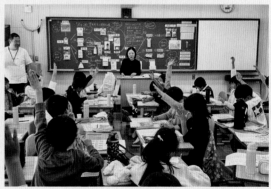
教科と連携した食育の授業の様子

<table>
<tr><td>事例</td><td>農業体験を通じて命を大切にする心を育む
（第7回食育活動表彰　審査委員特別賞受賞）</td></tr>
</table>

富士文化幼稚園（愛知県）

　富士文化幼稚園では、毎年、JA（農業協同組合）、地域のボランティア、園の給食担当の事業者とともに、食育の年間計画、目標を立て、園児や親子で種まき、植え付け、収穫等の農業体験や行事食のイベントを提供する取組を行っています。園内外で子供たちが自ら米や野菜の栽培に関わり、収穫し、食べる体験をすることで、生きものは全て、他の命をいただいて生きていることを知り、命を大切にする心を育んでいます。野菜等の生長を見守る中で、昆虫等の命についても学んでいます。親子で体験する機会も作ることで、一緒に命をいただくことの意味を考えることができ、より深い学びにつなげています。命の恵みを工夫して生活に取り入れる取組として、玉ねぎの皮を使った染物体験も行っています。

　実際に体験することで、子供たちに「楽しい」や「おいしい」を感じてもらうことに加え、絵本の読み聞かせで生き物の命の大切さを伝えています。このような取組を、園の広報で保護者に情報発信することで、保護者からは「野菜を栽培・収穫することで子供が食への関心が高くなった。」、「好き嫌いが少なくなった。」、「食べられなかった野菜や食材を食べるようになった。」などの感想が寄せられています。園での様々な活動を通して園児や保護者の食育への関心が高まっています。

　今後は、栽培の品目を増やすこと、育てた米を給食で使用すること等も予定しています。食べ物となった生き物に、「命をくれてありがとう。」、「いただきます。」、「ごちそうさま。」と、感謝する言葉の意味を、子供たちに伝えるとともに、命を大切にする心を育む、食育活動を進めていきます。

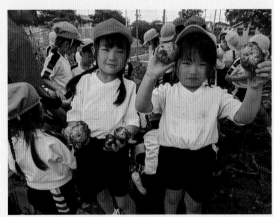
野菜の収穫体験

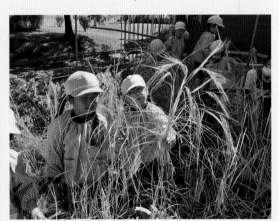
米作りの体験

事例

調理体験を通じて、次世代を担う高校生たちにふるさとの味をつなぐ（第7回食育活動表彰　農林水産大臣賞受賞）

熊本市食生活改善推進員協議会（熊本県）

　熊本市食生活改善推進員協議会は、地域の高校生に対する郷土の食材や郷土料理の伝承活動を中心とした食育活動を継続的に展開しています。平成17（2005）年から次世代を担う高校生を対象に「思春期の食育推進事業」として、熊本の食文化の理解と自身の健康を守るスキルを身に着けることを目的として開始しました。現在では家庭科授業の年間行事として定着しています。

　調理体験を通して、ひご野菜である春日ぼうぶら等の地元の農産物や、南関あげ、海苔、大豆等の地元の食材への理解と、地産地消の重要性を伝えています。高校の教諭との打合せを綿密に行い、参加者に合わせた内容を実施することで再現性を高め、1度きりにならない食文化の伝承を目指しています。さらに、食生活改善推進員が生徒に積極的に声を掛け、気軽に質問をできる雰囲気を作り、生徒が等しく調理を体験できるように工夫しています。生徒からは「教えてもらった郷土料理を将来、自分の子供に伝えたい。」といった声も聞かれています。

　また、新型コロナウイルス感染症の影響下では、行政と協働で動画を作成配信し、再生回数は4.1万回を超え、新たな日常に対応した食文化の継承にも力を入れています。

　今後は、若い世代に対して、料理を作る楽しさを通した、心に残る食体験を継続して提供するとともに、新たな動画の作成等により、より多くの方に郷土料理を伝承していきます。

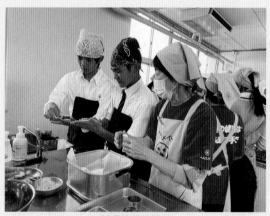
調理体験の様子

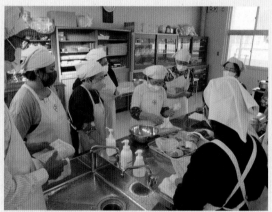
実習前のミーティングを行う様子

| 事例 | **地域における食農教育・農業教育の取組** |

　食育の推進は、学校教育の現場においても学校給食や関連する教科学習、農業体験等を通じて積極的に行われています。

　埼玉県熊谷市立妻沼小学校では、平成27（2015）年度に、学校の花壇で給食に使用する野菜の栽培を始め、現在では学校の敷地内にある畑でも野菜を栽培・収穫し、給食として提供して食べる、「エディブル・スクールヤード」の取組を行っています。給食に必要な食材が思うように購入できなかったことをきっかけに、栄養教諭の発案で、自分たちで野菜を作ろうと考えたところからこの取組が始まりました。現在では、栄養教諭が畑の栽培計画を作成し、玉ねぎやキャベツ、米や大豆等、1年間で約20種類の作物を栽培しています。畑の管理は食育担当の教員と3年生の児童が主担当となり、地元の農家や種苗会社、障害者支援を行っている農業団体の方の協力を得ながら行っています。農業体験は畑の栽培計画に基づき、各学年の年間の学習計画にも盛り込まれており、「大好き！妻沼の野菜」をテーマに、1・2年生は生活科、3・4年生は社会科・総合、5・6年生は社会科・理科・家庭科と関連付けて授業を行っています。このように子供たちが授業で収穫した野菜のほか、地域の農家から提供される地元産のにんじんや長ねぎ等を給食に活用しています。さらに、令和2（2020）年からは障害者支援を行う農業団体が所有する学校の近くの水田で3年生と5年生の児童が米作りも行っており、農業団体のスタッフのサポートを受けながらみんなで一緒に田植えや稲刈りをします。米の収穫後、全校児童が昔ながらの足踏み式脱穀機で脱穀し、その米でおにぎりを作り、収穫祭でふるまい、地域の方々へ感謝の気持ちを伝えます。この取組を通して、子供たちからは「自分たちや他の学年が作った野菜だから、残さず食べよう。」といった声や、「もしかしたら、農業は僕の将来の職業選択のひとつになるかもしれない。」という声があがっています。今後も、農業体験を通じて食への感謝や農業への興味を引き出し、将来、地域の農業を支えていけるような心を育む活動に取り組んでいきます。

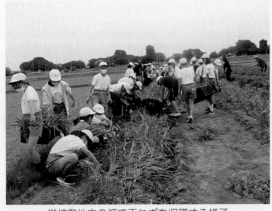
学校敷地内の畑で玉ねぎを収穫する様子

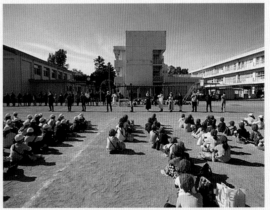
収穫祭の様子

　また、令和5（2023）年4月に徳島県神山町（かみやまちょう）でテクノロジーやデザインを学びながら起業家精神を養うことを目的に開校した神山まるごと高専では、学生自ら「まるごとファームクラブ」を立ち上げ、地元の農家や食農教育を推進する民間団体等と協力しながら、野菜の栽培や収穫に勤しんでいます。

　まるごとファームクラブは、開校後初めて立ち上がった、30人規模の学生が所属する学内最大の部活動です。発起人の学生は当初、個人の活動として農作物を育てられればと考えていましたが、日常の風景の中に田んぼや畑がある神山町での生活を通して自ずと多くの学生たちが農業に興味を持ったことで、たくさんの学生たちが集まり、正式な部活動となりました。

　活動としては、基本的には学生たちが話し合いながら、自分たちで植えたいものや地域の方々から頂いたものを中心に、ジャガイモなど数種類の作物を栽培しています。また、春から秋にかけては地域の方から指導・助言を得ながら、田んぼでの米作りも行いました。活動に当たっては、技術的な指導から農具の提供まで、地域の農家の方々やJA、NPOなど、様々な地域の方々からの理解・協力を得ながら日々の農作業を行っています。

　農作業の協力を行っているNPOや学校側としても、高専生が農業に従事することは、我が国の未来を担う若者たちが農業への理解・関心を高め、持続可能な農業の発展にもつながるのではないかと好意的に捉えています。中山間地にある神山町での農業は、大型機械を導入することが難しく、決して効率的に行えるわけではありません。しかし、こうした農作業を通じて、学生自身が農業をめぐる様々な問題を痛感し、今後の農業にとってどのようなモノ・コトが必要なのか、また、神山まるごと高専生として、テクノロジーやデザインの視点からどうやって解決できるかといったことを考えるきっかけとなることが期待されています。また、雑草取りや畝（うね）づくりといった一つ一つの手作業を通して、1つのモノをつくる達成感を得られたり、日々の作業の中でトライ＆エラーを繰り返し、課題に対してどのようなアプローチをすれば効率的かつ持続可能な形で解決できるかを学んだりする貴重な機会となっています。

　今後は、収穫した野菜について、全寮制の学生の食を支える学生食堂で提供することや、道の駅で販売することも視野に入れながら、「神山まるごと高専×農業」という新しい取組を更に進めていきます。

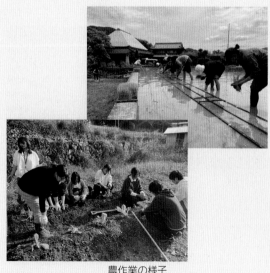

農作業の様子

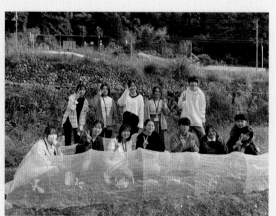

まるごとファームクラブの一員

第2部

食育推進施策の具体的取組

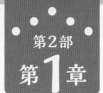

家庭における食育の推進

第1節 子供の基本的な生活習慣の形成

1 子供の基本的な生活習慣の状況

　近年、「よく体を動かし、よく食べ、よく眠る」という、成長期の子供にとって必要不可欠と言われている基本的な生活習慣に乱れが見られ、体力、気力とともに学習意欲の低下を招く要因の1つと指摘されています。

　文部科学省が小学校6年生と中学校3年生を対象に実施した令和5（2023）年度「全国学力・学習状況調査」によると、毎日、同じくらいの時刻に起きていない（「毎日、同じくらいの時刻に起きていますか」という質問に対し、「あまりしていない」又は「全くしていない」と回答した）小学生の割合は9.4%、中学生の割合は8.3%、毎日、同じくらいの時刻に寝ていない（「毎日、同じくらいの時刻に寝ていますか」という質問に対し、「あまりしていない」又は「全くしていない」と回答した）小学生の割合は19.0%、中学生の割合は21.8%でした。また、朝食を欠食することがある（「朝食を毎日食べていますか」という質問に対し、「あまりしていない」又は「全くしていない」と回答した）小学生の割合は6.1%、中学生の割合は8.7%と、一定割合を占めていました（図表2-1-1、2-1-2、2-1-3）。

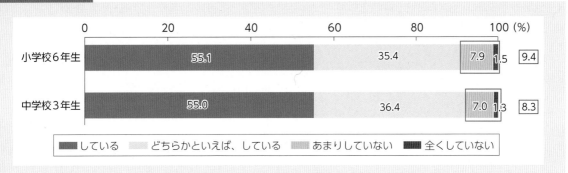

図表2-1-1　毎日、同じくらいの時刻に起きている小・中学生の割合

資料：文部科学省「全国学力・学習状況調査」（令和5（2023）年度）
注：（質問）あなたは、生活の中で次のようなことをしていますか。当てはまるものを1つずつ選んでください。「毎日、同じくらいの時刻に起きている」
（選択肢）「している」、「どちらかといえば、している」、「あまりしていない」、「全くしていない」

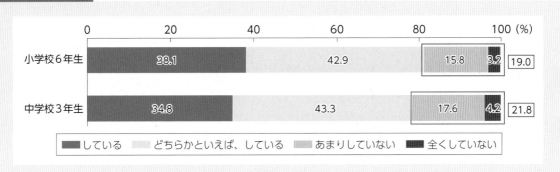

図表2-1-2　毎日、同じくらいの時刻に寝ている小・中学生の割合

資料：文部科学省「全国学力・学習状況調査」（令和5（2023）年度）
注：（質問）あなたは、生活の中で次のようなことをしていますか。当てはまるものを1つずつ選んでください。「毎日、同じくらいの時刻に寝ている」
（選択肢）「している」、「どちらかといえば、している」、「あまりしていない」、「全くしていない」

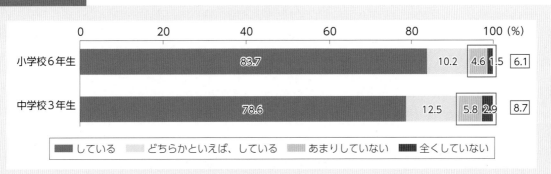

図表2-1-3　朝食を毎日食べる小・中学生の割合

資料：文部科学省「全国学力・学習状況調査」（令和5（2023）年度）
注：（質問）あなたは、生活の中で次のようなことをしていますか。当てはまるものを1つずつ選んでください。「朝食を毎日食べている」
（選択肢）「している」、「どちらかといえば、している」、「あまりしていない」、「全くしていない」

第1章　家庭における食育の推進

「毎日、同じくらいの時刻に起きていない」、「毎日、同じくらいの時刻に寝ていない」小・中学生の割合は、近年横ばい傾向となっています。また、小・中学生の朝食欠食率は近年増加傾向となっています（図表2-1-4、2-1-5、2-1-6）。

| 図表2-1-4 | 毎日、同じくらいの時刻に起きていない小・中学生の割合の推移 |

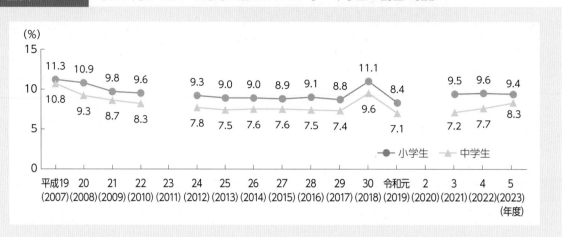

資料：文部科学省「全国学力・学習状況調査」
注：1）平成23(2011)年度は、東日本大震災の影響等により、調査の実施を見送り
　　2）令和2(2020)年度は、新型コロナウイルス感染症の影響等により、調査の実施を見送り
　　3）「毎日、同じくらいの時刻に起きていますか」という質問に対して、「あまりしていない」、「全くしていない」と回答した割合の合計
　　4）小学校6年生、中学校3年生が対象

| 図表2-1-5 | 毎日、同じくらいの時刻に寝ていない小・中学生の割合の推移 |

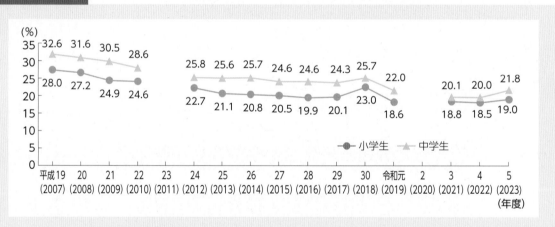

資料：文部科学省「全国学力・学習状況調査」
注：1）平成23(2011)年度は、東日本大震災の影響等により、調査の実施を見送り
　　2）令和2(2020)年度は、新型コロナウイルス感染症の影響等により、調査の実施を見送り
　　3）「毎日、同じくらいの時刻に寝ていますか」という質問に対して、「あまりしていない」、「全くしていない」と回答した割合の合計
　　4）小学校6年生、中学校3年生が対象

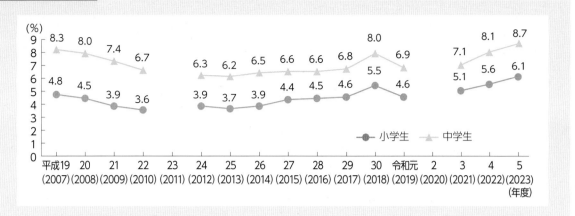

図表2-1-6　小・中学生の朝食欠食率の推移

資料：文部科学省「全国学力・学習状況調査」
注：1）平成23（2011）年度は、東日本大震災の影響等により、調査の実施を見送り
　　2）令和2（2020）年度は、新型コロナウイルス感染症の影響等により、調査の実施を見送り
　　3）「朝食を毎日食べていますか」という質問に対して、「あまりしていない」、「全くしていない」と回答した割合の合計
　　4）小学校6年生、中学校3年生が対象

第1章

家庭における食育の推進

同調査の結果によると、朝食を毎日食べている小・中学生と、全く食べていない小・中学生の間には、各教科の平均正答率の差が15ポイント前後あります（図表2-1-7）。また、スポーツ庁が小学校5年生と中学校2年生を対象に実施した令和5（2023）年度「全国体力・運動能力、運動習慣等調査」によると、毎日朝食を食べる子供ほど、体力合計点が高い傾向にあります（図表2-1-8）。

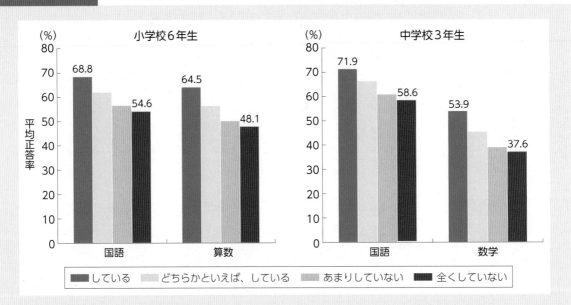

図表2-1-7　朝食の摂取と「全国学力・学習状況調査」の平均正答率との関連

資料：文部科学省「全国学力・学習状況調査」（令和5（2023）年度）
注：（質問）「朝食を毎日食べていますか」
　　（選択肢）「している」、「どちらかといえば、している」、「あまりしていない」、「全くしていない」

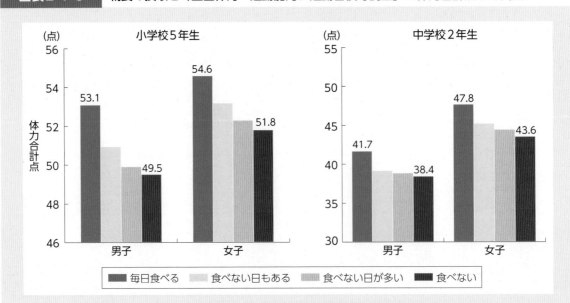

図表2-1-8　朝食の摂取と「全国体力・運動能力、運動習慣等調査」の体力合計点との関連

資料：スポーツ庁「全国体力・運動能力、運動習慣等調査」（令和5（2023）年度）
注：（質問）「朝食は毎日食べますか。（学校が休みの日も含める）」
　　（選択肢）「毎日食べる」、「食べない日もある」、「食べない日が多い」、「食べない」

2 「早寝早起き朝ごはん」国民運動の推進

（1）子供の生活習慣づくりの推進

　朝食をとることは、栄養補給だけではなく、脳や消化器官を目覚めさせ、体内時計のリズムを整えることになり、適切な生活習慣の育成と、心身の健康の保持につながります。

　文部科学省では子供の健やかな成長に必要となる、十分な睡眠、バランスのとれた食事、適切な運動等、規則正しい生活習慣づくりを社会全体の取組として推進しています。

　令和5（2023）年度は、独立行政法人国立青少年教育振興機構と連携・協力し、「早寝早起き朝ごはん」国民運動を促進するための「早寝早起き朝ごはん」フォーラム事業を全国3か所で実施するとともに、中高生の基本的な生活習慣の維持・定着・向上を図るための「早寝早起き朝ごはん」推進校事業を全国12か所で実施しました。

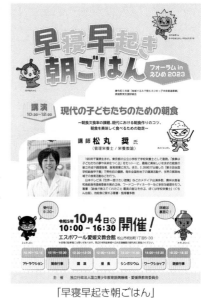

「早寝早起き朝ごはん」
フォーラムinえひめ2023

「早寝早起き朝ごはん」国民運動
（「早寝早起き朝ごはん」全国協議会）
URL：https://www.hayanehayaoki.jp

（2）「早寝早起き朝ごはん」全国協議会との連携による運動の推進

　「早寝早起き朝ごはん」全国協議会（以下「全国協議会」という。）は、平成18（2006）年に発足し、幅広い関係団体や企業等の参加を得て、「早寝早起き朝ごはん」国民運動を文部科学省と連携して推進しています。令和5（2023）年8月現在、全国協議会の会員団体数は314で、様々な年齢層の子供や保護者に向けたガイドブックの作成・配布、全国フォーラム・総会の企画・運営等、子供の基本的な生活習慣の確立や生活リズムの向上につながる取組を展開しています。令和5（2023）年3月には、子供たちが自分で作ることができ、かつ栄養バランスの取れた朝食のレシピをまとめた「朝ごはんポケットレシピⅢ」を作成しました。

　また、令和4（2022）年度に引き続き、令和5（2023）年度も独立行政法人国立青少年教育振興機構、体験の風をお

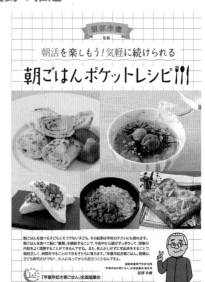

朝ごはんポケットレシピⅢ

こそう運動推進委員会、全国協議会の三者が連携し、「未来を拓く子供応援フォーラム」を開催しました。同フォーラムは、青少年教育関係者を始めとした多くの方々に、青少年期における体験の重要性や基本的生活習慣を身に付けることの重要性について理解を深めていただくことを目的としています。

第1章

家庭における食育の推進

事例

「早寝早起き朝ごはん　小さな習慣が大きな力」
（「早寝早起き朝ごはん」推進校事業）

和歌山県田辺市立上秋津中学校

　上秋津中学校では、令和3（2021）年度「全国学力・学習状況調査」の回答結果からスマホ、ゲームの時間が全国平均より長く、家庭学習の時間を上回っていたことや、少数ながら生活習慣の乱れから登校後、体調不良を訴える生徒がいるという状況がみられたことから、令和5（2023）年度当初に生徒を対象とした生活に関するアンケートを実施しました。その結果、朝ごはんについては「時々食べる・食べない」と回答した生徒は全体の12%、また、睡眠についても24%の生徒が24時以降に就寝していることが明らかになるなど、生活習慣の改善が必要であることが分かりました。そこで、地域の幼稚園、小学校、公民館、町内会と協働し、家庭とも連携しながら、子供たちの健全な育成に向け、地域が一体となって様々な取組を行いました。

　特に食育に関する取組として、毎月の学校だよりや保健だよりを活用した情報発信、成長期における栄養、朝ごはん等の食事の大切さに関する講演会の開催、食育の授業の実施、保健委員会が中心となって行った「早寝早起き朝ごはん」推進運動に関する標語の看板の掲示等を通して、生徒だけでなく家庭や地域にも啓発を行いました。また、生徒たちは栄養バランスを考えた朝食のレシピを作成し、実際に料理を作ってみることで、朝ごはんの大切さを学びました。

　2学期の終わりに再び実施したアンケートでは、2年生と3年生において「食べない」と回答する生徒が0人となり、1年生においても「時々食べる」、「食べない」と回答した生徒の割合が17%から12%に減少しました。学校だけでなく、生徒を取り巻く環境等、地域全体が一体的に取り組むことで、学校全体での朝ごはんの摂取率が向上する等、より良い成果につながりました。

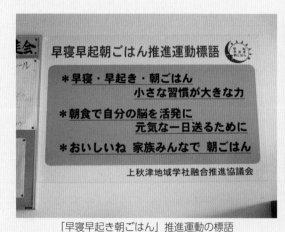

「早寝早起き朝ごはん」推進運動の標語

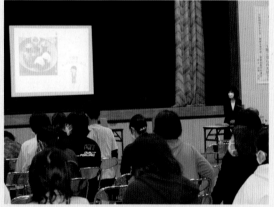

食育講演会の様子

第2節 家庭と地域等が連携した食育の推進

1 望ましい食習慣や知識の習得

　朝食を食べる習慣には、規則正しい就寝・起床等の基本的な生活習慣による影響が考えられ、親世代の朝食を食べない習慣が、朝食を食べない家庭環境に影響している可能性があることも指摘されています。

　農林水産省では、エビデンス（根拠）に基づき整理したパンフレット「「食育」ってどんないいことがあるの？〜エビデンス（根拠）に基づいて分かったこと〜」を平成29（2017）年度に作成し、「朝食を毎日食べるとどんないいことがあるの？」として朝食を毎日食べることと私たちの生活はどのように関係しているのかなど、日本人を対象とした研究から分かったことを紹介しています。

　文部科学省では、子供の生活習慣に関する情報の発信や食育を含む学習機会の効果的な提供等、地域における家庭教育支援の取組を推進しています。

　また、全国の教育委員会やPTA、子育て支援団体において活用できるよう、食育を含めた家庭教育に関する様々な資料等をウェブサイトに掲載しています。

「朝食を毎日食べるとどんないいことがあるの？」
（農林水産省）
URL：https://www.maff.go.jp/j/syokuiku/evidence/attach/pdf/index-31.pdf

「子供たちの未来をはぐくむ家庭教育」関連資料集
（文部科学省）
URL：https://katei.mext.go.jp/contents2/index.html

　大人だけなく子供においても偏った栄養摂取や不規則な食事等による肥満や痩身傾向がみられることから、「成育医療等の提供に関する施策の総合的な推進に関する基本的な方針」（令和5（2023）年3月22日閣議決定。以下「成育医療等基本方針」という。）では、生涯を通じた健康づくりのスタートとなる重要な時期である学童期・思春期に、肥満ややせ等自身の体に関すること、運動や食生活等の生活習慣に関すること等、健康教育の推進に関する内容が記載されています。成育医療等基本方針に基づく評価指標では「児童・生徒における肥満傾向児の割合」、「児童・生徒における痩身傾向児の割合」について、それぞれ減少することを目標として設定し、地方公共団体において健康課題に関する取組が推進されるよう、必要な支援を行うこととしています。

2 子供・若者の育成支援における共食等の食育推進

　食育の取組は、日常生活の基盤である家庭において、確実に推進していくことが極めて重要です。特に、家族が食卓を囲んで共に食事をとりながらコミュニケーションを図ることは食育の原点であり、共食を通じて、食の楽しさを実感するだけでなく、食や生活に関する基礎を習得する機会にもなります。

　政府は令和5（2023）年12月に、こども施策の基本的な方針等を定める「こども大綱」（令和5（2023）年12月22日閣議決定）を決定しました。この中で、家庭、学校、地域等が連携した食育の取組を推進することとしており、子供や若者のライフステージに応じて切れ目なく対応することで、健やかな成長を社会全体で後押しすることとしています。

　農林水産省では、食への関心、地場産食材の活用、栄養バランスに配慮した食事等について親子で学ぶ親子料理教室、若い世代が食文化の継承や食を自ら選択する力を習得するための「食」の自立に向けた若者の食育教室の実施等を支援しています。料理をどのように作ったかなどの調理の過程について、保護者と話をしながら一緒に食べることで共食の機会につながっています。

第3節 妊産婦や乳幼児に対する食育の推進

1 妊産婦や乳幼児に対する食育の推進

　令和元（2019）年12月に「成育過程にある者及びその保護者並びに妊産婦に対し必要な成育医療等を切れ目なく提供するための施策の総合的な推進に関する法律」（平成30年法律第104号。以下「成育基本法」という。）が施行され、成育過程にある者や妊産婦等に対する食育について、国及び地方公共団体が普及啓発等の施策を講ずるものとされました。成育基本法に基づき策定された成育医療等基本方針において、「「健やか親子21」の普及啓発等を通じて、保育所、幼稚園、学校等と、家庭や地域等が連携した食育を推進する」と定め、成育過程にある者等に対する関係施策と連携して、食育を推進することが示されています。

　「健やか親子21」は、20世紀の母子保健の取組の成果を踏まえ、関係者、関係機関・団体が一体となって母子保健に関する取組を推進する国民運動計画として、平成13（2001）年に厚生労働省で開始され、平成18（2006）年3月の「「健やか親子21」中間評価報告書」において重点取組として食育の推進が位置付けられ、食育の取組を推進している地方公共団体の割合に関する指標が設定されました。平成27（2015）年4月からは「健やか親子21（第2次）」を開始し、保健センター、保育所、学校、NPO等関係機関に加え、食品産業や子育て支援に関連する民間企業等も連携・協働し、子供だけでなく、幅広い対象者に向けた普及啓発が進められてきました。なお、「健やか親子21」は、成育医療等基本方針に基づく国民運動計画として同基本方針に新たに位置付けられています。

　令和5（2023）年4月に発足したこども家庭庁では、子供に関する取組・政策を社会の真ん中に据える「こどもまんなか社会」の実現に向けて、子供を誰一人取り残さず、健やかな成長を社会全体で後押するこども施策に取り組んでいます。引き続き、関係者と連携し、食育を含め、次代を担う健やかな子供たちを育む取組を推進していきます。

2 妊娠期・授乳期等における食育の推進

　妊娠期・授乳期においては、母子の健康の確保のために適切な食習慣の確立を図ることが重要です。特に、妊娠期の適切な体重増加量については、出生体重との関連が示唆されること等から、妊娠中の体重増加量が一律に抑制されることのないよう、肥満や痩身といった妊婦個々の体格に配慮した対応が求められています。

　このため、厚生労働省が、妊娠期・授乳期における望ましい食生活の実現に向けて作成した「妊産婦のための食生活指針[1]」は、妊産婦に対する健康診査や各種教室等における栄養指導に活用されてきました。同指針作成後の健康や栄養・食生活に関する課題、妊産婦を取り巻く社会状況等の変化を踏まえ、令和3（2021）年3月に同指針を改定しました。妊娠、出産、授乳等に当たっては、妊娠前からの健康なからだづくりや適切な食習慣の形成が重要であることから、改定後の指針の対象には妊娠前の女性も含むこととし、名称は「妊娠前からはじめる妊産婦のための食生活指針」としました。この指針は、妊娠前からの健康づくりや妊産婦に必要とされる食事内容のほか、妊産婦の生活全般、からだや心の健康等にも配慮した、10項目から構成されています。また、妊娠期における望ましい体重増加量については、「妊娠中の体重増加指導の目安」（令和3（2021）年3月8日公益社団法人日本産科婦人科学会）を参考とし

1　平成18（2006）年2月に「健やか親子21」推進検討会が作成

て示しました。あわせて、リーフレットを作成し、普及啓発を行ってきました。令和5（2023）年4月からは、こども家庭庁にて引き続き普及啓発を行っています。

　妊婦と父親になる男性が共に、産前・産後の女性の心身の変化を含めた妊娠・出産への理解を深め、妊娠を機に家族全員の食生活を見直す機会となるよう、地方公共団体で行われる産前教室（パパママ教室）では、父親になる男性も参加しやすい日時に開催し、参加者に対して栄養バランスのとれた食事や減塩のポイント等の指導が行われています。

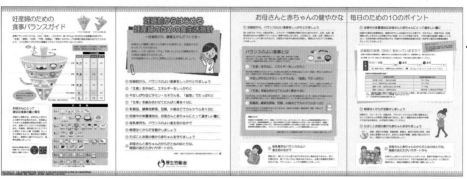

普及啓発用のリーフレット

❸ 乳幼児の発達段階に応じた食育の推進

　授乳期・離乳期は、子供の健康にとって極めて重要な時期であり、慣れない授乳や離乳食を体験する過程を支援することが親子双方にとって重要です。このため、厚生労働省では、妊産婦や子供に関わる保健医療従事者が授乳や離乳の支援に関する基本的事項を共有することで妊産婦への適切な支援を進めていくことができるよう、「授乳・離乳の支援ガイド[1]」を平成19（2007）年3月に作成しており、地方公共団体や医療機関等で活用されてきました。同ガイドは、平成31（2019）年3月に改定され、これまでよりも育児支援の視点を重視するとともに、食物アレルギー予防に関する支援についての記載を充実させるなど、内容を見直しました。あわせて、授乳や離乳について分かりやすく記載したリーフレットを作成し、一般の方への普及啓発を行ってきました。令和5（2023）年4月からは、こども家庭庁が「健やか親子21」のウェブサイトを活用した普及啓発も行っています。

　地域では、市町村保健センターを中心に管理栄養士・栄養士等による乳幼児を対象とした栄養指導が実施されており、健康診査や各種教室等における保健・栄養指導を通じて、出産から離乳食の開始時期以降に至るまでの一貫した支援が図られるような取組を行っています。令和4（2022）年度に保健所及び市区町村で栄養指導を受けた乳幼児は1,638,521人[2]です。

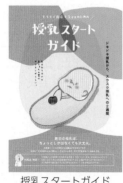

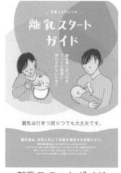

授乳スタートガイド　　　離乳スタートガイド

健やか親子21 妊娠・出産・子育て期の健康に関する情報サイト
（こども家庭庁）
URL：https://sukoyaka21.cfa.go.jp/

1　平成19（2007）年3月に「授乳・離乳の支援ガイド策定に関する研究会」が作成
2　厚生労働省「令和4（2022）年度地域保健・健康増進事業報告」

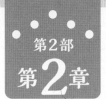

学校、保育所等における食育の推進

第1節　学校における食に関する指導の充実

1 学校における食に関する指導体制の充実

　平成17（2005）年度から、食に関する専門家として児童生徒の栄養の指導と管理をつかさどることを職務とする栄養教諭が制度化されました。学校における食育を推進するためには、「食に関する指導の手引－第二次改訂版－」（平成31年3月）に基づき、栄養教諭を中心に全教職員が共通理解の下に連携・協力しつつ指導を展開することが重要です。公立小・中学校等の栄養教諭は、都道府県等教育委員会が、地域の状況を踏まえつつ、配置しています。令和5（2023）年5月1日現在で、全都道府県において6,924人の栄養教諭が配置されており、配置数は年々増加しています（図表2-2-1）。文部科学省は、栄養教諭配置の地域による格差を解消し、全ての児童生徒が、栄養教諭の専門性を生かした食に関する指導を等しく受けられるよう、栄養教諭の職務の明確化、資質能力向上を図り、栄養教諭の意義や役割を周知するなど、都道府県等教育委員会に対し、その配置を働き掛けています（図表2-2-2）。

　令和3（2021）年度には、全都道府県・政令指定都市教育委員会、市区町村教育委員会における栄養教諭に期待する職務や役割等を調査し、全国の実態や課題等を把握しました。

　令和4（2022）年3月には、「養護教諭及び栄養教諭の資質能力の向上に関する調査研究協力者会議」を設置し、養護教諭及び栄養教諭の資質能力の向上に向けた検討を行い、令和5（2023）年1月に議論を取りまとめました。これを踏まえ、令和5（2023）年7月に養護教諭及び栄養教諭の標準的な職務の明確化に係る学校管理規則の参考例等を作成し、各都道府県・政令指定都市教育委員会に通知するなど、栄養教諭の一層の配置促進に取り組んでいます。

　また、文部科学省では、広く学校における食育の推進への理解を深めるため、ウェブサイトにおいて、栄養教諭制度、小・中学生用食育教材等に関する情報提供を行っています。

図表2-2-1　公立小・中学校等栄養教諭の配置状況

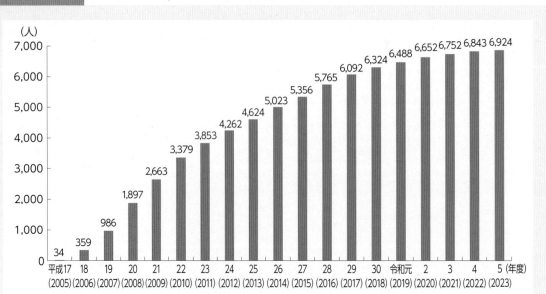

資料：文部科学省初等中等教育局健康教育・食育課調べ（平成27（2015）年度まで、各年度4月1日現在）
　　　文部科学省「学校基本調査」（平成28（2016）年度以降、各年度5月1日現在）
注：小・中学校等とは、小学校・中学校・義務教育学校・中等教育学校・特別支援学校を指す。

図表2-2-2　公立小・中学校等栄養教諭及び学校栄養職員の配置数における栄養教諭の割合

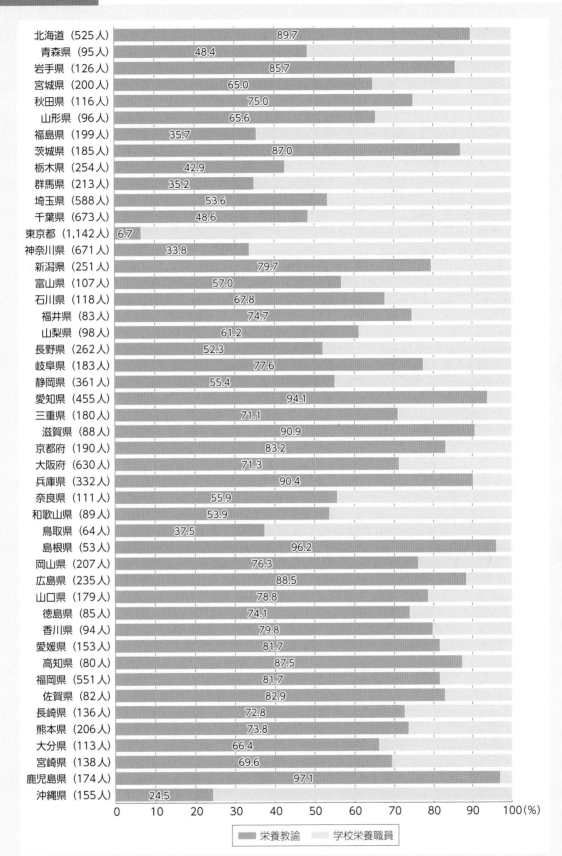

都道府県	栄養教諭の割合(%)
北海道（525人）	89.7
青森県（95人）	48.4
岩手県（126人）	85.7
宮城県（200人）	65.0
秋田県（116人）	75.0
山形県（96人）	65.6
福島県（199人）	35.7
茨城県（185人）	87.0
栃木県（254人）	42.9
群馬県（213人）	35.2
埼玉県（588人）	53.6
千葉県（673人）	48.6
東京都（1,142人）	6.7
神奈川県（671人）	33.8
新潟県（251人）	79.7
富山県（107人）	57.0
石川県（118人）	67.8
福井県（83人）	74.7
山梨県（98人）	61.2
長野県（262人）	52.3
岐阜県（183人）	77.6
静岡県（361人）	55.4
愛知県（455人）	94.1
三重県（180人）	71.1
滋賀県（88人）	90.9
京都府（190人）	83.2
大阪府（630人）	71.3
兵庫県（332人）	90.4
奈良県（111人）	55.9
和歌山県（89人）	53.9
鳥取県（64人）	37.5
島根県（53人）	96.2
岡山県（207人）	76.3
広島県（235人）	88.5
山口県（179人）	78.8
徳島県（85人）	74.1
香川県（94人）	79.8
愛媛県（153人）	81.7
高知県（80人）	87.5
福岡県（551人）	81.7
佐賀県（82人）	82.9
長崎県（136人）	72.8
熊本県（206人）	73.8
大分県（113人）	66.4
宮崎県（138人）	69.6
鹿児島県（174人）	97.1
沖縄県（155人）	24.5

■ 栄養教諭　　□ 学校栄養職員

資料：文部科学省「学校基本調査」（令和5（2023）年度）
注：1）（　）内の人数は、栄養教諭と学校栄養職員の合計人数
　　2）数値は栄養教諭の割合
　　3）小・中学校等とは、小学校・中学校・義務教育学校・中等教育学校・特別支援学校を指す。
　　4）令和5（2023）年5月1日現在

2 学校における食に関する指導内容の充実

学校における食に関する指導は、子供が食に関する正しい知識と望ましい食習慣を身に付けることができることを目指し、学校給食を活用しつつ、学校の教育活動全体を通じて行われています。

また、小・中学校、高等学校等を通じて家庭科を必修科目等として位置付け、この中で実際の調理も含めた食に関する指導が全ての子供たちに行われています。

（1）栄養教諭による取組

栄養教諭は、学校における食育推進の要として、食に関する指導と学校給食の管理を一体的に展開することにより、教育上の高い相乗効果をもたらしています。

ア 食に関する指導の連携・調整

食は、各教科等で学習する内容に幅広く関わっています。栄養教諭は、各教科等の指導だけでなく、学校における食に関する全体的な指導計画の策定に中心的に携わるなど、教職員間の連携・調整の要としての役割を果たしています。そして、栄養教諭のみならず関係教職員が食に関する指導の重要性を理解し、必要な知識や指導方法を身に付けるとともに、十分な連携・協力を行うことにより、体系的・継続的に効果的な指導を行うことができます。

イ 各教科等における指導

栄養教諭は、専門性を生かして、各学級担任や教科担任等との連携を図りながら積極的に指導を行っています。また、栄養教諭は、学校給食の管理業務も担っていることから、各教科等の授業内容と関連させた献立を作成し、学校給食を生きた教材として活用するなど、効果的な指導を行っています。

学習指導要領においては、学校における食育の推進について、各教科等のそれぞれの特質に応じて適切に行うように努めることや、指導を通して、家庭や地域社会との連携を図りながら、日常生活において適切な健康に関する活動の実践を促し、生涯を通じて健康・安全で活力ある生活を送るための基礎が培われるよう配慮することとしています。また、教育課程の編成及び実施に当たっては、食に関する指導の全体計画を含む各分野における学校の全体計画等と関連付けながら、効果的な指導が行われるよう留意することも明記しています。

ウ 学校・家庭・地域における栄養教諭を中核とした取組

子供の望ましい食生活の実践を目指して、栄養教諭等には、家庭や地域と連携した取組を行うことについても特に大きな成果が期待されています。

具体的取組としては、保護者会等を通じた食に関する指導、給食便りやパンフレットの配布、農作業体験等の体験活動、料理教室、給食試食会等家庭や地域と連携した取組、PTAの積極的な取組を促すための働き掛けなどが挙げられます。

栄養教諭は、学校間の連携にも大きな役割を果たしており、地域の児童生徒の食生活や生活習慣等の実態を把握し、児童生徒や各学校が抱える課題と食育推進のための方策を明らかにし、栄養教諭と各学校の給食主任等が連携するための組織を構築することで、地域全体の食育を推進しています。

（2）食に関する学習教材等の作成

　幼児教育において、食育の基礎を育むとともに、高等学校においても、小・中学校と同様に学校教育活動全体を通じて食育の推進を図ることとし、幼児教育から高等学校まで、切れ目のない食育を推進し、子供の健康な食習慣、生活習慣の定着を図っていくことが大変重要です。

　このため、文部科学省では、各学校において、児童生徒の望ましい食習慣の形成等、食に関する指導の充実に資するため、「食に関する指導の手引－第二次改訂版－」を作成するとともに、各教科等における食に関する指導において使用する小・中学生用食育教材等や、高校生用健康教育教材を作成しています。また、小・中学生用食育教材においては、学級担任等が栄養教諭と協力し、授業等の時間に食に関する指導を効果的に行うことができるよう、指導上のポイント等をまとめた指導者用資料も作成するとともに、編集可能な媒体でウェブサイトに掲載し、各学校の指導に応じた活用を促進しています。

（3）食育を通じた健康状態の改善等の推進

　近年、子供の食を取り巻く社会環境が変化し、栄養の偏りや朝食欠食といった食習慣の乱れ等に起因するやせや肥満、生活習慣病等の増加が指摘されています。

　栄養教諭は、学級担任、養護教諭、学校医、学校歯科医等と連携して、保護者の理解と協力の下に、偏食のある子供、やせや肥満傾向にある子供、食物アレルギーを有する子供、スポーツをしている子供等に対しての個別的な相談指導や食と健康に係る必要な知識の普及等を行うなど、健康に関する課題の改善に向けた取組を行っています。文部科学省においては、令和5（2023）年度より、「食に関する健康課題対策支援事業」を実施し、栄養教諭の個別指導力の一層の向上に向けた支援を行っています。

　令和3（2021）年2月には、「学校給食実施基準」（平成21年文部科学省告示第61号）を一部改正しました。食品構成については、児童生徒1人1回当たりの栄養量の摂取基準である「学校給食摂取基準」を踏まえ、多様な食品を適切に組み合わせて、児童生徒が各栄養素をバランスよく摂取しつつ、様々な食に触れることができるようにすることとしています。

第2節　学校給食の充実

1　学校給食の現状

　学校給食は、栄養バランスのとれた食事を提供することにより、子供の健康の保持・増進を図ること等を目的に実施されています。また、食に関する指導を効果的に進めるために、給食の時間はもとより、各教科や特別活動、総合的な学習の時間等における教材としても活用することができるものであり、大きな教育的意義を有しています。

　学校給食は、令和3（2021）年5月現在、小学校では18,923校（全小学校数の99.0%）、中学校では9,107校（全中学校数の91.5%）、特別支援学校等も含め全体で29,614校において行われており、約930万人の子供が給食を食べています（図表2-2-3）。学校給食実施校は着実に増加しており、引き続き学校給食の普及・充実が求められます。なお、文部科学省では、学校給食の意義、役割等について児童生徒や教職員、保護者、地域住民等の理解と関心を高め、学校給食の一層の充実と発展を図ることを目的に、毎年1月24日から30日までの1週間を「全国学校給食週間」と定め、文部科学省及び各学校等で様々な取組が行われています。また、全国学校給食週間広報動画の日本語版と英語版を作成し、広く普及啓発を図っています。

　食物アレルギーを有する児童生徒は増加傾向にあり[1]、学校給食における食物アレルギー対応について、文部科学省では、平成24（2012）年に発生した死亡事故を受けて開催した有識者会議の最終報告を踏まえ、学校におけるアレルギー対応の改善・充実のための資料として、「学校給食における食物アレルギー対応指針」、「学校のアレルギー疾患に対する取り組みガイドライン・要約版」及び「学校におけるアレルギー疾患対応資料（DVD）映像資料及び研修資料」を作成しました。全国の教育委員会や学校等への配布等を通じ、食物アレルギー等を有する子供に対する、きめ細かな取組を推進しています。

　また、学校給食における窒息事故への対応については、文部科学省が作成する「食に関する指導の手引き」において留意点等を示してきたところですが、令和6（2024）年2月に発生した死亡事故を受けて、改めて指導の徹底を求める事務連絡を各都道府県教育委員会等に対して発出しました。

　物価高騰に対しては、令和4（2022）年度に引き続き、各地方公共団体における地方創生臨時交付金を活用した保護者負担軽減に向けた取組を促したところです。また、給食事業者への業務委託については、契約の途中でエネルギー価格や食料品価格、労務費等の価格変動や最低賃金額の改定が生じた場合における物価上昇等を踏まえた契約変更や、価格に加え、事業の安定性等価格以外の要素も考慮するなど安定的に実施可能な事業者の選定について、適切な対応がなされるよう求めるとともに、その際、地方創生臨時交付金が活用可能であることを通知し、活用を促しました。

1　「学校保健」ポータルサイト（公益財団法人日本学校保健会）https://www.gakkohoken.jp/themes/archives/101

図表2-2-3 学校給食実施状況（国公私立）

区分		全国総数	完全給食		補食給食		ミルク給食		計	
			実施数	百分比	実施数	百分比	実施数	百分比	実施数	百分比
小学校	学校数	19,107	18,857	98.7	38	0.2	28	0.1	18,923	99.0
	児童数	6,223,394	6,165,176	99.1	4,620	0.1	4,567	0.1	6,174,363	99.2
中学校	学校数	9,955	8,867	89.1	26	0.3	214	2.1	9,107	91.5
	生徒数	3,231,091	2,838,825	87.9	4,526	0.1	76,728	2.4	2,920,079	90.4
義務教育学校	学校数	151	149	98.7	0	0.0	0	0.0	149	98.7
	児童・生徒数	58,706	57,170	97.4	0	0.0	0	0.0	57,170	97.4
中等教育学校（前期課程）	学校数	54	30	55.6	0	0.0	5	9.3	35	64.8
	生徒数	17,492	9,484	54.2	0	0.0	1,649	9.4	11,133	63.6
特別支援学校	学校数	1,157	1,023	88.4	1	0.1	9	0.8	1,033	89.3
	幼児・児童・生徒数	146,285	134,452	91.9	45	0.0	725	0.5	135,222	92.4
夜間定時制高等学校	学校数	555	288	51.9	77	13.9	2	0.4	367	66.1
	生徒数	65,872	15,245	23.1	2,646	4.0	13	0.0	17,904	27.2
計	学校数	30,979	29,214	94.3	142	0.5	258	0.8	29,614	95.6
	幼児・児童・生徒数	9,742,840	9,220,352	94.6	11,837	0.1	83,682	0.9	9,315,871	95.6

資料：文部科学省「学校給食実施状況調査」（令和3（2021）年度）
注：1）完全給食とは、給食内容がパン又は米飯（これらに準ずる小麦粉食品、米加工食品その他の食品を含む。）、ミルク及びおかずである給食
　　2）補食給食とは、完全給食以外の給食で、給食内容がミルク及びおかず等である給食
　　3）ミルク給食とは、給食内容がミルクのみである給食

2 地場産物等の活用の推進

　学校給食に地場産物を活用し、食に関する指導の教材として用いることにより、子供がより身近に、実感を持って地域の食や食文化等について理解を深め、食料の生産、流通に関わる人々に対する感謝の気持ちを抱くことができます。また、地場産物の活用は、生産地と消費地との距離が縮減されることにより、その輸送に係る二酸化炭素の排出量も抑制されるとともに、流通に要するエネルギーや経費の節減等環境負荷の低減にも寄与するものであり、SDGs（持続可能な開発目標）の観点からも有効です。さらに、学校給食を始めとする学校教育に対する地域の生産者等の理解が深まることにより、学校と地域との連携・協力関係の構築にも寄与していることから、学校や地域において、地場産物を学校給食で活用する取組が積極的に進められています。一方で、地域によっては、価格が高いことや、一定の規格を満たした農林水産物を不足なく安定的に納入することが難しいことなどにより地場産物の使用量・使用品目の確保が困難な現状もあります。

　第4次基本計画では、生産者や学校給食関係者の努力を適切に反映するとともに、地域への貢献等の観点から、算出方法を食材数ベースから金額ベースに見直し、その割合を現状値（令和元（2019）年度）から維持・向上した都道府県の割合を90％以上とすることを目指すこととされました。また、子供たちへの教育の観点から、新たに栄養教諭による地場産物に係る食に関する指導の取組（学校給食の時間を使った直接の指導の取組、校内放送や学級担任への資料提供等による指導の取組等）を増やすことを目標としました。令和5（2023）年度は、栄養教諭による地場産物に係る食に関する指導の平均取組回数は月12.4回でした。

令和5（2023）年度の学校給食における地場産物、国産食材の使用割合の全国平均は、金額ベースでそれぞれ55.4％、88.6％となっています（図表2-2-4）。都道府県別に見ると、地場産物の使用割合にはばらつきが見られます（図表2-2-5）。

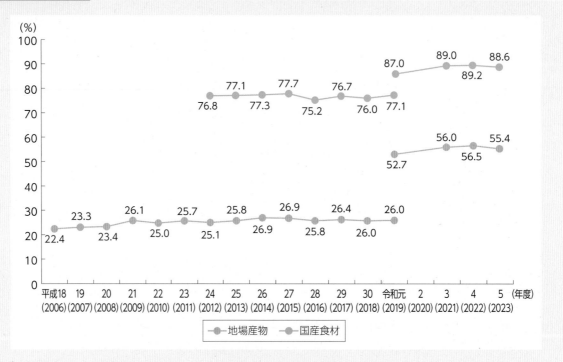

図表2-2-4　学校給食における地場産物及び国産食材使用割合の推移

資料：令和元（2019）年度までは文部科学省「学校給食栄養報告」（食材数ベース）
　　　令和元（2019）年度以降は文部科学省「学校給食における地場産物・国産食材の使用状況調査」（金額ベース）

図表2-2-5　学校給食における地場産物及び国産食材の使用割合（令和5（2023）年度）

都道府県	地場産物	国産食材	都道府県	地場産物	国産食材
北海道	71.5%	87.1%	滋賀県	46.5%	87.1%
青森県	66.9%	89.3%	京都府	21.5%	89.3%
岩手県	59.3%	89.0%	大阪府	7.2%	87.1%
宮城県	58.8%	86.2%	兵庫県	46.9%	83.2%
秋田県	37.0%	85.2%	奈良県	31.9%	85.1%
山形県	60.4%	87.8%	和歌山県	27.4%	89.1%
福島県	63.7%	88.8%	鳥取県	76.7%	94.1%
茨城県	74.3%	90.6%	島根県	72.2%	93.7%
栃木県	77.7%	94.4%	岡山県	65.1%	87.5%
群馬県	63.0%	86.7%	広島県	58.4%	88.6%
埼玉県	41.3%	88.3%	山口県	87.2%	98.0%
千葉県	56.9%	88.8%	徳島県	66.1%	87.4%
東京都	8.8%	90.6%	香川県	52.5%	86.3%
神奈川県	28.6%	80.1%	愛媛県	74.7%	92.6%
新潟県	60.7%	87.2%	高知県	68.2%	95.3%
富山県	55.8%	86.6%	福岡県	51.2%	85.7%
石川県	60.9%	94.0%	佐賀県	55.8%	88.2%
福井県	32.2%	90.1%	長崎県	68.0%	86.3%
山梨県	59.6%	88.0%	熊本県	62.1%	87.7%
長野県	69.6%	95.4%	大分県	63.2%	89.9%
岐阜県	57.9%	88.4%	宮崎県	63.8%	87.7%
静岡県	56.6%	91.9%	鹿児島県	65.8%	87.3%
愛知県	53.1%	89.1%	沖縄県	33.2%	73.7%
三重県	57.3%	88.7%	全国平均	55.4%	88.6%

資料：文部科学省「学校給食における地場産物・国産食材の使用状況調査」
注：金額ベース

文部科学省においては、令和3（2021）年度より、「学校給食地場産物使用促進事業」を実施し、学校給食における地場産物等の使用に当たっての課題解決に資するための経費を支援するとともに、関係府省庁とも連携を図りながら、地場産物等の活用を推進しています。

農林水産省では、学校給食等の食材として、地場産物を安定的に生産・供給する体制を構築するため、新しい献立・加工品の開発・導入実証等の取組への支援、生産者と学校等の双方のニーズや課題を調整する地産地消コーディネーターの育成や派遣を行っています。

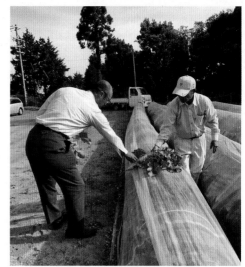

給食現場と生産現場をつなぐ体制
（地産地消コーディネーターによる出荷野菜の調整）

3 米飯給食の着実な実施に向けた取組

米飯給食は、子供が伝統的な食生活の根幹である米飯に関する望ましい食習慣を身に付けることや、地域の食文化を通じて郷土への関心を深めること等の教育的意義を持つものです。令和3（2021）年度には、完全給食を実施している学校の100%に当たる29,214校で米飯給食が実施されており、約922万人が米飯給食を食べています。また、週当たりの米飯給食の回数は3.5回となっています（図表2-2-6）。

農林水産省では、次世代の米消費の主体となる子供たちに、米飯を中心とした「日本型食生活[1]」を受け継いでもらうため、米飯給食のより一層の推進を図っています。令和5（2023）年度は、令和4（2022）年度に引き続き米飯給食の拡大に向けた取組への支援として、各学校が米飯給食の実施回数を増加させる場合に、政府備蓄米の無償交付を実施しました。

なお、献立の作成に当たっては、多様な食品を適切に組み合わせて、児童生徒が各栄養素をバランスよく摂取しつつ様々な食に触れることができるように配慮することが大切です。

図表2-2-6　米飯給食実施状況（国公私立）

区　分	平成20年度 （2008）	平成25年度 （2013）	平成30年度 （2018）	令和3年度 （2021）
学校数	31,094校 （31,140）	30,198校 （30,203）	29,553校 （29,553）	29,214校 （29,214）
実施率	99.9%	100%	100%	100%
実施回数 （週当たり）	3.1回	3.3回	3.5回	3.5回

資料：文部科学省「米飯給食実施状況調査」
注：1）調査対象は、完全給食を実施している学校（国立・公立・私立）のうち、5月1日現在で米飯給食を実施している学校とする。
　　2）（　）内は、5月1日現在の完全給食実施状況の数であり、実施率は、完全給食に対する比率である。

1　ごはん（主食）を中心に、魚、肉、牛乳・乳製品、野菜、海藻、豆類、果物、お茶など多様な副食（主菜・副菜）等を組み合わせた、栄養バランスに優れた食生活

学校給食における地場産物の活用について

福井県若狭 町
（わかさちょう）

　福井県若狭町では、地域の農林水産物の有効活用、生産者の所得向上、地域内のネットワークづくり等を目標に、学校給食における地場産物の活用を検討していました。一方、若狭町は中小規模の農業・漁業者が中心で収量が不安定なため、必要量の安定的な確保が難しく、学校給食における地場産物の活用を進めることが困難でした。

　そこで、令和4（2022）年度に地産地消コーディネーター派遣事業を活用し、課題の解決に向けた取組を行いました。

　具体的には、町広報誌上で、学校給食の特集を組み、給食での地場産物活用への理解と納入に協力できる農業者・漁業者への呼びかけを行うとともに、農業者・漁業者、小売店、JA、県農林部、福祉事業者、栄養士等を集め、地場産物の活用に向けた意見交換会を実施し、新規食材の掘り起こしや地場産給食推進の組織づくり等について話合いを行いました。

　取組の結果、新たに4品目の地場産物の使用開始、3者の納入事業者の増加等、学校給食での地場産物の活用推進につながる結果となりました。さらに、令和5（2023）年度は新たに1品目が追加される等、地産地消コーディネーターの派遣を契機に地場産物活用の取組がより一層広がっています。

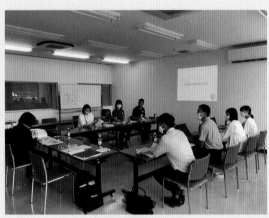
意見交換会の様子

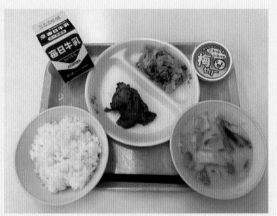
地場産食材を使用した給食

第3節 就学前の子供に対する食育の推進

1 保育所における食育の推進

(1) 子供の育ちを支える食育 ～養護と教育の一体性の重視～

　保育所における食育は、「保育所保育指針」（平成29年厚生労働省告示第117号）において、健康な生活の基本としての「食を営む力」の育成に向け、その基礎を培うことを目標としています。そして、子供が毎日の生活と遊びの中で、食に関わる体験を積み重ね、食べることを楽しみ、食事を楽しみ合う子供に成長していくこと等に留意し、保護者や地域の多様な関係者との連携及び協働の下で実施しなければならないとしています。

　平成29（2017）年4月に策定した「保育士等キャリアアップ研修ガイドライン」では、専門分野別研修の一つとして「食育・アレルギー対応」分野を位置付け、その専門分野に関するリーダー的職員を育成しています。

　また、保育所での食育の推進や食物アレルギーの対応に当たっては、栄養士の専門性を生かした対応が重要であることから、保育所の運営費を支援する公定価格において、栄養士を活用して給食を実施する施設に対し、取組に必要な経費を加算する栄養管理加算を平成27（2015）年度に創設しました。令和2（2020）年度には栄養管理加算の更なる充実を図り、保育所における食育やアレルギー対応の取組を一層推進しています。

(2) 食を通した保護者への支援

　子供の食を考えるとき、保育所だけではなく、家庭と連携・協力して食育を進めていくことが不可欠です。食に関する子育ての不安・心配を抱える保護者は決して少なくありません。「保育所保育指針」では、保護者に対する支援を重視しています。保育所には、今まで蓄積してきた乳幼児期の子供の食に関する知識、経験及び技術を「子育て支援」の一環として提供し、保護者と子供の育ちを共有し、食に関する取組を進める役割を担うことが求められています。

　さらに、保育所は、「児童福祉法」（昭和22年法律第164号）第48条の4の規定に基づき、保育所の行う保育に支障がない限りにおいて、地域の実情や当該保育所の体制等を踏まえ、保育所に入所していない子供を育てる家庭に対しても、子育て支援を積極的に行うよう努めることが期待されており、食を通した子育て支援として、次のような活動が展開されています。

　① 食を通した保育所機能の開放（調理施設活用による食に関する講習等の実施や情報の提供、体験保育等）
　② 食に関する相談や援助の実施
　③ 食を通した子育て家庭の交流の場の提供及び交流の促進
　④ 地域の子供の食育活動に関する情報の提供
　⑤ 食を通した地域の人材の積極的な活用による地域の子育て力を高める取組の実施

　これらの活動により、食を通して保護者同士の交流の場の提供や促進を図っていくことで、保護者同士の関わりの機会が提供され、食に対する意識が高まることが期待されます。また、多くの保育所で、育児相談や育児講座等を通し、保護者の育児不安を軽減する活動が展開されています。

（3）子供の発育・発達を支援する食事の提供

　近年は、保護者の就労形態の変化に伴い、保育所で過ごす時間が増加している子供も多く見られるようになり、家庭とともに保育所も、子供のための大切な生活の場となっています。そのため、保育所で提供される食事は乳幼児の心身の成長・発達にとって大きな役割を担っています。

　こども家庭庁では、保育所を始めとする児童福祉施設において、「児童福祉施設における食事の提供ガイド」、「保育所における食事の提供ガイドライン」を参考に、子供の健やかな発育・発達を支援するなどの観点から適切に食育が実施されるよう、周知啓発に取り組んでいます。

　また、乳幼児期の特性を踏まえた保育所におけるアレルギー疾患を有する子供への対応の基本を示す「保育所におけるアレルギー対応ガイドライン」について、平成31（2019）年4月に「保育所におけるアレルギー疾患生活管理指導表」の位置付けを明確化するなど、保育の現場における実用性を重視した内容に改訂し、本ガイドラインに基づき各保育所で取組が進められています。さらに、子供の食を通じた健康づくりの推進を図るため、毎年、児童福祉施設の給食関係者等を対象に、「児童福祉施設等の食事の提供に関する研修」を開催しています。令和5（2023）年度は、児童福祉施設における栄養管理及び食事の提供の支援に関する最近の動向や取組事例の紹介、食物アレルギー、衛生管理、事故防止に関する最新の知見の情報提供等を主な内容としたオンラインの研修を開催し、約1,900名が研修に参加しました。

2 幼稚園における食育の推進

　幼児期における教育は、生涯にわたる人格形成の基礎を培う重要なものです。この時期に行われる食育では、食べる喜びや楽しさ、食べ物への興味や関心を通じて自ら進んで食べようとする気持ちが育つようにすることが大切です。

　幼稚園における食育については、平成20（2008）年3月に改訂された「幼稚園教育要領」に記載され、平成29（2017）年3月に改訂された要領においても充実が図られています。具体的には、心身の健康に関する領域「健康」において、「先生や友達と食べることを楽しみ、食べ物への興味や関心をもつ」ことが指導する内容とされています。また、幼児の発達を踏まえた指導を行うに当たって留意すべき事項として、「健康な心と体を育てるためには食育を通じた望ましい食習慣の形成が大切であることを踏まえ、幼児の食生活の実情に配慮し、和やかな雰囲気の中で教師や他の幼児と食べる喜びや楽しさを味わったり、様々な食べ物への興味や関心をもったりするなどし、食の大切さに気付き、進んで食べようとする気持ちが育つようにすること。」とされています。

　こうした幼稚園教育要領の趣旨を、各種研修等を通じて幼稚園教諭等に周知し、幼稚園における食育の充実を図っています。

3 認定こども園における食育の推進

　認定こども園[1]における食育については、「幼保連携型認定こども園教育・保育要領」（平成29年内閣府・文部科学省・厚生労働省告示第1号）において、指導する内容や目標が示されており、各園において食育の計画を作成し、教育・保育活動の一環として位置付けるとともに

1　就学前の子供を保育の必要の有無にかかわらず受け入れ、教育と保育を一体的に提供する、いわば幼稚園と保育所の両方の機能を併せ持ち、保護者や地域に対する子育て支援も行う施設

に、創意工夫を行いながら食育を推進していくことが求められています。

　特に同要領の第3章においては、食育の推進として、「食育のための環境」や「保護者や関係者等と連携した食育の取組」について明記されています。食育は幅広い分野にわたる取組が求められることに加え、家庭状況や生活の多様化といった食をめぐる状況の変化を踏まえると、より一層きめ細やかな対応や食育を推進しやすい社会環境づくりが重要です。

　認定こども園では、栄養教諭や栄養士、調理員等がその専門性を生かし、保育教諭等と協力しながら、食育における様々な関係者と多様に、かつ、日常的に連携を図るよう努め、各園の実態に応じた取組が工夫されています。

第2章

学校、保育所等における食育の推進

「実体験を大切に」 ～楽しみながら食を営む力の基礎を培う～

宮城厚生福祉会　乳銀杏保育園（宮城県）

　「乳銀杏保育園」は、宮城県仙台市にある保育所で、こどもの年齢や季節に合わせた遊びや活動を通して、様々な力を伸ばしていくことを大切にしています。園では、こどもたちが楽しく食べる体験を積み重ねていけるよう、季節の行事に合わせ、旬の食材を用いるなどの工夫をして、こどもの食べる意欲につなげる食育に取り組んでいます。

　1月には、もち米からお餅が作られる様子を体験できるよう、餅つき大会を計画しました。こどもたちは、それまでの活動の中で、お餅への興味を示し、餅つきの絵本を読んだり、おやつの時間に蒸かしたもち米と炊いたうるち米の食べ比べをして、両者の色の違いに気づき、食感の違いを感じたりしていました。こうしたことを踏まえて餅つき大会を行い、「重い！」「もちもちだね～。」と盛り上がりました。

　また、餅つき大会でついたお餅を使用し、1年間の五穀豊穣（ごこくほうじょう）を願う縁起の良い飾りものである「もち花」づくりをすることとしました。もち花は、木の枝に紅白のお餅などを小さく丸めて付けて作られます。もち花づくりでは、「もち米の匂いがするね。」、「やっぱりよく伸びる！」と言いながら、ついた餅を手でちぎり、上手に丸めて作り上げました。

　さらに、餅つき大会でついたお餅は全てもち花づくりに使用してしまいましたが、こどもたちから絵本にでてきたお餅を「つくってみたい。」とリクエストがあり、みんなで五平餅（ごへいもち）を作りました。とても美味しくて、楽しい時間となり、家庭でも家族と一緒に作ったという報告もありました。

　地域の伝統や食文化を実際に体験することにより、こどもたちは食材への興味・関心を高め、生産者への感謝の気持ちを持つ様子が見受けられました。また、自分で作りたいという気持ちも芽生え、「食を営む力」の基礎を培う経験になったと感じています。

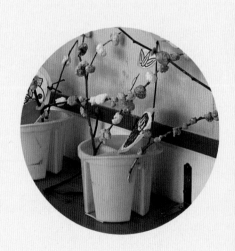

もち花

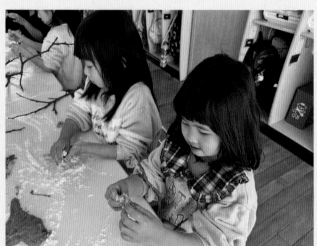

ついた餅でもち花づくりに挑戦

事例 サツマイモを通じて地域で交流を深める食育の活動

福井県永平寺町立吉野幼稚園

　幼稚園における食育は、食べる喜びや楽しさを味わい、様々な活動を通して食べ物への興味や関心をもったりするなどし、食の大切さに気付き、自ら進んで食べようとする気持ちが育つようにすることが大切です。

　本園は福井県永平寺町の南西部に位置し、吉野ヶ岳とそこを源流とする荒川等に囲まれた自然豊かな小規模の園です。また、小学校に隣接していることから、小学校や地域の方とのつながりも深く、園の行事には地域との交流を積極的に取り入れています。

　本園では毎年、地域の農家の方の畑を借りて、地域の方と一緒に「サツマイモの苗植え・収穫体験」を行っています。畑では、サツマイモ以外にも、スナップエンドウやタマネギ等、いろいろな作物に出会うことができます。「これ、食べられるの？さわっていい？」と幼児が関心を寄せると、当初の予定になくても地域の方が幼児の願いに応えてくれて、葉や実に触れたり、時には収穫したりと、活動が広がっていきます。苗植え後も、幼児は畑へ水やりや散歩に出かけ、地域の農家の方との交流を続けながらサツマイモの生長を見守っています。

　直近の芋掘りでは、食育を通して地域の方との関わりをさらに深めたい、という園の思いを伝えていたため、芋掘りの当日に地域のたくさんの方が畑に集まってくれました。幼児は自分が苗を植えた場所を掘ってサツマイモを収穫し、「私の、大きい！」、「僕のは、恐竜みたい！」と歓声を上げながら、地域の方と共に喜んでいました。新たな取組として行った「焼き芋会」にも、準備の段階から地域の方が関わっています。「焼き芋会」の1週間前に、地域の方が園に材木を持ってきたときには、幼児が「なに？これ。」、「ぼくも持ってみたい。」と興味を示し、材木を運ぶお手伝いをすることになりました。重くて大きな材木を友達と一緒に運ぶことは、家庭や園ではなかなかできない体験でした。「焼き芋会」の当日は薪割り体験も行い、サツマイモが焼けるのを待つ間には地域の方と焼き芋じゃんけん等の手遊びもできました。幼児からは「おいしいね。もっと食べたいな。」などの声が聞かれ、ホクホクの焼き芋を皆で一緒に食べることのおいしさや楽しさを感じていました。後日、幼児から「お礼の気持ちを伝えたい。」という声があがり、地域の方にお手紙を届ける活動につながっていきました。

　このように、幼児が地域の方と一緒に土に触れたり、収穫した作物を食べたりすることで、地域の方への感謝の気持ちが育まれるとともに、食べ物への興味、関心が広がっていきました。今後も、地域の方とともに、地域の自然の恵みに感謝する気持ちを大切に育んでいきたいと思います。

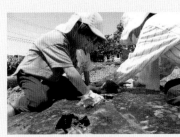
苗植えの様子

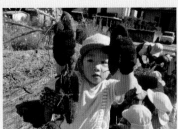
芋掘りの様子

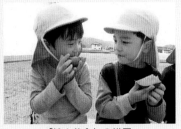
「焼き芋会」の様子

「目指せ！食いしん坊～こども・家庭・園を繋いでいく食環境～」

社会福祉法人和順会（わじゅんかい） むさしこども園（大分県）

　「むさしこども園」は、大分県国東市（くにさき）にある認定こども園で、こどもが楽しく意欲的に食べられるよう、こどもの「食べたい」という気持ちを大切にした様々な食育に取り組んでいます。

　スプーンを使って離乳食を食べることが苦手で離乳がなかなか進まないこどももいれば、何でもよく食べるこどももいます。一人一人の発達や状態に応じて、こどもが日々の生活や遊びの中で食に関する様々な体験を積み重ねて成長していけるよう、こどものやりたいという気持ちに寄り添いながら、援助するよう心掛けています。

　まず、こどもたちには食べることに興味を持ってもらえるよう、食材に触れることから始めました。たまねぎの場合、最初は触れる

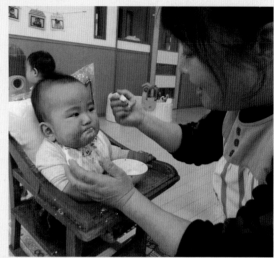

おいしいよ、カミカミしてみようか！

ことを嫌がっていたこどもが、一緒にいる友達が匂いを嗅いだり、皮をむいたり、なめたりする様子をみているうちに、取り合いになるほどまでたまねぎに興味を持つようになりました。食べ方についても、こどもが自らお皿の上の食材に触るようになり、手に付いた食材をなめる食べ方から、スプーンで食べることもできるようになっていき、食に関する体験を積み重ねて成長していく様子をみることができました。

　園では、日頃のこどもの様子や食事の状況、園の食育の取組について保護者と丁寧に共有するとともに、保護者の負担を考慮した家庭での食事づくりの支援も行っています。

　食事は、こどもの健やかな成長に欠かせないものであり、こどもの生活リズムを作る基礎となります。園の保育教諭や栄養士は、多様な家庭環境を尊重し、家庭でも無理なく、楽しく食事ができるよう、朝食やおやつとして、作り置きが可能な蒸しパンやホットケーキのレシピを紹介したり、園で良く食べてくれるメニューを紹介したりするなど、家庭への支援にも取り組んでいます。これからも、家庭と園との連携により、一人一人のこどもの成長に応じた食育に取り組んでいきます。

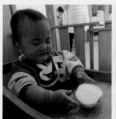
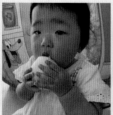
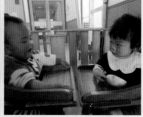

たまねぎの皮むき体験

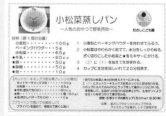

朝食にもぴったり！
小松菜蒸しパンのレシピ

地域における食育の推進

第1節 健全な食生活の実践を促す食育の推進

1 「食育ガイド」等の活用促進

「食育ガイド」は、「「食べること」は「生きること」」とし、乳幼児から高齢者に至るまで、ライフステージのつながりを大切にし、生涯にわたりそれぞれの世代に応じた食育の実践を促すため、平成24（2012）年3月に作成・公表（平成31（2019）年3月に改訂）されたものです。食べ物の生産から食卓までの「食べ物の循環」やライフステージを踏まえた「生涯にわたる食の営み」等を図示し、各ステージに応じた具体的な取組を提示しています。

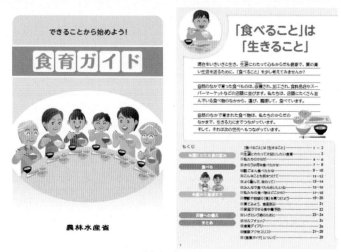

「食育ガイド」

農林水産省では、国民一人一人が自らの食生活の振り返りを行い、実践に向けた取組の最初の一歩を踏み出すことができるよう、「食育ガイド」をウェブサイトに掲載し、普及啓発を図っています。

国民一人一人の健康の増進や生活の質（QOL[1]）の向上、食料の安定供給の確保を図るための指針である「食生活指針」について、平成28（2016）年6月に一部改定を行いました。これは、平成12（2000）年3月の、当時の文部省、厚生省及び農林水産省による決定から16年が経過し、この間に、「食育基本法」の制定、「健康日本21

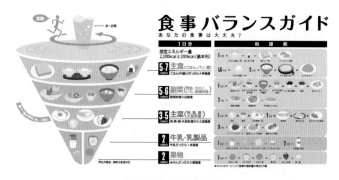

「食事バランスガイド」

（第二次）」の開始、「和食；日本人の伝統的な食文化」のユネスコ無形文化遺産登録等の食生活に関する幅広い分野での施策に進展があったためです。この一部改定に合わせ、国民一人一人が、バランスのとれた食事を中心に、食料生産・流通から食卓、健康までを視野に入れた食生活を実践していけるよう、「食生活指針」の項目ごとに具体的に取り組むべき内容を「解説要領」としてまとめました。

平成17（2005）年6月に、厚生労働省と農林水産省により「食生活指針」を具体的な行動に結び付けるために策定された「食事バランスガイド」は、食事の望ましい組合せやおおよその量をイラストで分かりやすく示したものです。一人一人が食生活を見直すきっかけになるものとして、より多くの人に活用されることが重要であり、ヘルシーメニューの普及啓発等、地域の特性に応じた食環境の整備においても活用されています。さらに、農林水産省では、地域

---

1 Quality of Lifeの略

で採れる農産物や地域の食文化等、地域の特性を盛り込んだ「地域版食事バランスガイド」の紹介等を行っています。

食育ガイド（農林水産省）
URL：https://www.maff.go.jp/j/syo
kuiku/guide/guide_201903.h
tml

食生活指針（農林水産省）
URL：https://www.maff.go.jp/j/syo
kuiku/shishinn.html

食事バランスガイド（農林水産省）
URL：https://www.maff.go.jp/j/bala
nce_guide/index.html

❷ 栄養バランスに優れた「日本型食生活」の実践の推進

「日本型食生活」とは、ごはん（主食）を中心に、魚、肉、牛乳・乳製品、野菜、海藻、豆類、果物、お茶等、多様な副食（主菜・副菜）等を組み合わせた、栄養バランスに優れた食生活をいいます。日本の気候風土に適した多様性のある食生活として、生活する地域や日本各地で生産される豊かな食材を用いており、旬の食材を利用して季節感を取り入れることや、地域の気候風土に合った郷土料理を活用すること、ごはんを中心に洋風や中華風等、多彩な主菜を組み合わせることにより、幅広く食事を楽しむ要素を有しています。また、栄養バランスに優れているといったメリットがあります。

近年、ライフスタイルが多様化しており、家庭での調理のみを前提とせずに、ごはんと組み合わせる主菜、副菜等に、惣菜、冷凍食品、レトルト食品、合わせ調味料等を活用することでも、「日本型食生活」を実践することが可能となりました。

農林水産省では、こうした「日本型食生活」の実践等を促進するため、セミナーの開催や食生活相談等地域の実情に応じた食育活動に対する支援を行っています。また、「日本型食生活」の中心となるごはんについては、農林水産省ウェブマガジン「aff」や特設ウェブサイトにおいて、米に含まれる炭水化物は生きていくためのエネルギー源となりその分解物であるブドウ糖は脳にとっても大切なエネルギー源であることや、米に含まれるたんぱく質は日本人にとって重要なたんぱく源の役割を果たしている旨等の紹介、各種SNSを活用した「やっぱりごはんでしょ！」運動や農林水産省の職員がYouTuberとして情報発信する「BUZZ MAFF」における動画の投稿等、米や米を原料とする米粉の消費を喚起する取組を実施しました。さらに、米の機能性等の「米と健康」に着目した会議が令和5（2023）年12月に開催され、「米と健康」についての最新の知見を有識者が発表するとともに、日頃の取組事例等が紹介されました。そのほか、牛乳乳製品は、栄養豊富でカルシウムの供給源等として重要で、国民の健康的な食生活を支える食品の1つとなっており、特に子供の発育期においては、発育に必要な栄養を摂取する上で欠かせない食品となっています。農林水産省では一般社団法人Jミルクとともに、令和4（2022）年6月に「牛乳でスマイルプロジェクト」を立ち上げ、牛乳乳製品が国民の健康的な食生活を支えていること等について情報発信を行っています。また、水産物は、脳や神経等の発達・機能維持に重要な役割があるDHAや、9種類の必須アミノ酸をバランスよく含む魚肉たんぱく質など、優れた栄養特性と機能性を持つ食品であり、様々な魚介類や海藻類をバランスよく摂取することにより、健康の維持・増進が期待されています。他方で、我が国においては、水産物の消費量は長期的に減少傾向になっていることから、水産庁では、水産物の消費機運を高めるため、令和4（2022）年10月から、毎月3〜7日を「さかなの日」と制定し、令和6（2024）年3月末時点で800を超える賛同企業等と連携して、「さ

かなの日」公式ウェブサイトや各種のイベント、SNS、小学校での出前講座などにおいて、
魚や魚食への関心が高まる情報発信等を積極的に行っています。

米の消費拡大情報サイト
「やっぱりごはんでしょ！」（農林水産省）
URL：https://www.maff.go.jp/j/syouan/keikaku/souk
atu/gohan.html

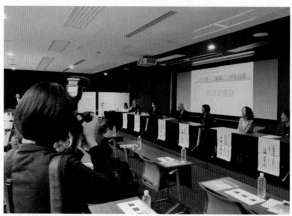

米の機能性等の「米と健康」に着目した会議の様子

第2節 地域や職場における食育の推進

1 健康寿命の延伸につながる食育の推進

厚生労働省では、平成25（2013）年度から開始した国民健康づくり運動である「健康日本21（第二次）」において、健康寿命の延伸と健康格差の縮小の実現を目指し、主要な生活習慣病の発症予防と重症化予防の徹底に関する項目や、栄養・食生活、身体活動・運動等に関する53項目の目標を設定しています。例えば、適正体重を維持している人を増加させるため、肥満及び20歳代女性のやせの人の割合を減らすという目標を設定しています。また、成人だけでなく子供においても偏った栄養摂取や不規則な食事等の食生活の乱れによる肥満や痩身の傾向が見られることから、肥満傾向にある子供の割合の減少についての目標も設定しています。さらに、野菜と果物の摂取量の増加については、野菜摂取量の平均値を350g以上にすることや、果物摂取量100g未満の人の割合を30％以下にすることを目指しています。こうした目標も勘案し、都道府県や市区町村においては、健康増進計画を策定し、計画に基づき様々な健康づくりに関する取組を実施しており、管理栄養士等による栄養指導や運動指導が行われています。

また、目標の達成に向けて、主要な項目については継続的に数値の推移等の調査や分析を行い、都道府県における健康状態や生活習慣の状況の差の把握に努める必要があることから、平成26（2014）年度から「健康日本21（第二次）分析評価事業」を行っており、「健康日本21（第二次）」の目標項目について、現状値を更新するとともに「健康日本21（第二次）」の目標設定等に用いられている「国民健康・栄養調査」における主要なデータの経年変化と諸外国との比較に関する分析を行っています。分析等の結果については、厚生労働省及び本事業の委託先である国立研究開発法人医薬基盤・健康・栄養研究所国立健康・栄養研究所のウェブサイトに掲載しています。

「健康日本21（第二次）」の運動を更に普及、発展させるため、健康寿命の延伸に向けて、企業・団体・地方公共団体と協力・連携した取組として「スマート・ライフ・プロジェクト」を推進しています。毎年9月に展開している食生活改善普及運動では「食事をおいしく、バランスよく」を基本テーマに、主食・主菜・副菜をそろえた食事、野菜と果物の摂取量の増加、食塩摂取量の減少及び牛乳乳製品の摂取習慣の定着に向けた取

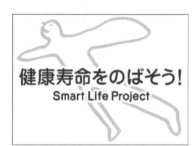

「スマート・ライフ・プロジェクト」
ロゴマーク

組を実施しています。また、食生活改善の重要性を普及啓発することに焦点を当てた普及啓発ツールを、「スマート・ライフ・プロジェクト」のウェブサイトに掲載し、地方公共団体等とともに普及啓発ツールを用いた食生活の改善に関する取組を行いました。

「健康日本21（第二次）」の計画期間は令和5（2023）年度末までとなっており、約10年間の取組の評価を行い、令和4（2022）年10月に最終評価報告書を取りまとめました。また、最終評価を踏まえ、令和6（2024）年度から開始する「健康日本21（第三次）」を令和5（2023）年5月に公表しました。

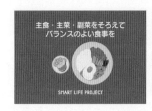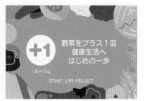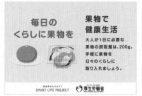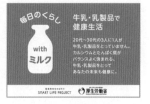

食生活改善普及運動　普及啓発ツール

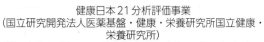

健康日本21分析評価事業
（国立研究開発法人医薬基盤・健康・栄養研究所国立健康・
栄養研究所）
URL：https://www.nibiohn.go.jp/eiken/kenkounippo
n21/index.html

食生活改善普及運動（厚生労働省）
URL：https://www.mhlw.go.jp/stf/seisakunitsuite/bu
nya/0000089299_00003.html

　近年、活力ある「人生100年時代」の実現に向けて、健康寿命の更なる延伸が課題となっている中、健康への関心が薄い層も含めて自然に健康になれる食環境づくりの推進が急務となっています。厚生労働省では、自然に健康になれる持続可能な食環境づくりの推進に向けた産学官等連携の在り方について検討するため、「自然に健康になれる持続可能な食環境づくりの推進に向けた検討会」を開催し、令和3（2021）年6月に報告書を取りまとめました。そして、同報告書及び「東京栄養サミット2021」における日本政府のコミットメント（今後実施する政策等に関する誓約）を踏まえ、令和4（2022）年3月に産学官等連携による食環境づくりの推進体制として、「健康的で持続可能な食環境づくりのための戦略的イニシアチブ（以下「健康的で持続可能な食環境戦略イニシアチブ」という。）」を立ち上げました。健康的で持続可能な食環境戦略イニシアチブでは、「食塩の過剰摂取」、「若年女性のやせ」、「経済格差に伴う栄養格差」等の栄養課題等の解決に向けた参画事業者の行動目標の設定及び遂行について、事業者の環境・社会・企業統治（ESG[1]）評価向上の視点も踏まえた支援を行いながら、食環境づくりを推進しています。こうした活動により、食環境づくりが効果的に進み、国民の健康寿命の延伸を通じて、活力ある持続可能な社会の構築につながることを目指しています。また、この健康的で持続可能な食環境戦略イニシアチブを通じた産学官等連携による食環境づくりの取組は、令和5（2023）年9月に、世界保健機関（WHO[2]）の非感染性疾患等の予防・管理のためのマルチセクトラル・アクションに関する各国事例の報告書に掲載されました。

1　Environmental, Social and Governance の略
2　World Health Organization の略

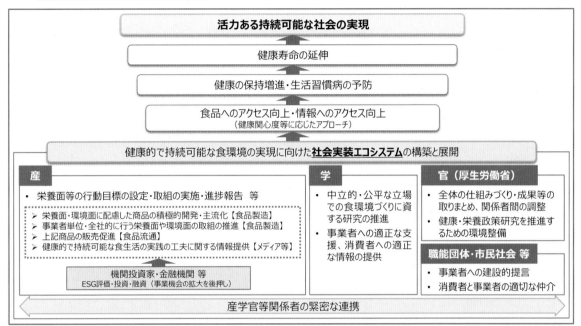

「健康的で持続可能な食環境戦略イニシアチブ」が目指す世界

　日本人の野菜、果実の消費量は減少傾向にあります（図表2-3-1）。

　第4次基本計画では、健康寿命の延伸を目指す「健康日本21（第二次）」の趣旨を踏まえ、令和7（2025）年度までに、1日当たりの野菜摂取量の平均値を350g以上、果物摂取量[1]100g未満の者の割合を30%以下とすることを新たに目標として設定しました。「令和元年国民健康・栄養調査」によると、1人1日当たりの野菜類摂取量の平均値は280.5g、果実類摂取量の平均値は100.2gとなっています（図表2-3-2、2-3-3）。また、果物摂取量100g未満の者の割合は61.6%です。

　野菜の摂取量を年齢階級別にみると、特に20～40歳代で少ないことが摂取量の平均値を下げている原因と考えられます。同調査によると外食を週に1回以上利用している者の割合は、20～30歳代では5割を超えており、その世代の野菜類摂取量が少ないことの理由の一つと考えられます[2]。また、日頃の食生活において、自分自身が摂取している野菜の量や不足している野菜の量を正しく把握できていないことも理由の一つと考えられます。

1　果実類のうちジャムを除く摂取量
2　「平成27年国民健康・栄養調査」において、外食を毎日1回以上利用している者はそれ以外の者に比べ、野菜類の摂取量が少ないという結果が得られている。

図表2-3-1 野菜、果実の消費量

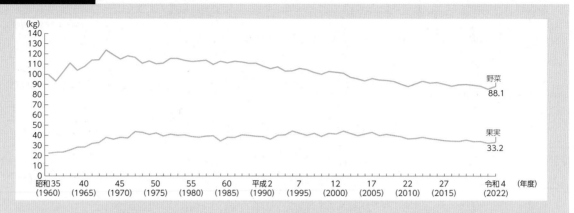

資料：農林水産省「食料需給表」
注：1）消費量は1人1年当たり供給純食料（消費者等に到達した食料）であり、実際に摂取された食料の数量ではない。純食料とは、野菜の芯などを除いた量
　　2）令和4（2022）年度は概算値

図表2-3-2 野菜類摂取量の平均値（性・年齢階級別、20歳以上）

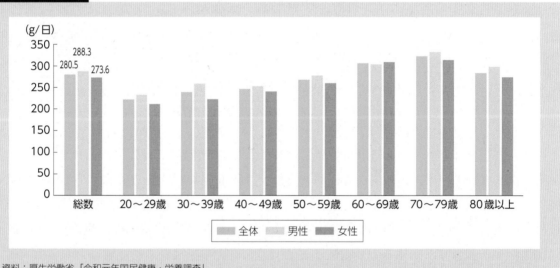

資料：厚生労働省「令和元年国民健康・栄養調査」
注：野菜類とは、緑黄色野菜、その他の野菜、野菜ジュース、漬け物

図表2-3-3 果実類摂取量の平均値（性・年齢階級別、20歳以上）

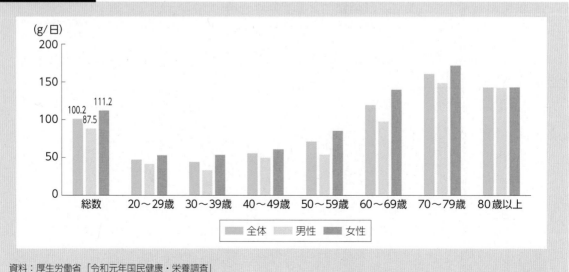

資料：厚生労働省「令和元年国民健康・栄養調査」
注：果実類とは、生果、ジャム、果汁・果汁飲料

　農林水産省では、令和2（2020）年12月から、1日当たりの野菜摂取量の平均値を350g に近づけることを目的として、「野菜を食べようプロジェクト」を実施しており、本目的に賛同する企業・団体等の「野菜サポーター」とともに野菜の消費拡大に取り組んでいます。

　令和5（2023）年度には、農林水産省や「野菜サポーター」が、「野菜を食べようプロジェクト」のロゴマークやポスターを活用し、野菜の消費拡大に資する様々な啓発活動に取り組みました。また、「野菜の日（8月31日）」には、ユネスコ無形文化遺産「和食；日本人の伝統的な食文化」が令和5（2023）年12月に登録から10周年を迎えることを踏まえ、和食の一つである「漬物」をテーマに取り上げ、「漬物から野菜の消費拡大を考える」と題するウェブシンポジウムを開催しました。シンポジウムでは、最新のデータに基づいた漬物の特徴等に関する基調講演を行うとともに、時代に合った漬物の生産や、食生活の中での新たな取り入れ方等について、登壇者によるパネルディスカッションを行い、参加者は漬物と野菜消費の重要性等について理解を深めました。そのほか、令和4（2022）年度に引き続き、「野菜の日（8月31日）」の特別企画として、日頃の野菜摂取状況が把握できる測定機器を農林水産省内に設置し、職員及び来庁者に対して日頃の食生活に適量の野菜を取り入れることが習慣となるような機会を作りました。

「野菜を食べようプロジェクト」（農林水産省）
URL：https://www.maff.go.jp/j/seisan/ryutu/yasai/2i
bent.html

「野菜の日（8月31日）」ウェブシンポジウム
（農林水産省）
URL：https://www.maff.go.jp/j/seisan/ryutu/yasai/2i
bent.html#3

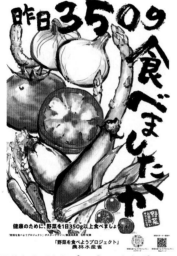

「野菜を食べようプロジェクト」ポスター
（令和4（2022）年度農産局長賞）

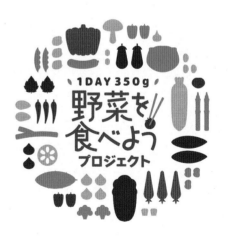

「1日350g」と目安を表した「野菜を食べよう
プロジェクト」ロゴマーク

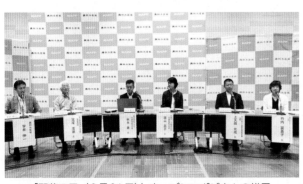

「野菜の日（8月31日）」ウェブシンポジウムの様子

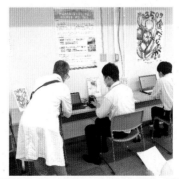

野菜摂取状況が把握できる測定機器の活用

第3章
地域における食育の推進

　果実の摂取量を年齢階級別にみると、特に20〜50歳代で少ないことが摂取量の平均値を下げている原因と考えられます。近年、国産果実の高品質化、生産量の減少等により価格が高値傾向にあることや、皮むきや切る手間が敬遠されること等が主な理由として考えられます。果実は、どの年代も生鮮果実の摂取が中心であり、高年齢層ほどその特徴が顕著です。一方、若い年齢層では、摂取しやすいカットフルーツ等の果実加工品も好まれています。20〜50歳代の果実摂取量の増加に向けた取組として、農林水産省では、外食やコンビニエンスストアで扱いやすい果実加工品の安定供給に向け、省力型栽培技術体系の導入等による加工用の原料果実の安定供給や果実加工品の試作等の取組を推進しています。

　また、果実は各種ビタミン、ミネラル及び食物繊維の摂取源として重要な食品であることから、「果樹農業の振興を図るための基本方針[1]」（令和2（2020）年4月30日農林水産省決定）に基づき、日常的な果実摂取が生涯にわたる食習慣として定着するよう、消費拡大の取組を推進しています。具体的には、生産者団体等と協力し「毎日くだもの200グラム運動」による家庭や学校給食等における果実の摂取を促進するほか、健康の維持・増進に役立つ機能性関与成分も含まれているといった健康への有益性の周知、社会人（企業）を対象とした普及啓発（「デスクdeみかん」等）に取り組んでいます。そのほか、令和5（2023）年度には、特に若い世代の果物の消費拡大を図るため、年間を通して販売されている「りんご」を使った「カフェメニューコンテスト」を実施しました。広く一般からカフェ等で提供することを想定したレシピを募集し、一次審査を通過した90品の中から、カフェ等を営業する外食事業者により、自社のメニューとして採用したい特に優れたレシピとして4品が選ばれ、実際のメニューとして市販化されました。

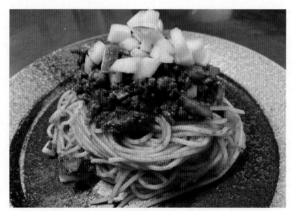

「カフェメニューコンテスト」で市販化された
「りんゴロっとボロネーゼ」

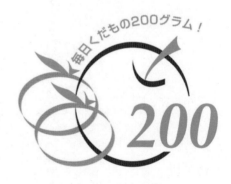

「毎日くだもの200グラム運動」ロゴマーク

1　果樹農業の振興に関する基本的な事項等に関する基本方針であり、食育等の消費拡大に向けた対策の推進が挙げられている。

column コラム 「健康日本21（第三次）」について

○「健康日本21（第三次）」の策定

「二十一世紀における第三次国民健康づくり運動（健康日本21（第三次））」は、全ての国民が健やかで心豊かに生活できる持続可能な社会の実現に向けて令和6（2024）年度から開始する12年間の計画であり、この計画を推進するために令和5（2023）年5月に「国民の健康の増進の総合的な推進を図るための基本的な方針」が厚生労働大臣によって告示されました。

人生100年時代を迎え、社会が多様化する中で、各人の健康課題も多様化しており、それぞれの健康課題に寄り添いつつ、誰一人取り残さず、より実効性のある取組を進めていくことが、国民の健康づくりにおいて求められています。そのため、健康日本21（第三次）では、「全ての国民が健やかで心豊かに生活できる持続可能な社会の実現」のため、健康寿命の延伸を引き続き最終的な目標として、「健康寿命の延伸と健康格差の縮小」、「個人の行動と健康状態の改善」、「社会環境の質の向上」、「ライフコースアプローチを踏まえた健康づくり」の4つの基本的な方向で運動を進めることとしています。

○栄養・食生活に関連する目標設定

栄養・食生活は、生命の維持に加え、子供たちが健やかに成長し、また人々が健康で幸福な生活を送るために欠くことのできない営みです。また、多くの生活習慣病の予防・重症化予防のほか、やせや低栄養等の予防を通じた生活機能の維持・向上の観点からも重要です。さらに、個人の行動と健康状態の改善を促すための適切な栄養・食生活やそのための食環境の改善を進めていくことも重要であり、健康日本21（第三次）における栄養・食生活領域では、健康・栄養状態レベルとして「適正体重を維持している者の増加」、適切な量と質の食事を摂取する観点で、食事レベルとして「バランスの良い食事を摂っている者の増加」、食品レベルとして「野菜摂取量の増加」、「果物摂取量の改善」、栄養素レベルとして「食塩摂取量の減少」について目標設定を行いました。

また、こうした個人の行動と健康状態の改善を社会環境の質の向上によって促すために、社会とのつながり・こころの健康の維持及び向上として「地域等で共食している者の増加」、自然に健康になれる環境づくりとして「「健康的で持続可能な食環境づくりのための戦略的イニシアチブ」の推進」、誰もがアクセスできる健康増進のための基盤の整備として「利用者に応じた食事提供をしている特定給食施設の増加」を掲げており、栄養・食生活領域と連動させながら、取組を進めることとしています。

○多分野との連携

今後は、誰一人取り残さない健康づくりを効果的に展開するため、これまで以上に国、都道府県、市区町村、保険者、産業界、学術機関等の関係者が連携して、健康づくりに向けた対策を充実・強化していくことが重要です。

図表1 健康日本21（第三次）の概念図

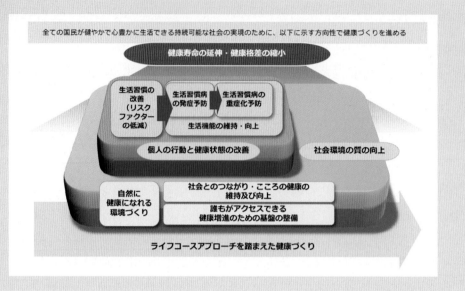

全ての国民が健やかで心豊かに生活できる持続可能な社会の実現のために、以下に示す方向性で健康づくりを進める

図表2 栄養・食生活に関する目標項目

目標	指標	目標値
第二　個人の行動と健康状態の改善に関する目標		
1　生活習慣の改善		
（1）栄養・食生活		
① 適正体重を維持している者の増加（肥満、若年女性のやせ、低栄養傾向の高齢者の減少）	ＢＭＩ18.5以上25未満（65歳以上はＢＭＩ20を超え25未満）の者の割合（年齢調整値）	66%（令和14年度）
② 児童・生徒における肥満傾向児の減少	児童・生徒における肥満傾向児の割合	第2次成育医療等基本方針に合わせて設定
③ バランスの良い食事を摂っている者の増加	主食・主菜・副菜を組み合わせた食事が1日2回以上の日がほぼ毎日の者の割合	50%（令和14年度）
④ 野菜摂取量の増加	野菜摂取量の平均値	350g（令和14年度）
⑤ 果物摂取量の改善	果物摂取量の平均値	200g（令和14年度）
⑥ 食塩摂取量の減少	食塩摂取量の平均値	7g（令和14年度）
第三　社会環境の質の向上に関する目標		
1　社会とのつながり・こころの健康の維持及び向上		
③ 地域等で共食している者の増加	地域等で共食している者の割合	30%（令和14年度）
2　自然に健康になれる環境づくり		
① 「健康的で持続可能な食環境づくりのための戦略的イニシアチブ」の推進	「健康的で持続可能な食環境づくりのための戦略的イニシアチブ」に登録されている都道府県数	47都道府県（令和14年度）
3　誰もがアクセスできる健康増進のための基盤の整備		
③ 利用者に応じた食事提供をしている特定給食施設の増加	管理栄養士・栄養士を配置している施設（病院、介護老人保健施設、介護医療院を除く。）の割合	75%（令和14年度）
第四　ライフコースアプローチを踏まえた健康づくりに関する目標		
（1）こども		
② 児童・生徒における肥満傾向児の減少（再掲）	児童・生徒における肥満傾向児の割合	第2次成育医療等基本方針に合わせて設定
（2）高齢者		
① 低栄養傾向の高齢者の減少（適正体重を維持している者の増加の一部を再掲）	ＢＭＩ20以下の高齢者（65歳以上）の割合	13%（令和14年度）
（3）女性		
① 若年女性のやせの減少（適正体重を維持している者の増加の一部を再掲）	ＢＭＩ18.5未満の20歳〜30歳代女性の割合	15%（令和14年度）

2 貧困等の状況にある子供に対する食育の推進

　子どもの貧困率[1]は、「令和4（2022）年国民生活基礎調査」において、令和3（2021）年は11.5%となっています。また、平成29（2017）年「生活と支え合いに関する調査（特別集計）」によると、子供がある全世帯の16.9%に食料が買えない経験がありました。こうした中、地域住民等による自主的な取組として、無料又は安価で栄養のある食事や温かな団らんを提供するこども食堂等が増えており[2]、家庭における共食等が難しい子供たちに対し、共食等の機会を提供する取組が広まっています。

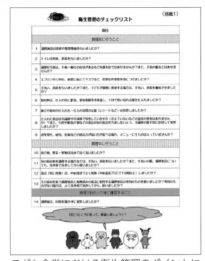

こども食堂における衛生管理のポイントにおけるチェックリスト（厚生労働省）

　政府では、貧困の状況にある子供たちに対する食育の推進や貧困の連鎖の解消につながるこども食堂等の活動への支援を含む官公民の連携・協働プロジェクトとして、「こどもの未来応援国民運動」を推進しています。この国民運動では、民間資金による「こどもの未来応援基金」を通じた支援や、こども食堂等を運営する団体と、団体の活動への支援を希望する企業等とのマッチング等を行っています。

　さらに、こども家庭庁では、令和5（2023）年度において、基本的な生活習慣の習得支援や学習支援を行う「こどもの生活・学習支援事業」を拡充し、ひとり親家庭の子供に加え、低所得子育て世帯等の子供もその支援対象とするとともに、新たに食事の提供に係る費用の補助を行うこととしました。また、令和5（2023）年度補正予算において、多様かつ複合的な困難を抱える子供たちに対し、安心安全で気軽に立ち寄ることのできる食事等の提供場所を設けるなど、地域における支援体制の強化を目的とした「地域こどもの生活支援強化事業」を新たに創設し、こども食堂、こども宅食、フードパントリー等の食事提供を伴う事業を実施する地方公共団体に対する支援を行うこととしました。

　厚生労働省では平成30（2018）年6月と令和3（2021）年10月に通知を発出し、こども食堂に対して、活用可能な政府の施策や、食品安全管理等の運営上留意すべき事項を周知するとともに、行政・地域住民・福祉関係者・教育関係者等に対して、こども食堂の活動への協力を呼び掛けています。

　農林水産省では、こども食堂と連携した地域における食育が推進されるよう、ウェブサイトにおいて関連情報を紹介しているほか、子供たちが健康な食生活を実践できるよう、こども食堂等で共食の場を提供する活動を支援するなど、地域での食育活動や食品アクセスの質の向上等に向けた取組を支援することとしています。

　また、令和2（2020）年度からこども食堂やこども宅食において、食育の一環として使用できるよう、政府備蓄米を無償で交付しています。

　このように、こども食堂等による食事等の提供には、食育の推進、孤独・孤立対策、食品アクセスの確保等、様々な効果が期待されています。

1　17歳以下の子ども全体に占める、貧困線に満たない17歳以下の子どもの割合。貧困線とは、等価可処分所得（世帯の可処分所得（総所得（収入）から税金・社会保険料等を除いたいわゆる手取り収入）を世帯員数の平方根で割って調整した所得）の中央値の半分の額。
2　認定NPO法人全国こども食堂支援センター・むすびえ及び全国のこども食堂の地域ネットワークの調査によると、全国のこども食堂は、少なくとも9,132か所（令和6（2024）年2月発表）。

事例	管理栄養士を目指す大学生によるこども食堂等の食支援活動 （第7回食育活動表彰　審査委員特別賞受賞）

沖縄大学管理栄養学科子ども食堂サポートチーム（沖縄県）

　沖縄大学管理栄養学科子ども食堂サポートチーム（以下「管理栄養学科」という。）は、那覇市内の関係機関やこども食堂、ボランティア団体と協力して、県内の子供の貧困等の課題を食の面から支援しています。

　管理栄養学科は、令和元（2019）年に沖縄県で初めての管理栄養士養成施設として指定されました。管理栄養学科第一期生の一人が、こども食堂で調理の手伝いに参加したことをきっかけに、学生と、こども食堂の子供たちやスタッフとの交流が始まりました。

　学生たちがこども食堂の調理を支援するボランティアに定期的に参加することにより、学生たちが普段は関わることが少ない子供との交流が生まれ、子供たちが食の楽しさや興味をもつ機会につながっています。また、学生はこども食堂が「子供を中心とした多世代交流の地域拠点」であることを学ぶことができ、幅広い視野を持った管理栄養士の養成にもつながっています。

　このほか、こども食堂の調理支援をする中で得た気づきや課題をより深く学び、実践するために、学生自らが企画を考え、様々な取組を行っています。令和2（2020）年度には、ひとり親世帯を対象に、栄養バランスを考慮した弁当50食を無料で提供しました。弁当のメニューを決めるに当たって、那覇市社会福祉協議会や地域で活動している団体を講師として招いて事前講習会を開催し、ひとり親世帯の実態や、どのような食事が求められているのかなどを聞き取りました。弁当には県産野菜を使用したり、郷土料理を取り入れたりする等の工夫もされています。弁当を食べた親子からは、「普段食べられないような食材が入っていて、彩りも鮮やかでとても手の込んだお弁当でとても感動しました。」、「自分でも栄養の勉強をしたい。」等の声があがりました。

　また、令和3（2021）年度にはコロナ禍でもこども食堂のスタッフと子供たちが楽しく調理の体験ができるように、食育レシピ動画や民謡のメロディーにのせた手洗い動画を製作し、動画を使って、3か所のこども食堂とオンラインで同時につなぎ、調理実習を行いました。参加した子供たちからは、「にんじんやたまねぎの切り方がわかった。」、「今日一緒にやったことを自分たちだけで作ってみたい。」などの声があり、子供たちの食の自立支援につながりました。

　今後も大学と地域の人々が相互に交流し、地域の課題をともに考え、試行錯誤しながら課題解決に向けた食の支援を続けていきます。

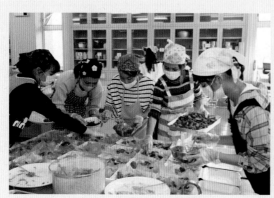
ひとり親世帯への弁当を作る学生

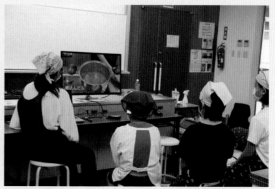
動画を使ったこども食堂での調理実習の様子

❸ 若い世代に関わる食育の推進

　第1部特集2で示したように、若い世代は、食に関する知識、意識、実践等の面で他の世代より課題が多く、こうした若い世代が食育に関する知識を深め、意識を高め、心身の健康を増進する健全な食生活を実践することができるように食育を推進することが必要です。

　農林水産省では、令和元（2019）年度に、若い世代に対する食育を推進していくため、ウェブ調査やグループディスカッション等を行い、明らかになった結果を踏まえて作成した啓発資材をウェブサイトに掲載しています。また、令和5（2023）年度の全国食育推進ネットワークの取組の中で、学生と企業のオンラインワークショップを応援するなど、若い世代が主体となった食育の取組を推進しました。

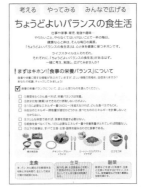

「考える やってみる みんなで広げる
ちょうどよいバランスの食生活」パンフレット

考える やってみる みんなで広げる
ちょうどよいバランスの食生活（農林水産省）
URL：https://www.maff.go.jp/j/syokuiku/wakaisedai/balance.html

❹ 職場における従業員等の健康に配慮した食育の推進

　従業員等が健康であることは、従業員の活力向上や生産性の向上等の組織の活性化をもたらし、結果的に企業の業績向上につながると期待されています。

　厚生労働省では、「健康日本21（第二次）」の運動を更に普及、発展させるため、健康寿命の延伸に向けて、企業・民間団体・地方公共団体と協力・連携した取組として「スマート・ライフ・プロジェクト」を推進しています。運動、食生活、禁煙、健診・検診の受診について、具体的なアクションの呼び掛けを行い、国民が自ら行動を変容することで生活習慣病の予防に結び付けることを目的としています。適切な食生活を促すため、「健康な食事」のための食環境整備の考え方を活用した取組も行っています。職場における従業員等の健康に配慮するため、社員食堂のメニューの見直しを行い、従業員に対して企業内で健康情報を掲示するなどの好事例について、その取組内容を整理し、「スマートミール探訪」としてウェブサイトで公表し、情報提供を行っています。

　平成17（2005）年に「食育基本法」が制定されてから約18年が経ち、家庭、学校や地域等で様々な食育の取組が広がってきている一方で、企業の食育推進は、取組が広がり始めたところで、基本的な情報が不足している状況にあります。このため、農林水産省では令和元（2019）年度、従業員等の健康管理に配慮した企業のうち、先進的かつ積極的に食育を推進する取組に焦点を当てた基礎情報を収集し、事例集を作成・公表しました。

　そのほか、経済産業省では、従業員の健康保持・増進の取組が、将来的に収益性等を高める投資であるとの考えの下、健康管理を経営的視点から考え、戦略的に実践する健康経営[1]が推進されています。健康経営に取り組む企業では若い世代への栄養セミナーの開催や、社員食堂において健康に配慮した食事を安価で提供するといった取組等も行われています。

スマートミール探訪（スマート・ライフ・プロジェクト）
URL：https://www.smartlife.mhlw.go.jp/minna/kenkou_shokuji/

企業の食育推進事例集（農林水産省）
URL：https://www.maff.go.jp/j/syokuiku/kigyo/jirei.html

1　「健康経営」は特定非営利活動法人健康経営研究会の登録商標

5 高齢者に関わる食育の推進

高齢者については、健康寿命の延伸に向け、個々の高齢者の特性に応じて生活の質（QOL）の向上が図られるように食育を推進する必要があります。

65歳以上の低栄養傾向の者（BMI ≦ 20kg/m²）の割合は、男性で12.4%、女性で20.7%です。特に、女性の85歳以上では、27.9%が低栄養傾向となっています（図表2-3-4）。

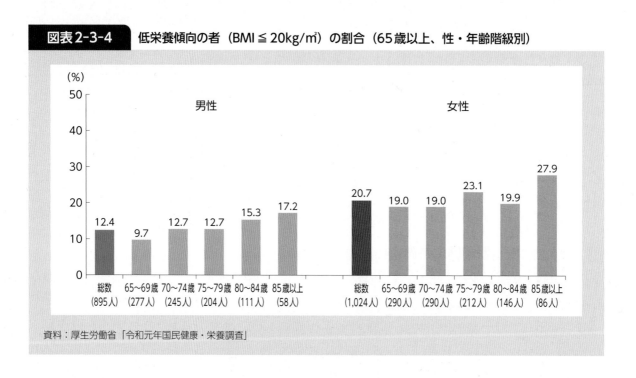

図表2-3-4 低栄養傾向の者（BMI ≦ 20kg/㎡）の割合（65歳以上、性・年齢階級別）

資料：厚生労働省「令和元年国民健康・栄養調査」

急速な高齢化の進展により、地域の在宅高齢者等が健康・栄養状態を適切に保つための食環境整備、とりわけ、良質な配食事業を求める声が、今後ますます高まるものと予想されます。そのため、厚生労働省では、「地域高齢者等の健康支援を推進する配食事業の栄養管理に関するガイドライン[1]」を策定するとともに、配食事業者と配食利用者のそれぞれに向けた普及啓発用パンフレットを作成し、好事例の取りまとめもしています。また、フレイル[2]予防も視野に入れて策定された「日本人の食事摂取基準（2020年版）」を活用し、高齢者やその家族、行政関係者等が、フレイル予防に役立てることができる普及啓発ツールを作成しました。この普及啓発ツールは、高齢者やその支援者向けに居宅で健康を維持するための情報等を発信するために令和2（2020）年9月に開設したウェブサイト「地域がいきいき　集まろう！通いの場」でも紹介しています。

また、農林水産省では、栄養面や噛むこと、飲み込むこと等の食機能に配慮した新しい介護食品を「スマイルケア食」として整理し、消費者それぞれの状態に応じた商品選択に寄与する表示として、「青」マーク（噛むこと・飲み込むことに問題はないものの、健康維持上栄養補給を必要とする方向けの食品）、「黄」マーク（噛むことに問題がある方向けの食品）、「赤」マーク（飲み込むことに問題がある方向けの食品）とする識別マークの運用を平成28（2016）年に開始しました。平成29（2017）年度には、スマイルケア食の普及をより一層推進するための教育ツールとして、制度を分かりやすく解説したパンフレットや動画を作成しました。令

---

1 平成29（2017）年3月厚生労働省健康局策定
2 加齢とともに、心身の活力（例えば筋力や認知機能等）が低下し、生活機能障害、要介護状態、そして死亡などの危険性が高くなった状態

第3章　地域における食育の推進

和5（2023）年度には、引き続きツールを活用し、スマイルケア食の普及を図りました。さらに、地場産農林水産物等を活用した介護食品（スマイルケア食）の開発に必要な試作等の取組を支援しました。

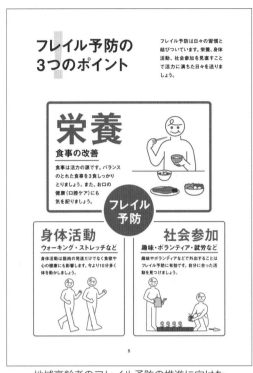

地域高齢者のフレイル予防の推進に向けた
普及啓発用パンフレット

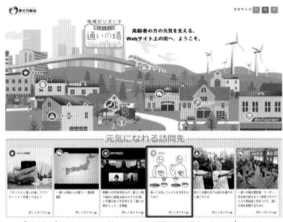

「地域がいきいき　集まろう！通いの場」ウェブサイト

スマイルケア食（新しい介護食品）（農林水産省）
URL：https://www.maff.go.jp/j/shokusan/seizo/kaigo.html

⑥ 地域における共食の推進

　近年、ひとり親世帯、貧困の状況にある世帯、高齢者の一人暮らし等が増え、様々な家庭の状況や生活の多様化により、家庭や個人の努力のみでは、家族との共食や健全な食生活を実践していくことが困難な状況も見受けられます。

　学童・思春期の共食を推進することは、健康状態、栄養素等摂取量等、食習慣の確立等につながると考えられることから、厚生労働省では「健康日本21（第二次）」において、共食の増加を目標項目の一つとして設定し、取組を進めています。また、楽しい食事の時間は食欲を増進させることから、高齢者においては、通いの場等における地域の方々との共食が進められています。

　こども食堂や多世代交流の共食の場は、他者と楽しく食べる、食事マナーを学ぶなど食育活動の場として重要です。このため、農林水産省では、こども食堂や多世代交流等の「共食の場」の開設、健康的な食生活に関するテーマの講話や旬の食材を用いた郷土料理講習会、農林漁業体験の場の提供等の食育活動を支援しています。ここでは、食育について学んだ後、調理実習を行ったり、調理した料理を一緒に楽しく食べたりするなど、共食の場にもなっています。

7 災害時に備えた食育の推進

　大規模な自然災害等の発生に備え、地方公共団体、民間団体等における食料の備蓄に加えて、各家庭で食料を備蓄しておくことが重要です。

　厚生労働省では、平成30（2018）年度から令和2（2020）年度までの地域保健総合推進事業の一環で「大規模災害時の栄養・食生活支援活動ガイドライン」を作成するとともに、災害時に想定される実態を考慮し、地方公共団体に対する普及啓発を行ってきました。また、大規模災害時に、健康・栄養面や要配慮者にも配慮した栄養・食生活支援を行うためには、平時からこれらを考慮した食料の備蓄を行うことが重要であるため、そうした食料の備蓄の推進を目的として、「大規模災害時に備えた栄養に配慮した食料備蓄量の算出のための簡易シミュレーター」を作成し、健康増進部局と防災部門等で連携するよう地方公共団体に依頼しました。

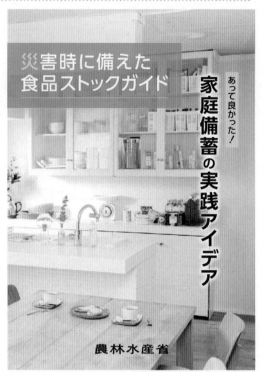

「災害時に備えた食品ストックガイド」

　農林水産省では、災害時に備え、日頃からの家庭での食料の備蓄を実践しやすくなる方法（ローリングストック）等をまとめた「災害時に備えた食品ストックガイド」と、乳幼児や高齢者、食物アレルギー等を有する人といった、災害時に特別な配慮が必要となる人がいる家庭での備蓄のポイントをまとめた「要配慮者のための災害時に備えた食品ストックガイド」を公表しています。また、令和4（2022）年4月には、単身者向けに「災害時にそなえる食品ストックガイド」を公表し、この中で特に災害への備えを見落としがちな一人暮らしの方やまだ家庭備蓄に取り組んでいない方等のために、食品の備蓄の必要性やその始め方等を分かりやすく解説しています。令和5（2023）年度も引き続き、これらのガイドブックを学校教育現場や地方公共団体、自治会組織等で活用してもらうとともに、民間企業が主催する防災関連の展示会等で講演を行い、家庭での食料の備蓄について普及啓発を行っています。

第3章　地域における食育の推進

事例 災害時の食に備える普及啓発活動
（第7回食育活動表彰　消費・安全局長賞受賞）

備前市栄養委員会（岡山県）

　備前市栄養委員会（以下「栄養委員会」という。）は、地域に根差したネットワークを生かしながら、昭和46（1971）年から活動しています。自分や家族の健康のため、健康課題やその改善方法を学び自らが実践してみること、また、学んだことや実践したことを市民の健康づくりに広げていくことを目的としています。

　活動を続ける中で、災害時にも心身の健康を損なわないようにするためには平時から食の備えが必要と考え、平成28（2016）年度から「災害時に役立つパッククッキング調理実習」を開始しました。また、令和2（2020）年度からは防災の意識を高め、家庭で災害時に備えてもらうため、地域で備蓄品を取扱う店舗を開拓したり、備蓄品の展示会を開催したりしています。展示会では、3日分の備蓄品を用意するとどのくらいの量になるのか、何を準備したらよいのかなどを展示しています。そのほか、「食べ慣れていない食品は災害時には食べられなかった。」という被災者の体験談を踏まえ、アルファ米等の備蓄品を配布し実際に食べてもらい、災害時に活用できる体験の提供も行っています。令和3（2021）年度には、小学生を対象に「備えよう！災害の前に〜いざという時にできることを考えよう〜」を開催し、講話と併せて、備蓄食品を使用した調理実習を行いました。

　災害時に備えた活動を始めてから、市民を対象とした意識調査では「あなたは、災害等に備えて備蓄品を3日分用意していますか」という質問に対して「用意している」と回答した人の割合が、令和元（2019）年の22%から令和3（2021）年には27%となり、約5ポイント上昇しました。

　生きるための手段である「食べること」は、子供から大人まで、災害時だけでなく平常時の健康へも活かすことが出来ます。今後も災害時の備えとともに、平常時でも生きる力を身につけることができるよう、地域の方々に食の大切さを伝えていきます。

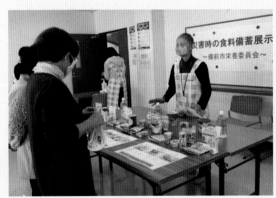
展示会の様子

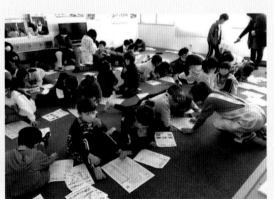
小学生への講話

第3節 歯科保健活動における食育の推進

（1）国における取組

平成21（2009）年に、厚生労働省において開催された「歯科保健と食育の在り方に関する検討会」で、「歯科保健と食育の在り方に関する検討会報告書「歯・口の健康と食育～噛ミング30（カミングサンマル）を目指して～」」が取りまとめられました。この報告書において、全ての国民がより健康な生活を目指すという観点から、一口30回以上噛むことを目標として、「噛ミング30（カミングサンマル）」というキャッチフレーズを作成するとともに、食育推進に向けた今後の取組として、各ライフステージにおける食育推進の在り方、関係機関や関係職種における歯科保健と食育の推進方策、新たな視点を踏まえた歯科保健対策の推進等について提言がなされました。

また、食を通して健康寿命を延伸するためには、乳幼児期から高齢期に至るまで、噛む・飲み込むなどの機能を担う歯や口の健康が重要です。このため、厚生労働省では、平成23（2011）年に公布・施行された「歯科口腔保健の推進に関する法律」（平成23年法律第95号）に基づき、平成24（2012）年に「歯科口腔保健の推進に関する基本的事項」（平成24年厚生労働省告示第438号。以下「基本的事項」という。）を告示し、乳幼児期から高齢期までの各ライフステージの特性に応じた歯科口腔保健を推進しています。この「基本的事項」において、食育と関連の深い口腔機能の維持・向上についての目標が設定されており、また、口腔機能の維持・向上に関連して、歯科検診の受診者に関する目標も設定されており、定期的な歯科検診の受診に関する取組を始め、歯科口腔保健の推進に取り組んでいます。「基本的事項」については、その終期が令和5（2023）年度となっているため、令和4（2022）年10月に最終評価が行われ、歯や口腔の健康に関する健康格差があるなどの課題が明らかになりました。これらを踏まえ、歯科口腔保健の推進に関する基本的事項の全部を改正する件（令和5年厚生労働省告示第289号）が令和5（2023）年10月に告示され、令和6（2024）年度から、「歯科口腔保健の推進に関する基本的事項（第二次）」を開始します。

小児期は生涯にわたる歯科保健行動の基盤が形成される重要な時期です。小児期のう蝕予防の取組等により、3歳児のう蝕有病率は平成6（1994）年度の48.4％から令和3（2021）年度の10.2％に、12歳児のう蝕有病率は平成6（1994）年度の86.4％から令和3（2021）年度の28.3％に改善しています。

さらに、平成元（1989）年から推進している「8020（ハチマルニイマル）運動」は、全ての国民が健やかで豊かな生活を過ごすため、80歳になっても20歯以上保つことを目標としています。8020達成者の割合は、歯科疾患実態調査の結果によると、8020運動が開始された当初は8020達成者が10人に1人にも満たない状況でしたが、令和4（2022）年には約2人に1人が達成しています。また、「健康日本21（第二次）」では、歯・口腔の健康に関する目標として、80歳で20歯以上の自分の歯を有する者の割合の増加に加え、60歳において24歯以上の自分の歯を有する者の割合の増加が設定されています。この割合は平成17（2005）年の60.2％から令和4（2022）年には80.9％へと増加しています。

令和5（2023）年10月14日には、厚生労働省、秋田県、秋田市、公益社団法人日本歯科医師会、一般社団法人秋田県歯科医師会が協同して、秋田県において「「健口美人で健康長寿！」美の国あきたへ来てたんせ」をテーマに「第44回全国歯科保健大会」を開催しました。

これらの運動や取組を通じて、歯科口腔保健における食育を推進しています。

（2）都道府県等における取組

　各都道府県等でも歯科口腔保健における食育の推進に関する取組が行われており、厚生労働省では、「8020運動・口腔保健推進事業」を通じて都道府県等の取組への支援を行っています。この中で、噛み応えのある料理を用いた噛むことの大切さの教育や、食生活を支える歯・口腔の健康づくりについての歯科医師・栄養士等の多職種を対象とした講習会、バランスのよい食事をとるための歯、舌、口唇等の口腔機能に関する相談に対応できる歯科医師の養成等、食育に関わる事業も実施されています。

（3）関係団体における取組

　公益社団法人日本歯科医師会、日本歯科医学会、一般社団法人日本学校歯科医会及び公益社団法人日本歯科衛生士会の4団体は、平成19（2007）年に、国民全てが豊かで健全な食生活を営むことができるよう、食育を国民的運動として広く推進することを宣言した「食育推進宣言」を出しました。この宣言において、歯科に関連する職種は多くの領域と連携して食育を広く推進することとされています。

　公益社団法人日本歯科医師会と公益社団法人日本栄養士会は、平成22（2010）年に、「健康づくりのための食育推進共同宣言」を出しています。歯科医師、管理栄養士・栄養士は、この宣言において、「食」の専門職として全ての人々が健康で心豊かな食生活を営むことができるようにその責務を果たすと同時に、互いに連携・協働して国民運動である食育を広く推進することとしています。また、共通認識を深めるため、両会はこれまでに3回の共同シンポジウムを開催しています。

　一般社団法人富山県歯科医師会は、令和5（2023）年6月24日、25日に開催された「第18回食育推進全国大会inとやま」において、食育ブースを出展しました。公益社団法人日本歯科医師会は、平成19（2007）年6月に「歯科関係者のための食育推進支援ガイド」を作成し、その後の国民の生活環境変化等を踏まえ、同ガイドの見直しを行い、平成31（2019）年3月に「歯科関係者のための食育支援ガイド2019」を作成しました。同ガイドは、同会ウェブサイトに掲載しています。

　日本歯科医学会は、食育に関する公開フォーラムや多職種によるワークショップ、研修会等の実施や、歯科医療関係者向けのFAQ、「小児の口腔機能発達評価マニュアル」の作成を行っています。

　公益社団法人日本歯科衛生士会では、「歯科衛生士と多職種連携の食育推進活動事例集」をウェブサイトで公表しています。

歯科関係者のための食育支援ガイド
2019
（公益社団法人日本歯科医師会）
URL：https://www.jda.or.jp/dentist/program/guide.html

歯科医療関係者向け子どもの食の問題に
関するよくある質問と回答
（日本歯科医学会）
URL：https://www.jads.jp/assets/pdf/activity/past/kodomotosyoku_shitumonkaitou.pdf

歯科衛生士と多職種連携の
食育推進活動事例集
（公益社団法人日本歯科衛生士会）
URL：https://www.jdha.or.jp/pdf/outline/renkei_syokuiku.pdf

第4節 食品関連事業者等による食育の推進

　食育の推進に当たっては、教育関係者、農林漁業者、食品関連事業者等の関係者間の連携と、各分野における積極的な取組が不可欠です。食品関連事業者等は、消費者と接する機会が多いことから、食育の推進に占める役割は大きく、様々な体験活動の機会の提供や健康に配慮した商品・メニューの提供、食に関する情報や知識の提供が求められています。

　食品製造業、小売業、外食産業を始めとした食品関連事業者等による食育活動は、CSR（企業の社会的責任）活動の一環としてなど、様々な位置付けで取り組まれています。また、本業の中で食育の推進を実現し、国民による日常の消費行動の中に食育を内在させると同時に、自社の持続的発展にもつなげるCSV（共通価値の創造）による取組も広がっています。そのほか、SDGsへの関心が高まる中、SDGsの視点で食育に取り組む企業も増えてきています。

　具体的な取組内容としては、工場・店舗の見学、製造・調理体験、農林漁業体験、料理教室の開催といったもののほか、店舗での食育体験教室の開催、出前授業、提供するメニューの栄養成分表示や、食生活に関する情報提供等、幅広いものとなっています。対面での食育活動に加え、オンラインでの取組も効果的に組み合わせた活動が行われています。ほかにも、全国のスーパーマーケットや防災イベント等で啓発活動を行い、消費者が災害備蓄に対する意識を高める活動、定期的に食品を送ることで負担の少ないローリングストックを実践できるような取組も行われています。

　食品産業の関係団体においても、団体の機関誌に日本の郷土料理を紹介した記事を掲載するなど、所属企業等に対して食育に関する情報提供を行っています。

　農林水産省においては、食品関連事業者等に対して、地産地消の取組や地域の生産者、消費者等との交流のイベント等の食育の取組を支援しています。

事例 多様な世代の未来をつむぐ食育の取組
（第7回食育活動表彰 農林水産大臣賞受賞）

東京ガス株式会社（東京都）

東京ガス株式会社は、明治時代から続く家庭へのエネルギー供給の長い歴史の中で、食や環境等の課題に複合的に向き合い、時代の流れに即した暮らしに身近な「調理」を軸として食育活動に取り組んできました。

食に関して子供たちの知識が不足していることがみられるなどの社会課題の解決に向け、平成4（1992）年度から子供の料理教室を開始し、食材の選択から料理の片付けまでを体験する子供の「食の自立」と「五感の育成」を柱とした食育を展開しています。平成26（2014）年度からは外部の有識者とともに「環境に優しい食育協議会」を発足し、学校や食の関係者等、食に関心のある層へ向けて、定期的なシンポジウムを開催しています。セミナーの参加者からは「食だけでなく地球環境を合わせて考え、持続可能な未来につながる暮らし方を意識するようになった。」等の声が聞かれました。また、令和3（2021）年度、親子向けにはSDGsの入口となるセミナーを、大人向けには食料資源の未来を考える講座を開催しました。現在は、食育活動の対象を子供から高齢者まで幅広い世代に拡大し、対象者に合わせた持続可能な食を支える取組を推進しています。

令和4（2022）年に、当社の食育活動は30周年を迎えました。今後も、暮らしを支える企業として、環境、次世代の育成、健康寿命の延伸の実現といった様々な社会課題解決にも目を向け、多様な世代の未来をつむぐ食の取組を行っていきます。

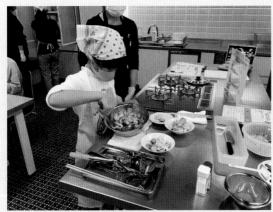

子供向けの料理教室

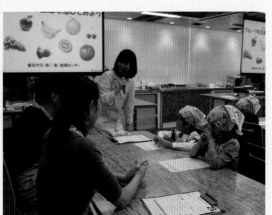

子供向けの食育セミナー

第5節　ボランティア活動による食育の推進

◢1 ボランティアの取組の活発化がなされるような環境の整備

　国民の生活に密着した活動を行っている食育ボランティアは、地域での食育推進運動の中核的役割を担うことが期待されています。第4次基本計画では、食育ボランティアの目標値は37万人以上としており、直近は32.3万人です。

　一般財団法人日本食生活協会では、健康づくりのための食育アドバイザーとして活動している食生活改善推進員や、ボランティアの中核となり地域の食育を推進していく食育推進リーダーの育成等、地域に根ざした食育の活動を推進しています。特に、食生活改善推進員が地域で質の高い活動ができるよう、食生活改善の実践方法や食育の普及活動についてのリーダー研修の実施、地域住民に対する食育に関する講習会の開催等、食育の普及啓発活動への支援を行っています。

◢2 食生活改善推進員の健康づくり活動の促進

　地域における食育の推進に当たっては、地域の健康課題、食習慣、食文化等を理解し、地域に密着した活動を幅広く推進していくことが重要です。一般財団法人日本食生活協会は、その傘下のボランティア団体である全国食生活改善推進員協議会と行政との連携を図りつつ、「私達の健康は、私達の手で〜のばそう健康寿命　つなごう郷土の食〜」をスローガンに、時代に即した健康づくりのための食育活動を進めています。食生活改善推進員は、市町村が行う食生活改善推進員養成事業を修了後、自らの意思により当該協議会の会員となることで活動が始まり、地域における食育推進活動の最大の担い手となっています。

　主な活動には、次のようなものがあり、全国各地で行われました。

（1）子供への食育

　「おやこの食育教室」は、年長から小学生の親子を対象に、「食育5つの力」である①食べ物を選ぶ力、②料理ができる力、③食べ物の味が分かる力、④食べ物のいのちを感じる力、⑤元気なからだが分かる力を理解することを目的としています。「朝食欠食の問題と共食の大切さ」をテーマに、親子での調理体験を通じて、食事の重要さと親子での共食の大切さを学んでもらいました。あわせて、食品ロス削減についての情報を提供しました。

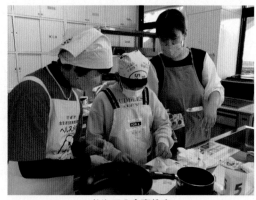

おやこの食育教室

（2）若い世代への食育

　「全世代に広げよう健康寿命延伸プロジェクト」（第3弾）において、令和5（2023）年度から、健康づくりの担い手であるヘルスサポーターを養成するため、中学生・高校生・大学生を対象に、「朝食欠食の解消」と「食事バランスの必要性」をテーマに講習会を実施しました。この世代は生活環境が変

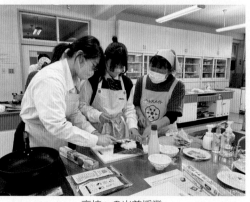

高校への出前授業

わり食生活も変化する人が多いため、朝食欠食などの偏った食生活は、将来の生活習慣病のリスクが高まることや、健康的な食事の選び方を習慣化することの重要性を伝えました。

（3）働き世代への食育

「全世代に広げよう健康寿命延伸プロジェクト」（第3弾）や「生涯骨太クッキング」を通して、「生活習慣病予防」をテーマに、高血圧や糖尿病の予防に重点を置き、「減塩」や「野菜350g以上摂取」、「適正体重の維持」の重要性を伝えました。また、成人男性の食生活の自立を目的に、「男性のための料理教室」を開催し、男性の地域社会への参加や仲間づくりのきっかけも提供しました。

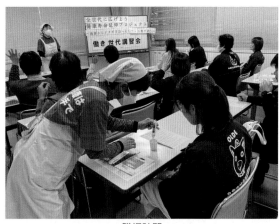
職場訪問

（4）高齢世代への食育

「全世代に広げよう健康寿命延伸プロジェクト」（第3弾）において、低栄養・フレイル予防のため、エネルギーとたんぱく質を十分に摂取できるバランスの良い食事をテーマとした調理実習を行いました。あわせて、閉じこもりによる孤立を防ぐために、居場所づくりと共食の場の提供もしました。

また、地域ぐるみでよりよい食習慣づくりを行うことや単身の高齢者への食事支援や安否確認の一つとして、家庭訪問（おとなりさん、お向かいさん活動）を実施しました。

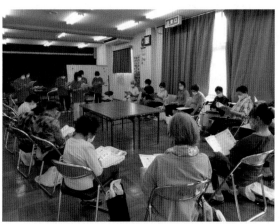
シニアカフェ（居場所と共食の場の提供）

（5）「毎月19日は食育の日」全国一斉キャンペーン活動

平成18（2006）年度から「毎月19日は食育の日。家族そろって食事を楽しみましょう」をテーマに食育の大切さや認知度を高めるため、全国各地の駅やスーパーマーケット等で、食育の日のチラシの配布等を行っています。

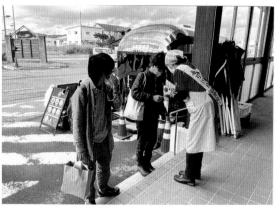
食育の日キャンペーン

第3章 地域における食育の推進

<table>
<tr><td>事例</td><td>幅広い世代へ食の大切さを伝える
〜フードバンクを活用した子育て世代への食事支援〜
（第7回食育活動表彰　消費・安全局長賞受賞）</td></tr>
</table>

鹿島市食生活改善推進協議会（佐賀県）

　鹿島市食生活改善推進協議会では、保育所での「親子料理教室」、小学生への「次世代育成料理教室」、高齢者への「料理講習会」等、幅広い世代を対象とした食育の普及活動を行っています。

　幼児期からの食育が大切であることから子供への食育に特に力を入れており、「親子料理教室」では幼少時から料理に興味を持ってもらうよう工夫したり、「次世代育成料理教室」では包丁の使い方、調味料の計り方等を教えたりしています。食の大切さや地域で伝承されてきた料理を知り、伝統的な食文化への理解を深められるように心がけながら、食育活動を行っています。

　令和3（2021）年からは、市の社会福祉協議会が開始した「こどもエール宅配事業」に参加し、子供たちへの栄養バランスのとれた食事の提供に協力しています。食品ロス削減の観点も踏まえ、フードバンクで集まった食材を活用し、特に給食の無い夏季休業の期間において、食事の用意等に不安を抱えている子育て世代の方々に対して、食中毒の予防に留意しつつ、栄養バランスの取れた食事の提供を行っています。本事業の利用者にはアンケートを実施し、「家でも作って家族に喜んでもらいたい。」や「食に対する興味がでてきた。」といった声が聞かれています。これらの声も参考にしながら、この取組を発展させていきたいと思います。

　食品ロス削減といった観点等も踏まえながら、引き続き、その時々の食に関する課題に対応したボランティア活動等に取り組んでいきます。

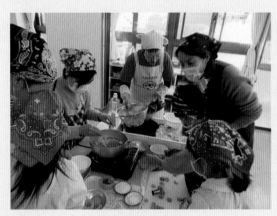

親子料理教室の様子

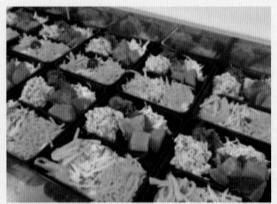

フードバンクで集まった食材を使った食事の
提供メニュー例

第6節　専門的知識を有する人材の養成・活用

　厚生労働省等は、国民一人一人が食に関する知識を持ち、自らこれを実践できるようにするため、大学や短期大学、専門学校等における、食育に関する専門的知識を備えた管理栄養士・栄養士（以下「管理栄養士等」という。）や、専門調理師・調理師（以下「専門調理師等」という。）等の養成、関係団体との連携等により、人材の育成や食育の推進に向けての活動に取り組んでいます。

1 管理栄養士・栄養士の養成・活用

　厚生労働省等では、食生活や健康づくりに関する専門的な知識を有し、食育を推進する上で重要な役割を担う者として管理栄養士等の養成に取り組んでいます。管理栄養士等は、「栄養士法」（昭和22年法律第245号）に基づく資格であり、栄養士は都道府県知事から、管理栄養士は厚生労働大臣から免許証が交付されています。

　管理栄養士等は、学校、保育所、病院、社会福祉施設、介護保険施設、保健所、市町村保健センター、大学、研究機関、民間企業等の様々な場において食生活に関する支援を行っています。特に、都道府県や市町村においては、地域での食育の推進が着実に図られるよう、行政栄養士の配置を推進しています。行政栄養士は、都道府県や市町村の食育推進計画の策定や食育に関する事業の企画・立案・評価、食生活改善推進員等のボランティアの育成、国民運動としての食育の推進が図られるよう関係団体や関係者との調整等を行っています。

　公益社団法人日本栄養士会では、会員である約5万人の管理栄養士等が、乳児期から高齢期までの食育を推進していくための活動として、都道府県栄養士会と協力して、全国各地で栄養相談・食生活相談事業等を行っています。

　全ての人々の健康の保持・増進に向けて、8月4日を「栄養の日」、8月1日から7日までを「栄養週間」として、毎年イベントを実施しています。令和5（2023）年度は、栄養課題である「肥満・生活習慣病予防」、「若年女性のやせ」等を解決できる一つの方法として、一人一人に合わせた適切な「間食」も活用したバランスのよい食事を提案するために、「間食の、すすめ！」をテーマにしました。全国各地の医療機関・施設・学校・行政機関・企業等で働いている管理栄養士等が、全国各地でイベントを開催して、間食をとるタイミングや1日に必要なエネルギー・栄養素の量を調整しやすい食品等について、各々のライフスタイルに合わせた課題の解決に向けてサポートしました。

　また、食育推進等の活動拠点として、「栄養ケア・ステーション」を全都道府県栄養士会に設置しています。「栄養ケア・ステーション」の更なる機能充実を図るとともに、拠点数の拡大に向け、管理栄養士等と地域住民の双方向の結び付きを強化し、地域住民が管理栄養士等による栄養ケアの支援と指導を受けて、生涯にわたる実り豊かで健やかな生活を維持することのできる地域社会づくりを目指して、取組を進めています。

　さらに、管理栄養士等のキャリア支援を目的として生涯教育を実施し、到達度に応じた認定を行っています。その中では、関連学会等と共同で、特定・専門的な種類の業務に必要とされる高度の専門的知識・技能を身に付けた管理栄養士等を認定しています。

2 専門調理師・調理師の養成・活用

近年、外食への依存度が高くなっており、飲食店等における健康に配慮したメニューや商品の提供、行政等による食に関する分かりやすい情報の提供が重要となっています。また、急速に進む高齢化、生活習慣病の増大や食の安全・安心を脅かす問題の発生等、食生活を取り巻く社会環境が大きく変化するとともに、厨房機器の多様化等、調理をめぐる環境も変化してきていることから、時代に即した専門的知識・技術を有する専門調理師等の養成が求められています。

専門調理師等は、「調理師法」（昭和33年法律第147号）に基づく資格であり、専門調理師については厚生労働大臣認定として「日本料理」、「西洋料理」、「麺料理」、「すし料理」、「中国料理」及び「給食用特殊料理」の計6種類があり、また、調理師については都道府県知事免許として交付されています。

厚生労働省では、急速に高齢化が進む中、専門調理師等が医療・介護施設のみならず飲食店等でも、対象者の嚥下機能、栄養状態、嗜好等を踏まえた嚥下調整食を適切に調理できるよう、専門技能の修得に向けた研修を支援しています。

公益社団法人調理技術技能センターでは、高度な調理技術を生かして地域における食育推進運動のリーダーとして活躍できる専門調理師を養成するために、「専門調理師・調理技能士のための食育推進員認定講座」を開催しており、修了者を「専門調理食育推進員」に認定しています。この推進員名簿を各都道府県に送付し、食育推進活動等における専門調理師の活用を促しています。

公益社団法人日本中国料理協会は、例年、専門調理師等による児童福祉施設、中学校等での出張給食授業の実施や、行政や調理師団体等が主催する食育事業の体験活動等の実施に協力し、地域の食育活動を推進しています。

令和5（2023）年度は、食事の大切さや料理の楽しさを伝えるため、大阪、兵庫、岡山、愛媛の各府県で、児童養護施設等を訪問し、料理教室や料理提供をしました。

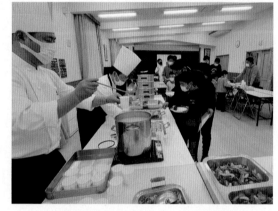

児童養護施設でのビュッフェ提供の様子

公益社団法人全国調理師養成施設協会では、全国の調理師養成施設において、近隣住民等を参加対象に「食育教室」を開催し、健康に配慮した食生活の大切さや、親子で一緒に食べる楽しさを講義・実習を通じて伝えるなど、食育の普及啓発を行っています。

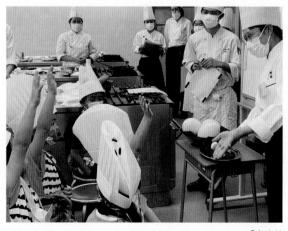
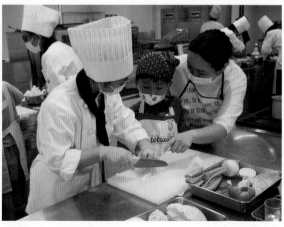

「食育教室」の様子

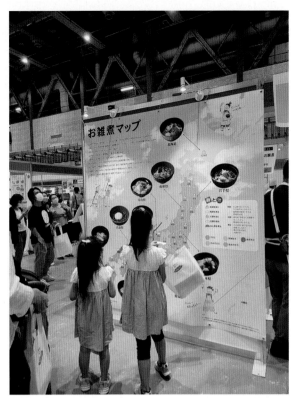

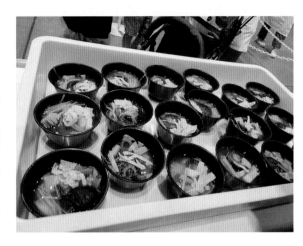

「第18回食育推進全国大会inとやま」の様子

また、「第18回食育推進全国大会inとやま」では、日本の食文化伝承の一環として、各都道府県の代表的な雑煮を紹介するとともに、栃木県、富山県、奈良県、長崎県の雑煮を提供しました。

さらに、食育推進活動で活躍できる調理師として、食育実習等を含む一定のカリキュラムに基づく講習及び試験による食育インストラクターの養成を行っています。修了後、食育インストラクターの知識を生かして食育のセミナーを行う調理師もおり、こうした活動を通じて食育の推進に取り組んでいます。

3 医学教育等における食育の推進

大学の医学部においては、医学生が卒業時までに身に付けておくべき必須の実践的診療能力を学修目標として提示した「医学教育モデル・コア・カリキュラム」に基づき、医学生に対する教育が実施されています。

本カリキュラムでは、栄養アセスメント、栄養ケア・マネジメント、栄養サポートチーム、疾患別の栄養療法について理解していることや、個人の栄養状態を評価でき、本人や家族の生活や価値観も踏まえた上で食生活の支援を計画できること等が学修目標として設定されています。

このほか、文部科学省では、医学部関係者が集まる会議等において、食育の推進に関する教育の充実について周知・要請を行っています。

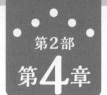

第1節 「食育月間」の取組

1 「食育月間」実施要綱の制定等

第4次基本計画では、毎年6月を「食育月間」と定めています。農林水産省は、令和5（2023）年度、「食育月間」における取組の重点事項や主な実施事項を盛り込んだ「令和5年度「食育月間」実施要綱」を定めました。実施要綱では、重点的に普及啓発を図る事項として、①生涯を通じた心身の健康を支える食育の推進、②持続可能な食を支える食育の推進、③「新たな日常」やデジタル化に対応した食育の推進の3項目を掲げ、農林水産省ウェブサイトへの掲載、関係府省庁、都道府県及び関係機関・団体への協力・参加の呼び掛けや周知ポスターの作成等、「食育月間」の普及啓発を図りました。

また、「スポーツの力と食育で地域を元気に！」をテーマとしたセミナーを開催し、プロのスポーツチームと行政や企業、団体等が連携した食育の実践や地域活性化の手法やコツを学ぶことを目的に、基調講演及び事例紹介、パネルディスカッションを実施しました（コラム「「食育月間」の取組「第18回食育推進全国大会inとやま」、「食育月間セミナー」を通じた食育の普及啓発」参照）。

2 食育推進全国大会の開催

農林水産省、富山県及び第18回食育推進全国大会富山県実行委員会は、「食育月間」中の令和5（2023）年6月24日、25日に、富山県において「第18回食育推進全国大会inとやま」を開催しました（コラム「「食育月間」の取組「第18回食育推進全国大会inとやま」、「食育月間セミナー」を通じた食育の普及啓発」参照）。

3 都道府県及び市町村における食育に関する取組

「食育月間」には、食育推進運動を重点的かつ効果的に実施し、国民の食育に対する理解を深め、食育推進活動への積極的な参加を促し、その一層の充実と定着を図るため、地方公共団体、保育所、学校、図書館、飲食店、企業等において、各種広報媒体や行事等を活用した取組が展開されました。

ある地方公共団体では、スーパーマーケット及び管理栄養士養成施設と協働した取組が行われました。具体的には、野菜がたくさん摂取できるように工夫された弁当を管理栄養士養成施設の学生が考案し、スーパーマーケットがそれを商品化して販売しました。

また、ある保育所では、絵本に登場する料理や食材を給食やおやつで提供し、絵本に登場する食べ物を実際に食べることを通して、園児たちが食に興味を持つきっかけを作る取組が行われました。各都道府県等における「食育月間」等の取組の事例については、農林水産省のウェブサイトで情報提供を行っています。

食育月間の取組他（農林水産省）
URL：https://www.maff.go.jp/j/syokuiku/gekkan/torikumi.html

column コラム 「食育月間」の取組「第18回食育推進全国大会in とやま」、「食育月間セミナー」を通じた食育の普及啓発

第18回食育推進全国大会inとやま

「第18回食育推進全国大会inとやま」は、令和5（2023）年6月24日、25日の2日間にわたり、富山県富山市の富山産業展示館（テクノホール）を会場に、「食で心も体も幸せに とやまから広げるウェルビーイング ～未来へつなげよう 幸せの基盤～」をテーマに開催し、2日間で23,300人の来場者がありました。また、会場の様子をオンラインで全国に発信しました。

当日は、「第7回食育活動表彰」の表彰式、富山県内スポーツチームによるワークショップや食育トークショーの開催、食育に関する135のブースの出展や富山調理製菓専門学校を調理会場として富山の食材を使ったレシピを学ぶ料理教室など様々な催しにより、楽しみながら食育について考える機会が提供されました。

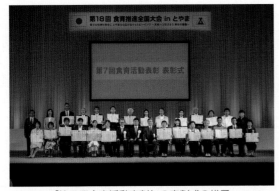

「第7回食育活動表彰」の表彰式の様子

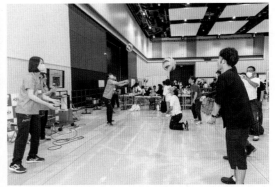

スポーツチームによるワークショップの様子

令和5年度「食育月間セミナー」
～スポーツの力と食育で地域を元気に！～

農林水産省では、従来の枠にとらわれない新たな食育活動の展開に向け、スポーツチーム等と連携した「食育月間セミナー」を令和5（2023）年6月30日に開催しました。

本セミナーでは、プロのスポーツチームと行政や企業、団体等が連携した食育の実践や地域活性化の手法等に関する基調講演や事例紹介、パネルディスカッションが実施されました。参加者はスポーツと食育が連携する意義や可能性を学びました。

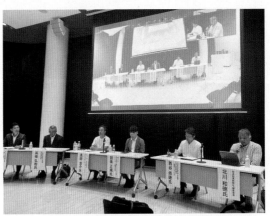

パネルディスカッションの様子

第2節　国民的な広がりを持つ運動としての展開

　持続可能な世界の実現を目指すため、SDGsへの関心が世界的に高まっています。第4次基本計画においても、SDGsの考え方を踏まえ、食育を推進する必要があるとしています。

　健全な食生活を送るためには持続可能な環境が不可欠です。近年はSDGsの視点で食育に取り組む企業も出てくるなど、持続可能性の観点から食育も重視されています。食育の取組においても、SDGsの考え方を踏まえ、相互に連携する視点を持って推進していく必要があります。

1　全国食育推進ネットワークの活用

　農林水産省では、「新たな日常」やデジタル化に対応した食育等、最新の食育活動の方法や知見を食育関係者間で情報共有するとともに、異業種間のマッチングによる新たな食育活動の創出や、食育の推進に向けた研修を実践できる人材の育成等に取り組むため、令和2（2020）年度に「全国食育推進ネットワーク（みんなの食育）」を立ち上げました。

　令和5（2023）年度は、食育活動の新たな展開を図るため、従来の枠にとらわれない様々な関係者との連携・協働による食育イベントを実施しました。具体的には、プロのスポーツのチーム、地方公共団体、JA（農業協同組合）が連携し、令和5（2023）年8月9日に親子料理体験教室と交流会を開催しました。本イベントでは、JA女性部の方が講師となり、地域の農産物を活用して、スポーツチームの選手と子供たちが一緒にお菓子を作りました。子供たちは自分たちで作ったお菓子を食べながら、選手の幼少期の食生活や現在の食事で気を付けていること等の話を聴きました。本イベント後のアンケートでは、参加した親子から「大好きな選手と調理体験ができて楽しかった。」、「子供と一緒に家で料理を作る機会がなく、良いきっかけになった。」、「地域の農産物のおいしさを実感できた。」といった声が聞かれました。

　また、食育の取組を子供から大人まで誰にでも分かりやすく発信するため、絵文字で表現した「食育ピクトグラム」及び「食育マーク」の普及を図りました。

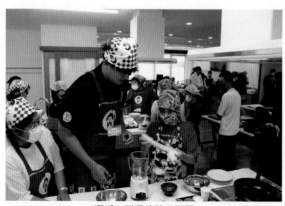
選手と料理体験の様子

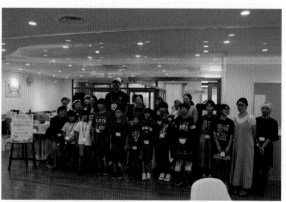
集合写真

食育ピクトグラム

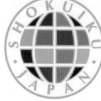
食育マーク

食育ピクトグラム及び食育マークのご案内（農林水産省）
URL：https://www.maff.go.jp/j/syokuiku/pictgram/index.html

2 「新たな日常」やデジタル化に対応する食育の推進

第4次基本計画では、デジタルトランスフォーメーション（デジタル技術の活用による社会の変革）が一層進展する中で、SNSの活用やインターネット上でのイベント開催及び動画配信、オンラインでの非接触型の食育の展開等を推進することとしています。

農林水産省では、令和5（2023）年度に、「学生と企業によるオンラインワークショップ～Z世代[1]と企業のアイデアで食育を推し活！～」を開催しました。本ワークショップは、企業と接する機会が少ない学生と、食育に取り組む企業がオンラインで交流することで、新たな食育の取組につなげることを目的に実施しました。令和6（2024）年2月20日には「食育推進フォーラム2024」で本ワークショップの成

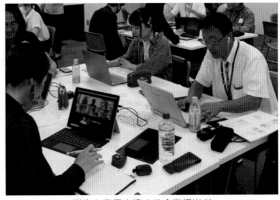
学生と意見交換する企業担当者

果を発表しました。この取組により、学生は企業の活動や企業との意見交換から食育活動の実践につなげることができ、企業は若い世代の感性や提案を企業の食育活動に生かすことができました。

また、農林水産省の職員がYouTuberとなる省公式YouTubeチャンネル「BUZZ MAFF」では、若い職員が中心となって、20以上のチームが動画を制作、公開しています。「タガヤセキュウシュウ」は国産農林水産物の応援・消費拡大を、「やっぱりごはんでしょ！」は米や米粉の魅力を、「かんとうきっちん」は旬の国産食材を使ったおうちごはんを、「なま

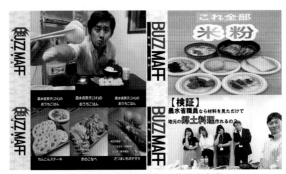
全国各地の農林水産物や農林水産業、
農山漁村の魅力を動画で発信

らでっかい道」は北海道の郷土料理を紹介するなど、全国各地の農林水産物や農林水産業、農山漁村の魅力を発信しています。

3 食育推進の取組等に対する表彰の実施

食育に関する優れた取組を表彰し、その内容を広く情報提供することにより、食育が国民運動として一層推進されることが期待されます。

農林水産省では、令和5（2023）年度に、ボランティア活動、教育活動、農林漁業、食品製造・販売等その他の事業活動を通じた食育関係者の取組を対象として、その功績を称えるとともに、取組の内容を広く国民に周知し、食育を推進する優れた取組が全国に展開されていくことを目的として、「第7回食育活動表彰」を実施しました。ボランティア部門、教育関係者・事業者部門において、個人・団体を含む180件の応募があり、「第18回食育推進全国大会inとやま」において、農林水産大臣賞5件及び消費・安全局長賞13件、今回から新設した審査委員特別賞5件の表彰を行いました。受賞した取組については、事例集に加え動画での紹介も行いました。

また、自立した「強い農林水産業」、「美しく活力ある農山漁村」の実現に向けて、農山漁村

---

1 1990年代後半から2000年代に生まれた世代のこと

第4章
食育推進運動の展開

が潜在的に有する地域資源を引き出すことにより地域の活性化や所得向上に取り組んでいる優良事例を選定する「ディスカバー農山漁村（むら）の宝」を平成26（2014）年度から実施しています。令和5（2023）年度は、応募総数634件のうち29件を優良事例として選定し、また、第10回となることから、過去に選定された優良事例の中から、選定後に著しい発展性がみられ、全国の模範となる事例について、第10回記念賞として決定しました。選定された事例のうち、地産地消の取組は5件あり、その中で食育に関連する取組は4件ありました。

　文部科学省では、学校給食の普及と充実に優秀な成果を上げた学校、共同調理場、学校給食関係者、学校給食関係団体について、文部科学大臣表彰を実施しています。令和5（2023）年度は、学校6校、共同調理場3場及び13人の学校給食関係者が表彰されました。

　厚生労働省では、栄養改善と食生活改善事業の普及向上等に功労のあった個人、地区組織等について、栄養関係功労者厚生労働大臣表彰を実施しています。令和5（2023）年度は、功労者として239人、功労団体として26団体、特定給食施設の17施設が表彰されました。また、国民の生活習慣を改善し、健康寿命を延ばすための運動「スマート・ライフ・プロジェクト」が掲げる4つのテーマ（適度な運動、適切な食生活、禁煙、健診・検診の受診）を中心に、従業員や職員、住民に対して、生活習慣病予防の啓発、健康増進のための優れた取組等をしている企業、団体、地方公共団体を表彰する「第12回 健康寿命をのばそう！アワード」の生活習慣病予防分野では、応募のあった85件の中から20の企業、団体、地方公共団体が表彰されました。

　こども家庭庁では、成育過程にある者の心身の健やかな成育並びに妊産婦の健康の保持及び増進に寄与する取組を推進している個人・団体・地方公共団体・企業について、健やか親子21内閣府特命担当大臣表彰を実施しています。令和5（2023）年度は、功労者として45人、功労団体として5団体が表彰されました。また、国及び地方公共団体が講ずる成育医療等の提供に関する施策に協力し、先駆的な取組を行っている者を表彰する健やか親子表彰として3の団体、地方公共団体が表彰されました。

第3節 都道府県・市町村における食育運動の展開

1 食育推進計画の作成目的と位置付け

　食育を国民運動として推進していくためには、多様な関係者が食育に関する課題や国の政策の方向性を共有し、それぞれの特性を生かして連携・協働しながら、地域が一体となって取り組むことが重要です。

　「食育基本法」においては、食育の推進に関する施策の総合的かつ計画的な推進を図るため、食育推進会議において、基本計画を作成するものと定めています。

　また、全国各地においても、食育の取組が効果的に進められることが必要であることから、都道府県については基本計画を、市町村については基本計画及び都道府県食育推進計画を基本として、食育推進計画を作成するよう努めることとしています。

2 食育推進計画の作成状況

　基本計画の作成時、食育推進計画の作成割合を、平成22（2010）年度までに、都道府県は100%、市町村は50%以上とすることを目指して取組を始めました。その結果、都道府県の食育推進計画の作成割合は、目標設定当時の85.1%（47都道府県中40都道府県）から、平成20（2008）年度調査において100%に到達し、目標を達成しました。

　一方、市町村における食育推進計画の作成割合は、目標設定当時の4.1%（1,834市町村中75市町村）から、令和6（2024）年3月末現在では、90.3%（1,741市町村中1,572市町村）となっています（図表2-4-1）。

図表2-4-1　都道府県及び市町村の食育推進計画の作成割合の推移

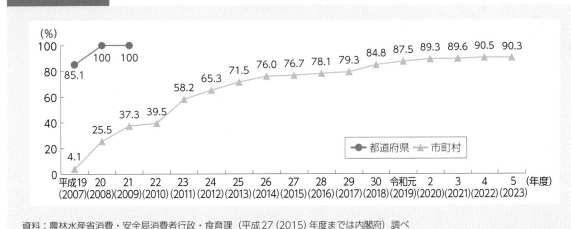

資料：農林水産省消費・安全局消費者行政・食育課（平成27（2015）年度までは内閣府）調べ

　また、市町村食育推進計画の作成割合が100%の都道府県は22県でした。目標達成に向けて更なる対応が必要です（図表2-4-2、2-4-3）。

図表2-4-2 都道府県別　管内市町村における食育推進計画の作成状況

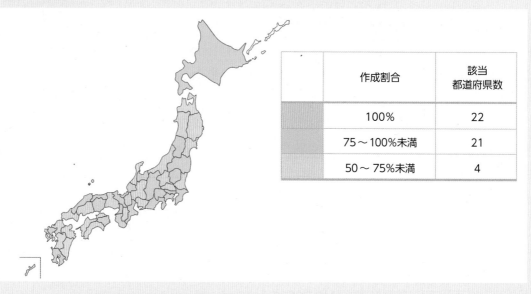

	作成割合	該当 都道府県数
	100%	22
	75〜100%未満	21
	50〜75%未満	4

資料：農林水産省消費・安全局消費者行政・食育課調べ（令和6（2024）年3月末現在）
注：作成割合とは、都道府県内の全市町村数に対する計画作成済市町村数の割合

図表2-4-3 都道府県別　管内市町村における食育推進計画の作成割合

都道府県	作成状況			都道府県	作成状況		
	市町村数	作成済数	作成割合		市町村数	作成済数	作成割合
北海道	179	141	78.8%	滋賀県	19	19	100.0%
青森県	40	28	70.0%	京都府	26	20	76.9%
岩手県	33	33	100.0%	大阪府	43	41	95.3%
宮城県	35	35	100.0%	兵庫県	41	41	100.0%
秋田県	25	25	100.0%	奈良県	39	39	100.0%
山形県	35	30	85.7%	和歌山県	30	25	83.3%
福島県	59	56	94.9%	鳥取県	19	15	78.9%
茨城県	44	44	100.0%	島根県	19	18	94.7%
栃木県	25	23	92.0%	岡山県	27	26	96.3%
群馬県	35	35	100.0%	広島県	23	23	100.0%
埼玉県	63	63	100.0%	山口県	19	19	100.0%
千葉県	54	50	92.6%	徳島県	24	23	95.8%
東京都	62	53	85.5%	香川県	17	17	100.0%
神奈川県	33	33	100.0%	愛媛県	20	20	100.0%
新潟県	30	30	100.0%	高知県	34	34	100.0%
富山県	15	13	86.7%	福岡県	60	60	100.0%
石川県	19	19	100.0%	佐賀県	20	17	85.0%
福井県	17	14	82.4%	長崎県	21	21	100.0%
山梨県	27	25	92.6%	熊本県	45	33	73.3%
長野県	77	60	77.9%	大分県	18	18	100.0%
岐阜県	42	42	100.0%	宮崎県	26	19	73.1%
静岡県	35	34	97.1%	鹿児島県	43	39	90.7%
愛知県	54	54	100.0%	沖縄県	41	22	53.7%
三重県	29	23	79.3%	合計	1,741	1,572	90.3%

資料：農林水産省消費・安全局消費者行政・食育課調べ（令和6（2024）年3月末現在）
注：東京都は特別区を含む。

　農林水産省では、平成30（2018）年9月に市町村食育推進計画の作成・見直しに当たっての留意事項や参考となる情報を取りまとめたほか、情報提供や研修会等へ講師を派遣するなど、都道府県と連携して市町村食育推進計画作成の支援を進めています。

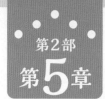

生産者と消費者との交流の促進、環境と調和のとれた農林漁業の活性化等

第1節 生産者と消費者との交流の促進

◢1◣ 農林漁業者等による食育の推進

　第1部特集1で示したように、将来にわたって食料の安定供給を確保するためには、農地、農業者等を確保していくことの重要性について国民の理解を促していくとともに、できるだけ多くの国民が、我が国の食料・農林水産業・農山漁村の持つ役割や国産食材を選択することの意義を理解する機会を持ち、自らの課題として将来を考え、それぞれの立場から主体的に支え合う行動を引き出していくことが重要です。農林水産省では、消費者が農林水産業・農山漁村を知り、触れる機会を拡大するために、生産者と消費者との交流の促進、地産地消の推進等、様々な施策を講じています。その一つとして、食や農林水産業への理解の増進を図るためだけでなく、国民の食生活が自然の恩恵の上に成り立っていることや、食に関わる人々の様々な活動に支えられていること等に関する理解を深めるために、農林漁業者等による農林漁業の体験の提供等の取組を推進しています。

　教育ファームは、自然と向き合いながら仕事をする農林漁業者が生産現場等に消費者を招き、一連の農作業等の体験機会を提供する取組です。自然の恩恵を感じるとともに、食に関わる人々の活動の重要性と地域の農林水産物に対する理解の向上や、健全な食生活への意識の向上等、様々な効果が期待されます。

　例えば、消費者に酪農のことを理解してもらいたいという酪農家の願いと、酪農を通じて子供たちに食や仕事、生命の大切さを学ばせたいという教育関係者の期待が一致し、各地で酪農教育ファームの活動が行われています。受入れ可能な牧場においては、子供たちが乳牛との触れ合い、餌やり、糞や尿の掃除・堆肥製造といった牛の世話等の酪農体験の学習を行っています。そのほか、学校への出前授業や、食と命の大切さを伝えるため、オリジナルの野外劇を上演する酪農家もいます。

　また、農業に関しては、野菜の種まきから収穫までの体験のほか、収穫した農産物を道の駅で開催されるイベントで子供たちが販売する取組もあります。このほか、漁業に関しては、若手の漁業者が実物の漁具や魚を小学校に持ち込み、日頃、目にする機会のない漁業の現場の臨場感を参加者に感じてもらっています（事例「小学校での「ふれあい給食」による低・未利用魚の普及を通じた食育の取組」参照）。さらに、林業に関しては、原木しいたけの駒打ちや伏せ込み等の栽培から収穫して食べるまでの体験を行っています。このような農林水産業の様々な分野で関係者が連携した体験活動に取り組むことで、より人々の心に残る食育を目指しています。

　農林水産省は、これらの取組を広く普及するため、教育ファーム等の農林漁業体験活動への交付金による支援のほか、どこでどのような体験ができるかについて、情報を一元化した「教育ファーム等の全国農林漁業体験スポット一覧」、タイムリーな情報を発信する「食育メールマガジン」等を提供しています。

事例

小学校での「ふれあい給食」による低・未利用魚の普及を通じた食育の取組（第7回食育活動表彰　消費・安全局長賞受賞）

平塚市漁業協同組合（神奈川県）

　平塚市漁業協同組合では、漁業や魚に対する子供たちの関心を高めるとともに、給食での低・未利用魚の活用を目指した、様々な活動を行っています。

　活動の1つとして、地元の産業を学習する小学5年生を対象に、漁業者が市内の小学校に出向き、地元の漁業や魚に関する授業を行った後、児童と一緒に魚を使用した給食を囲む「ふれあい給食」に取り組んでいます。「ふれあい給食」では、地元での漁獲量は多い一方で市場価値が低い、小サバやシイラといった低・未利用魚を活用することで、児童の漁業への理解を深めてもらうとともに、低・未利用魚の普及にもつなげています。児童に親近感を持ってもらえるよう、若手の漁業者が参加し、普段は目にする機会のない漁業の現場の臨場感を感じてもらうため、出港から沖での操業、漁港に戻ってから水揚げの状況まで、一連の様子を動画で紹介するとともに、実物の漁具や魚を持ち込んだり、漁業者による魚のさばき方を実演したりするなど、様々な工夫を凝らしています。

　また、5年生が総合学習の時間で「平塚のシイラ」について調べてPR動画を作成、6年生がレシピを考案して「シイラ給食」を実現するとともに、シイラカルタを作成し地域に寄贈した小学校もあり、児童の主体的・対話的で深い学びの実践に寄与しています。そのほか、児童の要望に応えた事業者が給食のレシピの商品化を行うなど、本活動を契機とした地域における低・未利用魚の普及にもつながっています。

　本活動は、低・未利用魚の活用によって、子供たちが地元の漁業者と交流し、漁業について知ることができる貴重な機会を提供する場となっています。今後も、異なる品種の低・未利用魚を活用した給食メニューを考案するなど、子供たちの漁業に対する理解促進に努めます。さらに、活動を通じて魚が好きな子供を増やし、家庭や地域での低・未利用魚の活用につなげ、持続可能な食を支える食育の推進に貢献していきます。

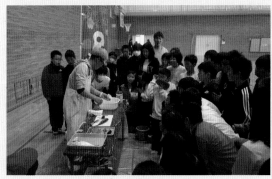

魚のさばき方を実演する様子

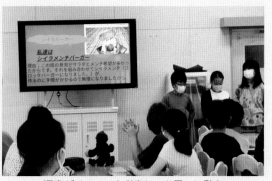

児童がメニューを考案し、お互いに発表

食を通してぬくもりの連鎖を次世代につなげる
（第7回食育活動表彰　農林水産大臣賞受賞）

シェアリンク 茨木（大阪府）

シェアリンク茨木は、平成22（2010）年9月に、「子育ての悩みを話そう。」と当時は珍しかったSNSを通じて市民が集まり始まりました。活動を通して、悩みの1つとして孤立することがあり、「一緒にご飯を食べよう。」と発展し、さらに「みんなで畑をしよう。」と深化していきました。現在は、食育講座や畑作り、防災活動等、食にまつわる様々な活動を地域に展開しています。当団体だけで完結させず、市や関係機関・団体、地域住民等を巻き込み、地域に定着させることで、「食」を中心にして、まちづくり全般に人をつなげ、広げられるように工夫しています。

市や関係機関・団体、近隣の高校生、大学生、子供たちにも声をかけ、平成30（2018）年の大阪北部地震後に更地になった土地を耕し、「みんなの畑」をつくりました。畑では、苗植えや収穫だけでなく、土づくりや、魚のおろし方の教室も開催しています。農作業には様々な行程があるので、全ての人に出番があります。年齢や性別等に関係なく、まずは畑作りに関わります。また、畑は防災拠点としても活用することができるため、防災講座も開催しています。そのほか、収穫した野菜の調理方法を学ぶ「いばらき自炊塾」を地元の高校と連携して実施し、野菜を加工して販売を行う「こどもマルシェ」も実施するなど、「食」を中心としたまちづくりを意識した活動を展開しています。

「食」を生み出す側になると、消費者の目線から生産者の目線に立つことができ、SDGsの取組にもつながります。「生きることは食べること」として、食を通して人がつながり、喜びや未来をシェア（共有）し、リンク（つなげる）させることにより、ぬくもりの連鎖を次世代につなげていきます。

第5章

生産者と消費者との交流の促進、環境と調和のとれた農林漁業の活性化等

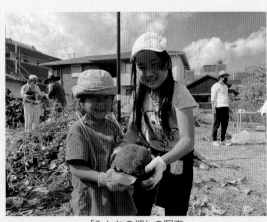

「みんなの畑」の写真

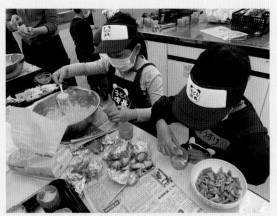

「こどもマルシェ」の準備

2 都市と農山漁村の共生・対流の促進

都市と農山漁村の共生・対流とは、都市と農山漁村を行き交う新たなライフスタイルを広め、都市と農山漁村それぞれに住む人々がお互いの地域の魅力を分かち合い、「人、もの、情報」の行き来を活発にする取組です。

食料の生産から消費等に至るまでの食の循環は、多くの人々の様々な活動に支えられており、そのことへの感謝の念や理解を深めることが大切です。一方で、ライフスタイル等の変化により、国民がふだんの食生活を通じて農林水産業等や農山漁村を意識する機会が減少しつつあります。そのような中で、生産者等と消費者との交流や都市と農山漁村の共生・対流等を進め、消費者と生産者等の信頼関係を構築し、我が国の食料需給の状況への理解を深め、持続可能な社会を実現していくことが必要です。

第4次基本計画においては、都市住民と農林漁業者との交流を促進するため、都市住民への農山漁村の情報提供と農山漁村での受入れ体制の整備等を推進することが定められています。このため、農林水産省では、農山漁村の自立及び維持発展に向けて、地域住民が生き生きと暮らしていける環境の創出を行うためのきっかけをつくり、農山漁村について広く知ってもらうことを入口に、農的関係人口創出、二拠点居住、移住、定住の実現を図り、農山漁村の活性化を推進しています。

また、農山漁村に宿泊し、滞在中に地域資源を活用した食事や体験を楽しむ「農山漁村滞在型旅行」である「農泊」を推進しています。具体的には、農山漁村の活性化と所得向上を図るため、地域における実施体制の整備、食や景観を活用した観光コンテンツの磨き上げ、ワーケーション（テレワーク等を活用し、ふだんの職場や自宅とは異なる場所で仕事をしつつ、自分の時間も過ごすこと）対応等の利便性向上、国内外へのプロモーション等を支援するとともに、古民家等を活用した滞在施設、体験施設の整備等を一体的に支援しており、農山漁村振興交付金による農泊推進の支援に採択され、農泊に取り組んでいる地域（以下「農泊地域」という。）について、令和5（2023）年度末時点で累計656地域を採択しています。

さらに、「観光立国推進基本計画」（令和5（2023）年3月31日閣議決定）においては、「子どもの農林漁業体験等に関係省庁が連携して取り組む」、「農林漁業者と観光事業者等の関係者の連携の推進を通じて、農泊地域での年間延べ宿泊者数を令和7（2025）年度までに700万人泊とすることにより、農山漁村の活性化と所得向上を目指す」ことが位置付けられました。

そのほか、内閣官房・内閣府、総務省、文部科学省、農林水産省及び環境省は、子供たちの学ぶ意欲や自立心、思いやりの心、規範意識等を育み、力強い成長を支える教育活動として、子供の農山漁村での宿泊による農林漁業体験や自然体験活動等を行う「子ども農山漁村交流プロジェクト」を推進しています。

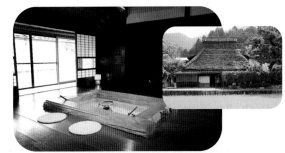

農山漁村にて、宿泊・食事・体験を
通した交流を図るのが「農泊」

内閣官房・内閣府や文部科学省では、送り側となる学校における、宿泊体験活動の取組に対する支援等を行っています。総務省では、送り側・受入れ側双方が連携して行う取組を中心に支援しており、都市・農山漁村の地域連携による子供農山漁村交流推進支援事業等を実施し、モデル事業の取組事例やノウハウの横展開を進めるためのセミナーを開催しています。農林水産省、環境省では、受入れ側となる農山漁村等の体制整備に対して支援しています。

農林水産業や住民の生活の場である農山漁村は、食育を進める上でも重要な役割を果たしており、これを支える地域コミュニティの維持・活性化を図る必要があります。

このため、農林水産省は、平成28（2016）年度から「農山漁村振興交付金」により、農山漁村が持つ豊かな自然や「食」を観光・教育・福祉等に活用する地域の活動計画策定それに基づく取組等、地域資源を活用した地域の自立及び発展に資するための実践活動の取組を支援し、農山漁村の維持・活性化を促進しています。令和5（2023）年度は全国34の地域協議会に対して、地域の活動計画策定や計画に掲げられた取組を実施するための体制の構築、実証のための活動等を支援しました。

第2節　食の循環や環境に配慮した食育の推進

1　地産地消の推進

　地域で生産したものを地域で消費する地産地消の取組は、消費者に「顔が見え、話ができる」関係で地場産物を購入する機会を提供し、農山漁村の活性化を図る上で重要な取組です。また、農山漁村における6次産業化（生産・加工・販売の一体化等）にもつながる取組です。

　直売所や量販店での地場産物の販売、学校や病院・福祉施設の給食、外食・中食産業や食品加工業での地場産物の利用等により、消費者は身近な場所で作られた新鮮な地場産物を入手できるだけでなく、地場産物を使った料理や地域の伝統料理を食べることができます。また、農林水産業を身近に感じる機会が得られ、食や食文化についての理解を深められることが期待されます。特に、直売所は、販売金額における地場産物商品の割合が約9割を占め、地産地消の核となるものであり、消費者にとっては、生産者と顔の見える関係が築け、安心して地域の新鮮な農林水産物を消費できる、生産者にとっては、消費者ニーズに対応した生産が展開できるなどのメリットがあります。また、地場産物の販売だけでなく、地場産物の特徴や食べ方等の情報提供を行っており、消費者と生産者とのコミュニケーションを生かした食育の場にもなっています。

　地産地消を推進する際には、地域の自然、文化、産業等への理解を深めるとともに生産者の努力や食への感謝の気持ちを育むことが重要です。地域産品として子供の頃からジビエに慣れ親しんでもらい、農村地域の課題となっている鳥獣被害対策等の現状への理解や命の大切さを知ってもらうため、一部の学校給食で捕獲した鳥獣の肉であるジビエの提供も行われています。また、ジビエの食肉処理施設の衛生管理を推進するとともに、安全なジビエの提供と消費者のジビエに対する安心の確保を図るため、平成30（2018）年5月に「国産ジビエ認証制度」が制定されました。本制度では厚生労働省の「野生鳥獣肉の衛生管理に関する指針（ガイドライン）」の遵守やトレーサビリティの確保等に適切に取り組むジビエの食肉処理施設を認証しており、さらに、認証を受けた処理施設で生産されたジビエ製品等は認証マークを表示することができます。これらのジビエの利用に関する情報については、農林水産省のウェブサイトにまとめ、情報提供しています。

　我が国は周囲を豊かな海に囲まれており、多種多様な水産物に恵まれ、地域ごとに特色のある料理や加工品といった豊かな魚食文化が形成され、現在まで継承されてきています。しかしながら、我が国の水産業においては、海洋環境の変化等により生産量が減少し漁業就業者数が減少しており、漁村の活性化を図ることが課題となっています。このような情勢を踏まえ、海や漁村の地域資源の価値や魅力を活用し交流促進や水産物の消費増進を図る海業を推進するための施策等が行われています。

　なお、地産地消については、「地域資源を活用した農林漁業者等による新事業の創出等及び地域の農林水産物の利用促進に関する法律」（平成22年法律第67号）に基づく「農林漁業者等による農林漁業及び関連事業の総合化並びに地域の農林水産物の利用の促進に関する基本方針」（平成23年農林水産省告示第607号）において、地場産物の使用の促進の目標として、①令和7（2025）年度までに年間販売額が1億円以上の直売所の割合を50％以上とすること、②令和7（2025）年度までに学校給食において都道府県単位での地場産物を使用する割合（金額ベース）を現状値（令和元（2019）年度）から維持・向上した都道府県の割合を90％以上とすること、③令和7（2025）年度にグリーン・ツーリズム施設の年間延べ宿泊者数及

び訪日外国人旅行者数のうち農山漁村体験等を行った人数の合計を1,540万人とすること等を設定しています。同法及び同基本方針に基づく地方公共団体による促進計画の取組が進められていくこと等により、地産地消の一層の促進が図られることが期待されます。

　農林水産省では、地産地消を含む農山漁村の活性化や所得向上に取り組んでいる優良事例を選定し、全国に発信する取組を行うほか、地域資源を活用した新商品の開発等を進める地域ぐるみの6次産業化の取組を支援しました。また、学校給食におけるメニュー開発・導入実証等への支援や、学校等施設給食における地場産物の利用拡大を促進するため、専門的知見を持つ人材育成の研修や安定供給体制の構築を進めるため地産地消コーディネーターの派遣への支援を行いました。さらに、直売所の施設等の整備や、売上げ向上に向け、観光需要向けの新商品の開発、消費者評価会の開催、観光事業者等とのツアー等の企画、集出荷システムの構築等の取組への支援を行っています。このほか、産品の名称を知的財産として保護する「地理的表示（GI）保護制度」について、令和4（2022）年11月の運用の見直しにより、その地域ならではの産品の登録を一層推進するとともに、登録産品の観光資源としての活用等を推進しています。

　我が国は、多種多様な農畜水産物・加工食品を多くの国・地域から輸入しています。食料の輸送量に輸送距離を乗じた指標として「フード・マイレージ」があります。これは、1990年代からイギリスで行われている「Food Miles（フードマイルズ）運動」を基にした概念であり、「生産地から食卓までの距離が短い食料を食べた方が輸送に伴う環境への負荷が少ないであろう」という仮説を前提として考え出されたものです。国内生産・国内消費の拡大、地産地消の推進等の取組は、環境負荷の低減に資することも期待されます。

　「食料・農業・農村基本計画」（令和2（2020）年3月31日閣議決定）においては、食と農とのつながりの深化に着目した官民協働の新たな国民運動が位置付けられています。そのため、令和3（2021）年7月から、食と環境を支える農林水産業・農山漁村への国民の理解と共感・支持を得つつ、国産の農林水産物の積極的な選択といった具体的な行動変容に結びつくよう、1990年代後半から2000年代に生まれた「Z世代」を重点的にターゲットとした官民協働による国民運動として「食から日本を考える。ニッポンフードシフト」を展開しています。

② 環境と調和のとれた持続可能な食料生産とその消費にも配慮した食育の推進

　我が国の食料・農林水産業は、高品質、高付加価値な農林水産物、食品を消費者に提供するとともに、日本固有の食文化の魅力の源泉として国内外から高い評価を受けています。一方、生産者の減少・高齢化、地域コミュニティの衰退といった課題、国内外で重要性が増している地球環境問題やSDGsへの対応の必要性等を踏まえ、農林水産省では、持続可能な食料システムの構築に向け、令和3（2021）年5月に「みどりの食料システム戦略」を策定しました。

　本戦略の実現に向けては、調達から生産、加工・流通、消費までの食料システムの各段階で課題の解決に向けて、関係者の理解促進と行動変容を進めていくことが鍵となります（図表2-5-1）。

図表2-5-1　「みどりの食料システム戦略」の具体的な取組

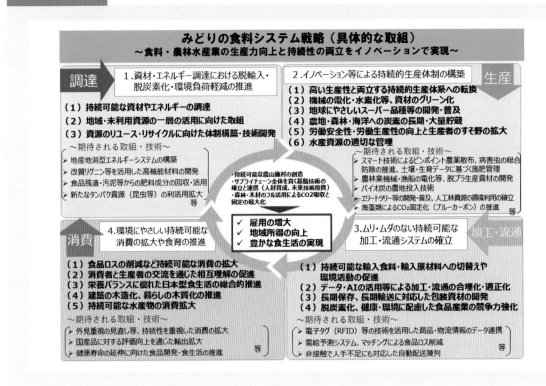

令和4（2022）年7月には、「みどりの食料システム戦略」の実現に向けて「環境と調和のとれた食料システムの確立のための環境負荷低減事業活動の促進等に関する法律」（令和4年法律第37号）が施行されました。同法では、消費者の努力として、環境と調和のとれた食料システムに対する理解と関心を深め、環境への負荷の低減に資する農林水産物等を選択するよう努めなければならない旨を規定しているほか、環境負荷の低減に資する農林水産物等の消費を促進する観点から、食育の推進が位置付けられています。

このため、農産物の生産段階については、生産者の環境負荷低減の努力を「見える化」し、星の数で分かりやすくラベル表示して消費者に伝える取組を行っています。令和4（2022）年度に米、トマト、キュウリの3品目を対象に、化石燃料や化学肥料、化学農薬の低減、農地土壌へのバイオ炭の施用等による農業由来の温室効果ガス削減への貢献を星の数で表示する等級ラベルを付して実証販売を開始しました。さらに、令和5（2023）年度は、米、野菜類、果樹類、いも類等の23品目に対象品目を拡大するとともに、小売店舗を始め、外食、教育機関等の多様な場で実証販売を行いました。令和6（2024）年3月からは、米を対象に、化学肥料や化学農薬の低減、冬期湛水等の水田における取組に応じ、生物多様性保全への貢献を示す表示を追加し、新たなラベルデザインでガイドラインに則った本格運用を開始しています（コラム「環境負荷を低減する生産者の努力の「見える化」」参照）。

また、将来を担う若い世代による環境に配慮した取組を促すため、「みどりの食料システム戦略」に基づいた活動を実践する機会として、「みどり戦略学生チャレンジ（全国版）」を実施しています。

そのほか、消費分野では、見た目重視から持続可能性を重視した消費の拡大等、環境にやさしい持続可能な消費の拡大や食育の推進等が期待されます。食育に関する取組としては、特に「環境にやさしい持続可能な消費の拡大や食育の推進」として、「栄養バランスに優れた日本型食生活の総合的推進」の中で、栄養バランスに優れた日本型食生活に関する食育、地産地消の

推進や持続可能な地場産物や国産有機農産物等を学校給食に導入する取組の推進等を実施するとしています。

第4次基本計画では、「取り組むべき施策」として「環境と調和のとれた持続可能な食料生産とその消費にも配慮した食育の推進」を掲げており、有機農業を始めとした持続可能な農業生産や持続可能な水産資源管理等、生物多様性と自然の物質循環を健全に維持し、自然資本を管理し、又は増大させる取組に関して、国民の理解と関心の増進のため普及啓発を行っています。

具体的には、学校給食での有機食品の利用等、有機農業を地域で支える取組事例の共有等を行うため、農林水産省は、「有機農業と地域振興を考える自治体ネットワーク」の活動として、令和6（2024）年1月のオーガニックビレッジ全国集会において各地方公共団体の事例等を共有するセミナーを開催するなど、関係者の取組が進むよう連携の強化に取り組んでおり、セミナーでは、長野県松川町により、町内で有機農業に取り組む生産者により構成される「ゆうき給食とどけ隊」による学校給食における有機農産物の導入や、町内の小学生を対象とした栽培体験等の取組について発表されました（コラム「学校給食における有機農産物の利用についての取組」参照）。文部科学省では、学校給食で地場産物・有機農産物を活用する取組を支援する事業を実施し、学校給食への有機農産物の活用や、それを通じた環境負荷低減に係る理解を促す食育の充実に取り組んでいます。

世界の有機食品市場は令和3（2021）年時点で1,355億ドルであり、ここ10年で2倍以上に拡大しています（図表2-5-2）。日本の有機食品市場についても、直近5年間で約1.2倍に拡大しています（図表2-5-3)。更なる市場の拡大を目指して、国産有機農産物を取り扱う小売事業者や、飲食サービス事業者により構成される国産有機サポーターズ（令和5（2023）年度末時点で111社が参画）の拡大や、国産有機農産物等の消費者需要及び加工需要を喚起する取組への支援を行っています。

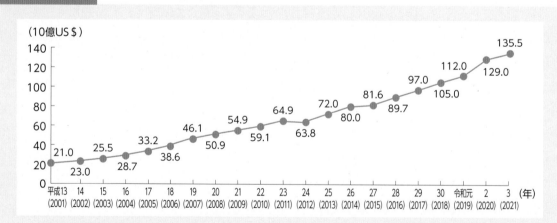

図表2-5-2　世界の有機食品売上額の推移

（10億US＄）

平成13（2001）21.0、14（2002）23.0、15（2003）25.5、16（2004）28.7、17（2005）33.2、18（2006）38.6、19（2007）46.1、20（2008）50.9、21（2009）54.9、22（2010）59.1、23（2011）64.9、24（2012）63.8、25（2013）72.0、26（2014）80.0、27（2015）81.6、28（2016）89.7、29（2017）97.0、30（2018）105.0、令和元（2019）112.0、2（2020）129.0、3（2021）135.5

資料：FiBL & IFOAM　The World of Organic Agriculture statistics & Emerging trends 2010～2023を基に、農林水産省農産局農産政策部農業環境対策課作成

第5章　生産者と消費者との交流の促進、環境と調和のとれた農林漁業の活性化等

図表2-5-3 我が国の有機食品市場規模の推計状況

推計年度	平成29（2017）年	令和4（2022）年
日本全国の**有機食品市場規模**の推計値（円）	**1,850**億円	**2,240**億円

資料：平成29（2017）年は、農林水産省「有機食品マーケットに関する調査」による推計、
令和4（2022）年は、農林水産省「有機食品市場規模及び有機農業取組面積の推計手法検討プロジェクト」による推計を基に、
農林水産省農産局農産政策部農業環境対策課作成

　また、農林水産省、消費者庁、環境省が連携し、企業・団体、国が一体となって、食と農林水産業の持続可能な生産と消費を促進する「あふの環プロジェクト」を令和2（2020）年6月に立ち上げ、様々なイベントや、勉強会、交流会等を行っています。

　具体的には、「食と農林水産業のサステナビリティ」について知ってもらうため、一斉に情報発信を行うサステナウィークを開催し、「あふの環プロジェクト」のメンバーが小売店舗等でのイベントを実施し、サステナブルな商品や、生産者の温室効果ガスの削減努力を分かりやすく表示した「見える化」農産物の販売、飲食店における「見える化」農産物を使用した料理の提供を行いました。

　「あふの環プロジェクト」で開催した「サステナアワード2023」では、食や農林水産業に関わる地域・生産者・事業者のサステナブルな消費、生産等（環境との調和、脱炭素、生物多様性保全、資源循環等）の取組を分かりやすく紹介する動画を表彰しました。コープデリ生活協同組合連合会の「畜産の未来を育む 産直はなゆき農場有機牛」が農林水産大臣賞、株式会社

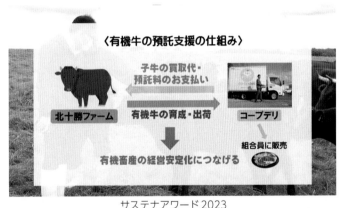

サステナアワード2023
農林水産大臣賞受賞作品

樫村ふぁーむの「地域でつなぐサステナブル」が環境大臣賞、北アルプスオーガニックプロジェクトの「持続可能な循環型まちづくりへの挑戦」が消費者庁長官賞、アグリシステム株式会社の「ベーカリーが応援する環境再生型農業の取組」がAgVenture Lab賞を受賞しました。

　世界的に健康志向や環境志向等、食に求める消費者の価値観が多様化していること等を背景に、生産から流通・加工、外食、消費等へとつながる食分野の新しい技術及びその技術を活用したビジネスモデルであるフードテック[1]への関心が高まり、新たな食の可能性として注目されています。農林水産省では、令和2（2020）年10月、食品企業や、スタートアップ企業、研究機関、関係省庁等の関係者で構成する「フードテック官民協議会」を立ち上げ、同協議会には令和6（2024）年1月現在、約1,300人が入会しています。同協議会では、植物性タンパク質を用いた食品の普及推進等、専門的な議論を行う作業部会（ワーキングチーム）を設置し、協調領域の課題解決と新規食品への消費者理解の増進等の新市場開拓に向けた議論を行っています。

1　我が国においては、大豆ミートや、健康・栄養に配慮した食品、人手不足に対応する調理ロボット、昆虫を活用した環境負荷の低減に資する飼料・肥料の生産等の分野で、スタートアップ企業等が事業展開、研究開発を実施している。

column コラム　学校給食における有機農産物の利用についての取組

学校給食における有機農産物の活用は、有機農産物の安定的な消費先となることに加えて、子供たちや地域の方々に、環境に配慮した農業への理解を深めていただく、食育の観点からも有意義な取組と考えています。

全国で、学校給食に有機食品を利用している市町村数は、令和3（2021）年度末時点の137市町村から、令和4（2022）年度末時点で193市町村に増加しています。

図表1　学校給食で有機食品を利用している市町村数の推移

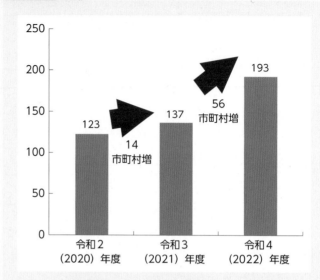

資料：農林水産省農産局農産政策部農業環境対策課「令和2（2020）年度、3（2021）年度、4（2022）年度における有機農業の推進状況調査（市町村対象）」

各地の取組として、兵庫県豊岡市では、地元産の有機米である「コウノトリ育むお米」を学校給食に提供する取組を令和4（2022）年度から開始し、令和9（2027）年度までに米飯の全量を有機米にする計画としています。

また、長野県松川町では、地元の生産者の方たちが「ゆうき給食とどけ隊」を結成し、有機のニンジン、タマネギ等を学校給食に提供しています。

こうした取組と合わせて、町内小学生を対象とした有機農産物の栽培体験や水田での生き物調査、生産者との交流活動等の食育に資する取組が行われているところです。

農林水産省では、有機農業に取り組む先進的な市町村を「オーガニックビレッジ」として応援しており、学校給食への有機農産物の導入段階の支援等により、こうした地域の取組を後押ししています。

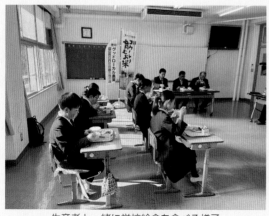

生産者と一緒に学校給食を食べる様子
（兵庫県豊岡市）

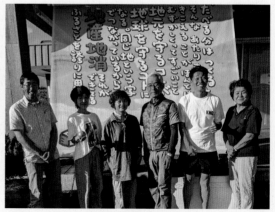

ゆうき給食とどけ隊
（長野県松川町）

column コラム　環境負荷を低減する生産者の努力の「見える化」

　持続可能な食料システムの構築に向けて、調達、生産、加工・流通、消費それぞれの段階で、環境負荷低減の取組への関係者の理解促進と行動変容を進めていくことが重要です。

　このため、農林水産省では、「みどりの食料システム戦略」に基づき、生産者の環境負荷低減の努力をわかりやすく表示し、消費者等の選択に資する「見える化」の取組を行っています。

　令和４（2022）年度に米、トマト、キュウリの３品目を対象に、化石燃料や化学肥料、化学農薬の低減、農地土壌へのバイオ炭の施用等による農業由来の温室効果ガス削減への貢献を星の数で表示する等級ラベルを付して実証販売を開始し、令和５（2023）年度は対象品目を、米、野菜類、果樹類、いも類等の23品目に拡大するとともに、小売店舗を始め、外食、教育機関等の多様な場で実証販売を行いました（実績：全国累計773か所（令和６（2024）年２月29日時点））。

　また、「見える化」に対する消費者の理解を促進するため、インフルエンサー向けのイベントや小中学生が多く来場する環境に関するイベントも活用し、分かりやすい広報・普及に取り組みました。

　さらに、令和５（2023）年４月に宮崎県で開催されたＧ７農業大臣会合では、各国代表団を始めとした来場者に、温室効果ガス削減の取組を「見える化」した野菜をサラダ・バーとして提供するなど、海外に対しても情報発信を行いました。

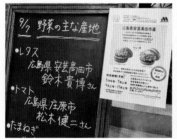 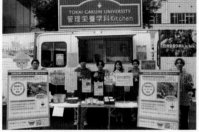 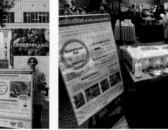

「見える化」実証販売の様子　　　　　　　　　Ｇ７農業大臣会合での
　　　　　　　　　　　　　　　　　　　　　　サラダ・バーの様子

　令和６（2024）年３月からは、米を対象に、化学肥料や化学農薬の低減、冬期湛水等の水田における取組に応じ、生物多様性保全への貢献を示す表示を追加し、新たなラベルデザインでガイドラインに則った本格運用を開始しています。

　今後は、ガイドラインに則った「見える化」の取組を着実に増やすとともに、対象品目を畜産物等に広げるなど、引き続き、環境負荷低減の取組の「見える化」を進めていくこととしています。

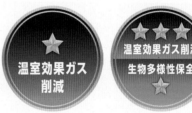

新たなラベルデザイン

事例 有機農業の現場から地域に広がる食育～栽培体験や学校給食への食材提供、料理教室や出前授業を通じて～
（第７回食育活動表彰　消費・安全局長賞受賞）

株式会社大地のMEGUMI（北海道）

　北海道網走郡大空町に拠点を置く株式会社大地のMEGUMIでは、有機農業ならではの苦労や、有機野菜がなぜ環境に優しいのかといったことを理解してもらい、地元の農産物の魅力を伝えるための様々な取組を行っています。例えば、圃場において実際に栽培を体験してもらったり、地元の小中学校に給食用食材として有機栽培の野菜を無償提供したりしています。

　具体的には、町内の小学校６年生の「総合的な学習の時間」において、有機圃場における「かぼちゃ栽培体験」授業を実施しています。授業では、種まきから収穫までの実習を圃場で行うほか、収穫したかぼちゃを道の駅で子供たち自らが販売することで、栽培から消費までの一連の流れを経験します。こうした活動の中で、無消毒の種の播種、除草剤に頼らない手による草取り、マルチビニールの回収など、子供たちは人にも環境にもやさしい有機農業を実践しながら、農作物を育てることについて学んでいます。

　授業をきっかけに、子供たちの親を含む地域の農家においても環境に優しい農業が広まってきているほか、授業に携わった農家自身も食育について考えるようになりました。また、専門家を招いて、小学生以外に対しても料理教室や特別授業を行い、地元の農産物の良さを広めています。

　昨今、化学肥料をはじめとする農業生産資材の価格は高騰しており、その大部分は輸入に頼っている状況です。有機農業の拡大は、食料安全保障の観点からも、農業の持続可能性を高める上で重要な手法であり、今後も有機農業を通じて、農業従事者を含め子供たちに関わる全ての人が、農業とともに成長していけるような活動を継続していきたいと考えています。

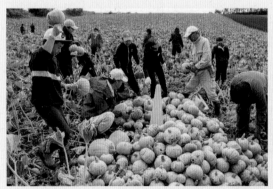 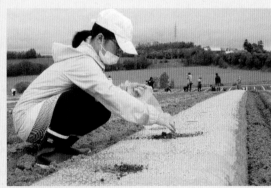

有機農業体験の様子

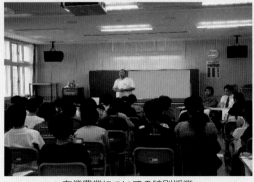

有機農業についての特別授業

第5章 生産者と消費者との交流の促進、環境と調和のとれた農林漁業の活性化等

3 食品ロス削減に向けた国民運動の展開

　我が国では、食料、飼料等の生産資材の多くを海外からの輸入に頼っている一方で、本来食べられるにもかかわらず廃棄されている食品ロスが、令和3（2021）年度の推計で523万トン発生しています。内訳は、事業系で279万トン、家庭系で244万トンとなっており、国民一人当たりの量で見ると年間約42kgの食品ロスが発生している状況です。

　こうした中、我が国では、環境負荷の少ない、循環を基調とした経済社会システムを構築するため、「食品循環資源の再生利用等の促進に関する法律」（平成12年法律第116号。以下「食品リサイクル法」という。）に基づき、食品の売れ残りや食べ

残し、食品の製造過程において発生している食品ロスを含む食品廃棄物等について、食品の製造、流通、消費等の各段階において、発生の抑制に優先的に取り組んだ上で、食品循環資源について飼料化や肥料化等による再生利用を推進しています（図表2-5-4）。

国民1人当たり食品ロス量

1日 約114g
※ 茶碗約1杯（約150g）のご飯の量に近い量

年間 約42kg
※ 年間1人当たりの米の消費量（約51kg）に近い量

資料：総務省「人口推計」（令和3（2021）年10月1日）
農林水産省「令和2年度食料需給表（確定値）」

| 図表2-5-4 | 食品廃棄物等の利用状況等（令和3（2021）年度推計） |

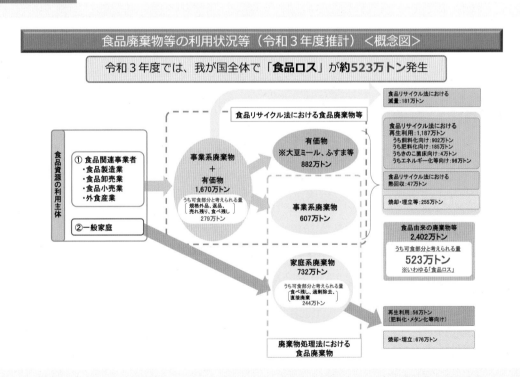

資料：・事業系食品ロスについては、食品リサイクル法第9条第1項に基づく定期報告結果と農林水産省大臣官房統計部「食品循環資源の再生利用等実態調査結果（平成29年度）」等を基に、農林水産省大臣官房新事業・食品産業部において推計
　　　・家庭系食品ロスについては、「令和4年度食品循環資源の再生利用等の促進に関する実施状況調査等業務報告書」を基に、環境省環境再生・資源循環局において推計
　　　・事業系廃棄物及び家庭系廃棄物の量は、「一般廃棄物の排出及び処理状況、産業廃棄物の排出及び処理状況」（環境省）等を基に、環境省環境再生・資源循環局において推計
注：1）事業系廃棄物の「食品リサイクル法における再生利用」のうち「エネルギー化等」とは、食品リサイクル法で定めるメタン、エタノール、炭化の過程を経て製造される燃料及び還元剤、油脂及び油脂製品の製造である。
　　2）端数処理により合計と内訳の計が一致しないことがある。

また、平成27（2015）年９月の国連サミットで採択された「持続可能な開発のための2030アジェンダ」（以下「2030アジェンダ」という。）では、SDGsの目標の一つに「持続可能な生産消費形態を確保する」ことが掲げられています。その中で「2030年までに小売・消費レベルにおける世界全体の一人当たりの食料の廃棄を半減させ、収穫後損失などの生産・サプライチェーンにおける食料の損失を減少させる」がターゲットとして設定されるなど、食品ロスへの国際的な関心が高まっています。この「2030アジェンダ」で掲げられた目標及びターゲットを世界全体で達成していくためには、事業者だけでなく、国民一人一人の意識と行動が求められています。

この「2030アジェンダ」も踏まえて、我が国における食品ロスの削減目標が設定されました。具体的には、「第四次循環型社会形成推進基本計画」（平成30（2018）年６月19日閣議決定）及び「食品リサイクル法」に基づく基本方針において、家庭系食品ロス量及び事業系食品ロス量をそれぞれ令和12（2030）年度までに平成12（2000）年度比で半減させることとしました。

さらに、国民運動として食品ロスの削減を推進するため、「食品ロスの削減の推進に関する法律」（令和元年法律第19号。以下「食品ロス削減推進法」という。）が、令和元（2019）年５月に成立し、同年10月１日に施行されました。また、令和２（2020）年３月には、「食品ロス削減推進法」に基づく「食品ロスの削減の推進に関する基本的な方針」（令和２（2020）年３月31日閣議決定）が閣議決定され、関係各省庁等において、国民各層が、食品ロス削減の問題を「他人事」ではなく「我が事」として捉え、「理解」するだけにとどまらず「行動」に移すための様々な取組を行っています。

農林水産省では、食品ロスの一つの要因となっている製・配・販[1]にまたがる商慣習の見直しを促進するため、10月30日を「全国一斉商慣習見直しの日」として、食品小売事業者における納品期限の緩和や食品製造事業者における賞味期限表示の大括り化（年月表示、日まとめ表示）の取組を呼び掛けています。令和５（2023）年10月時点で納品期限の緩和に取り組む食品小売事業者は297事業者（令和４（2022）年10月時点：240事業者）、賞味期限表示の大括り化に取り組む食品製造事業者は318事業者（令和４（2022）年10月時点：267事業者）となり、これらに取り組む事業者名及び取組事例を公表しました。

また、食品ロス削減のための消費者啓発の取組を促すため、令和５（2023）年10月の食品ロス削減月間に、ポスター等の普及啓発資材を活用した消費者に対する食品ロス削減のための啓発活動を行う小売・外食事業者や事業者へ食品ロス削減の普及啓発を呼び掛ける地方公共団体を募集した結果、109事業者、84地方公共団体から応募があり、これに取り組む事業者名を公表しました。

さらに、令和６（2024）年２月の恵方巻シーズンには、予約販売等の需要に見合った販売に取り組む食品小売事業者向けのPR資材を提供するとともに、恵方巻のロス削減に取り組む事業者の公表も行いました。

生産・流通・消費等の過程で発生する未利用食品について、食品関連事業者や生産現場等からの寄附を受けて、必要としている人や施設等に提供するフードバンク活動が全国各地で広がりつつあり、フードバンク活動を行っている団体数（農林水産省ウェブサイトに掲載希望があった団体に限る。）は、令和６（2024）年３月末現在、国内で273団体となっています。

1　メーカー（製）、中間流通・卸（配）、小売（販）のこと

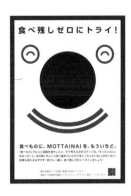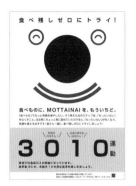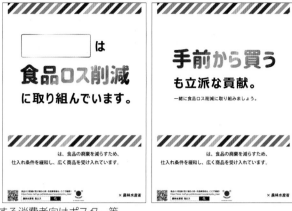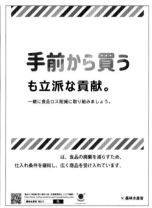

小売店・外食店で掲示する消費者向けポスター等

農林水産省は、フードバンク活動を通じた食品ロス削減を図るため、令和5（2023）年度は、令和4（2022）年度に引き続き、フードバンクのスタートアップ団体への支援及び広域連携等の先進的な取組の支援等を行うとともに、食品産業から発生する食品ロスの削減につながる商品（見切り品等）を寄附金付きで販売し、利益の一部をフードバンク活動の支援に活用する新たな仕組みを構築するため、食品小売事業者における実証・検討を支援しました。

あわせて、エネルギー・食品等の物価が高騰する中、こども食堂や生活困窮者等へ食品を届きやすくすることが課題となり、こども食堂等へ食品の提供を行っているフードバンクの役割が重要であることから、フードバンクに対して、食品の受入れ・提供を拡大するために必要となる経費の支援を行いました。さらに、フードバンクの活動強化に向けて、食品提供元の確保等の課題解決に資する専門家派遣やフードバンクと食品関連事業者等のネットワーク強化のサポートを実施しました。

国の災害用備蓄食品については、令和3（2021）年4月に関係府省庁が申合せを行い、食品ロス削減及び生活困窮者支援等の観点から有効に活用するため、入替えにより災害用備蓄食品の役割を終えたものについて、原則として、フードバンク等への提供に取り組むこととしており、令和3（2021）年5月から、農林水産省のウェブサイトにおいて、ポータルサイトを設け、各府省庁の取組を取りまとめて情報提供を行いました。

くわえて、農林水産省本省においては、入替えに伴って役割を終えた災害用備蓄食品について、令和5（2023）年10月30日に石川県金沢市において開催された「第7回食品ロス削減全国大会」（石川県金沢市・金沢市食品ロス削減推進協議会、全国おいしい食べきり運動ネットワーク協議会主催、消費者庁・農林水産省・環境省共催）における無償配布を実施するとともに、令和5（2023）年12月に、フードバンク等2団体への無償提供を実施しました（6品目、計4,352食）。また、地方農政局等においても同様の取組を進めました。

令和5（2023）年10月「食品ロス削減月間」には、消費者庁、農林水産省、環境省が共同で、食品ロス削減推進アンバサダーとして芸能人を起用した普及啓発ポスターを作成し、地方公共団体等に配布するとともに、集中的な情報発信に取り組みました。

また、消費者・事業者・地方公共団体等の食品ロス削減に関わる様々な関係者が一堂に会し、関係者の連携強化や食品ロス削減に対する意識向上を図ることを目的として開催された「第7回食品ロス削減全国大会」においては、関係各省庁もブース出展等を行いました。このほか、各種セミナー等において、食品リサイクルと食品ロスの削減について、まだ食べられる食品を捨てることを「もったいない」と感じてもらえるよう、普及啓発活動を行いました。

さらに、消費者庁、農林水産省、環境省では、全国おいしい食べきり運動ネットワーク協議

第5章

生産者と消費者との交流の促進、環境と調和のとれた農林漁業の活性化等

会と共同で、「「おいしい食べきり」全国共同キャンペーン」を令和5（2023）年12月から令和6（2024）年1月にかけて実施しました。この時期は、年末年始の宴会や外食が多く見込まれることから、飲食店及び消費者に対して広く普及啓発することとして、外食時の食べきり（「30・10（さんまる　いちまる）運動」等）を呼び掛けました。また、テイクアウト時の適量購入や家庭での食べきりについても啓発を行いました。家庭や外食時に食品ロスを減らすポイントについてまとめた啓発資材の提供や「外食時のおいしく「食べきり」ガイド」、飲食店等の食品ロス削減のための好事例集の周知等による啓発活動を実施しました。

官民を挙げた取組である食品ロス削減国民運動ロゴマークとして、各団体・企業での利用を推進してきた「ろすのん」について、平成30（2018）年6月に通常の泣いているマークに加えて、笑っているマークも追加しました。平成25（2013）年にマークの利用がスタートし、令和6（2024）年3月末現在では1,469件の利用件数となりました。

食品ロス削減国民運動ロゴマーク「ろすのん」

消費者庁では、食品ロス削減の取組を広く国民運動として展開していくことを目的として、「令和5年度「めざせ！食品ロス・ゼロ」川柳コンテスト」を実施し、計19,717件の応募の中から、審査の結果、「ままごとも　導入された　てまえどり」が内閣府特命担当大臣（消費者及び食品安全）賞に選ばれました。また、令和4（2022）年度に、地域に根差した食品ロス削減を推進する人材を育成するため「食品ロス削減推進サポーター」制度をスタートさせ、令和5（2023）年度にはサポーター育成のためのオンライン講座を6回実施しました。令和6（2024）年3月現在では2,751人をサポーターとして認定しており、認定サポーターは、地域での出前授業やフードバンク支援等幅広く活躍しています。

また、令和5（2023）年8月に開催した「令和5年度「こども霞が関見学デー」」では、子供の頃から食品ロス削減を身近なこと、我が事として意識してもらえるよう、小学生がゲームの主人公になって謎を解き明かしながら「てまえどり」等の食品ロス削減について学ぶプログラムを実施しました。

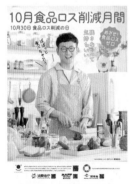

食品ロス削減月間啓発
ポスター（令和5年度版）

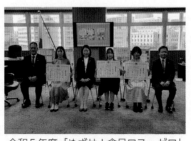

令和5年度「めざせ！食品ロス・ゼロ」
川柳コンテスト表彰式の様子

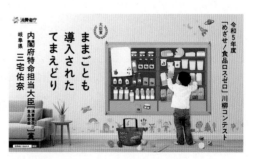

令和5年度「めざせ！食品ロス・ゼロ」
川柳コンテスト
内閣府特命担当大臣（消費者及び食品安全）賞
ポスター

　環境省では、食品ロスに関する情報を集約したポータルサイトを作成し、それぞれの主体が食品ロスに関する正確で分かりやすい情報を得ることができる環境を整備しています。また、食品ロス削減に関する普及啓発の一環として、啓発キャラクター「すぐたべくん」を活用し、食品小売店で購入する際、すぐに食べる商品については、賞味期限や消費期限がより長い商品を選んで購入するのではなく、陳列されている手前から順番に購入することについて普及啓発を行っています。また、飲食店等での外食時においてはまずは食べきることを前提として、食べ残してしまった場合には消費者の自己責任の範囲で「mottECO（飲食店での食べ残しの持ち帰り行為）」を行うことが当たり前になるように、普及に取り組んでいます。

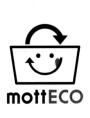 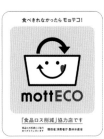 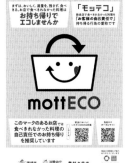
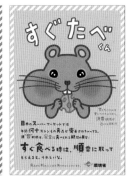

「mottECO（モッテコ）」普及啓発資材 　　　　　　　「すぐたべくん」ポスター

食品ロスポータルサイト（環境省）
URL：https://www.env.go.jp/recycle/foodloss/index.html

　また、2050年カーボンニュートラル及び2030年度削減目標の実現をするため、「デコ活」（脱炭素につながる新しい豊かな暮らしを創る国民運動）を展開しています。「デコ活アクション」の一つとして食品ロス削減を呼び掛け、食品ロス削減等も含めた国民・消費者の行動変容、ライフスタイル転換を強力に後押ししていきます。

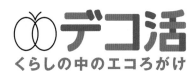

デコ活のロゴマーク

デ　電気も省エネ　断熱住宅
コ　こだわる楽しさ　エコグッズ
カ　感謝の心　食べ残しゼロ
ツ　つながるオフィス　テレワーク

デコ活アクション

デコ活サイト（環境省）
URL：https://ondankataisaku.env.go.jp/decokatsu/

　また、地方公共団体の食品ロス削減の取組の支援も行っています。環境省では、全国おいしい食べきり運動ネットワーク協議会が取りまとめた「食品ロス削減のための施策バンク」の中から、他の地方公共団体担当者が同様の取組をする際に参考となる事例を取りまとめた「自治体職員向け食品ロス削減のための取組マニュアル」を平成30（2018）年10月から公表しています。令和5（2023）年10月の更新版では、新たに2地方公共団体における事例を追加しました。
　学校においては、栄養教諭が中心となって食に関する指導に取り組んでおり、給食や教科等

において、食品ロスを含めた食に関する現代的な課題を取り扱い、食べ物や生産等にかかわる人々への感謝の心を育み、児童生徒に食品ロス削減に関する理解と実践を促しています。文部科学省においては、より一層の指導の充実を図るため、教員向けの指導の手引や児童生徒向けの食育教材等を作成するとともに、指導の中核的な役割を担う栄養教諭の配置促進・指導力向上などに取り組んでいるところです。

環境省では、学校給食における再生利用等の取組を促進するとともに、食育・環境教育を推進するため、学校給食の実施に伴い発生する廃棄物の3R促進モデル事業を平成27（2015）年度から実施しています。モデル事業参加学校の多くでは、給食の食べ残し量の減少や、児童を通じて保護者にも意識や行動の変化が見られます。

また、教育現場における食品ロス削減に係る取組についての事例を取りまとめた「自治体職員のための学校給食の食べ残しを減らす事業の始め方マニュアル」を平成30（2018）年3月から公表しています。令和5（2023）年6月の更新版では、新たに2地方公共団体における事例を追加しました。

column コラム　食品ロスの削減に関する取組

　消費者庁では、消費者に期限表示の意味を正しく理解してもらうため、賞味期限が「おいしく食べることができる期限」であることをわかりやすく表現した「おいしいめやす」という愛称を活用し、事業者の協力のもと、普及啓発を行っています。

　消費者庁は、食品ロスをテーマに、令和５（2023）年９月に消費生活意識調査を実施し、5,000人に対して、食品ロス問題の認知度や食品ロス削減の取組状況を調べました。賞味期限・消費期限について正しく理解できているかについて聞いたところ、「よく理解している（30.4%）」、「ある程度理解している（46.8%）」と回答した人が約８割を占め、一定程度の方に浸透している一方で、約２割の人がまだ理解していないことがわかりました（図表１）。

　また、直近１か月間に捨ててしまった生鮮食品について聞いたところ、最も多かったのが「もやし（9.5%）」、次いで「きゅうり（8.5%）」、「キャベツ（5.5%）」の順でした。生鮮食品の多くは冷凍保存できることから、消費者庁では、SNS等で野菜の冷凍保存についても普及啓発しました。消費者の多くからは、「もやしやきゅうりが冷凍できることを知らなかった。試してみたい。」と驚きの声がありました。

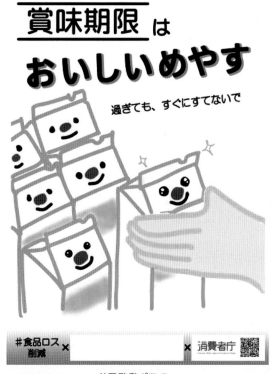

普及啓発ポスター
「賞味期限はおいしいめやす」

　くわえて、消費者庁では、消費者に対して食品ロス排出による経済損失を示すことにより、食品ロス問題を「我が事」としてより一層捉えてもらえるよう令和５（2023）年度に「食品ロスによる経済損失及び温室効果ガス排出量に関する調査」を実施しました。調査では、令和３（2021）年度推計の523万トンの食品ロスによる経済損失の合計は4.3兆円、国民一人当たりでは34,341円となり、これは令和３（2021）年の農業・食料関連産業の市場規模と比較すると、農林漁業の12.4兆円の３分の１以上の規模となります。また、１世帯当たり（2.11人）に換算すると年間で7.2万円となり、世帯当たりの年間家計支出と比較すると、水道代5.1万円よりも大きな金額であることが分かりました（図表２）。

　これらの活動や調査について、今後も関係省庁や食品事業者等とも連携し、普及啓発を継続していきます。

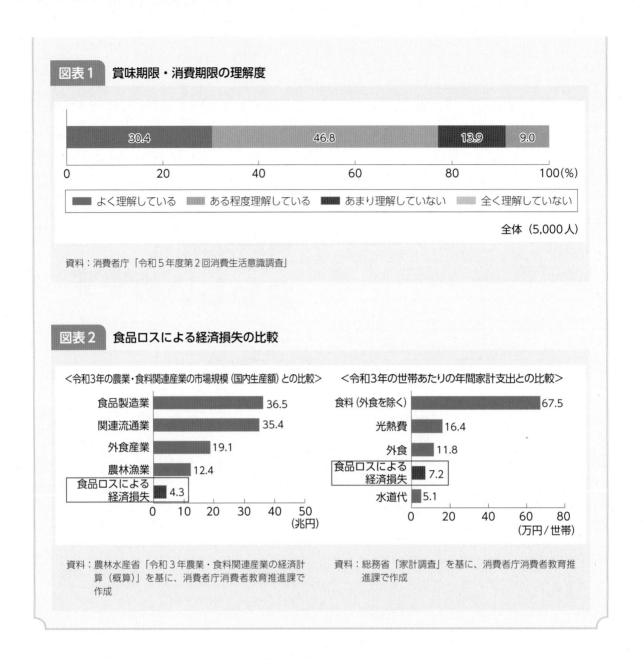

図表1 賞味期限・消費期限の理解度

30.4	46.8	13.9	9.0

0　　　　20　　　　40　　　　60　　　　80　　　100(%)

■ よく理解している　■ ある程度理解している　■ あまり理解していない　■ 全く理解していない

全体（5,000人）

資料：消費者庁「令和5年度第2回消費生活意識調査」

図表2 食品ロスによる経済損失の比較

＜令和3年の農業・食料関連産業の市場規模（国内生産額）との比較＞

食品製造業	36.5
関連流通業	35.4
外食産業	19.1
農林漁業	12.4
食品ロスによる経済損失	4.3

0　10　20　30　40　50（兆円）

＜令和3年の世帯あたりの年間家計支出との比較＞

食料（外食を除く）	67.5
光熱費	16.4
外食	11.8
食品ロスによる経済損失	7.2
水道代	5.1

0　20　40　60　80（万円/世帯）

資料：農林水産省「令和3年農業・食料関連産業の経済計算（概算）」を基に、消費者庁消費者教育推進課で作成

資料：総務省「家計調査」を基に、消費者庁消費者教育推進課で作成

4 バイオマス利用と食品リサイクルの推進

　バイオマスは、動植物由来の再生可能な資源であり、家庭やレストラン等から出る食品廃棄物や家畜排せつ物等、私たちの身近に豊富に存在しています。バイオマスを利用することは、循環型社会の形成や地球温暖化の防止に寄与するほか、新たな産業の創出や農山漁村の活性化につながるものです。

　政府は、「バイオマス活用推進基本法」（平成21年法律第52号）及びこれに基づく「バイオマス活用推進基本計画」（令和4（2022）年9月6日閣議決定）の下で、下水汚泥等を含むバイオマスの活用の推進に関する施策を総合的かつ計画的に推進しています。

　農林水産省では、国土交通省や関係機関と連携し、下水汚泥資源の肥料利用の拡大に向けた推進策を検討するため、「下水汚泥資源の肥料利用の拡大に向けた官民検討会」を令和4（2022）年10月から3回にわたって開催し、令和5（2023）年1月には、検討会で出された課題と取組の方向性を整理した論点整理を公表し、令和5（2023）年8月には、同論点整理を踏まえて、下水汚泥資源の肥料利用の機運醸成を目的に、取組の意義や先進的な取組事例等について、関係者に広く情報発信するため、「下水汚泥資源の肥料利用シンポジウム」を開催するなど、論点整理の内容を着実に実施しています。また、持続可能な航空燃料（SAF）の導

入を加速させるため、技術的・経済的課題や解決策を官民で協議し、一体となって取組を進める場として、令和4（2022）年4月に「持続可能な航空燃料（SAF）の導入促進に向けた官民協議会」が設立され、農林水産省も構成員として参画しています。

食品廃棄物については、食品関連事業者による飼料や肥料等への再生利用の取組が進められているものの、消費者に近い食品流通の川下や家庭での廃棄物については、分別が難しいため、比較的、分別が容易で取り組みやすいメタン化[1]も併せて推進しています。

令和6（2024）年2月には「食品リサイクル法」に基づく新たな基本方針を策定し、基本方針で定める優先順位を維持した上で、「エネルギー利用の推進」も含めた再生利用の推進がカーボンニュートラルの観点から重要であることを明記するなど、食品循環資源の再生利用等の更なる促進を図っています。また、「食品リサイクル法」の再生利用事業計画（食品リサイクル・ループ）の認定制度の活用等により、食品関連事業者、再生利用事業者及び農林漁業者等の三者が連携し、地域で発生した食品循環資源を肥料や飼料として再生利用し、これにより生産された農産物を地域において利用する取組も進んでおり、令和6（2024）年3月末現在で53の計画が認定されています（図表2-5-5）。

これらの取組の結果、食品産業全体の再生利用等実施率は令和4（2022）年度には89%になりました。

図表2-5-5 再生利用事業計画のイメージ

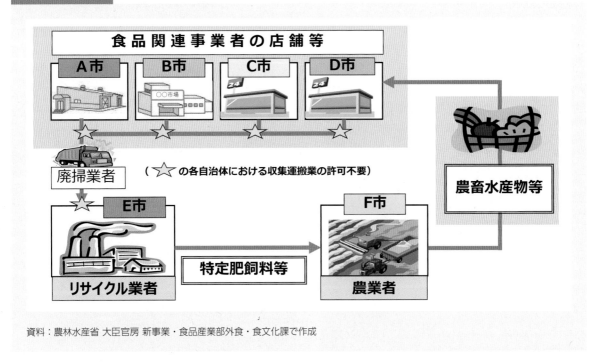

資料：農林水産省 大臣官房 新事業・食品産業部外食・食文化課で作成

1 メタン発酵によりバイオガスを生成し、エネルギー利用する取組

第2部
第6章 **食文化の継承のための活動の支援等**

第1節 ボランティア活動等における取組

食生活が多様化する中で、地域の郷土料理や伝統料理等の食文化を大切にし、次の世代への継承を図るには、地域の食生活改善推進員等、国民の生活に密着した活動を行っている食育ボランティアの役割が重要です。

食生活改善推進員は、郷土料理や食文化の継承を目的とした「郷土・伝統料理教室」等を実施しており、郷土料理・伝統料理を作る体験学習が各地で行われています。

また、地域に伝わる郷土料理を知ってもらおうと作成した「日本の味　郷土料理めぐり」を活用し、郷土料理の伝承に努めました。

さらに、一般財団法人日本食生活協会では、日本の食に対する興味や関心を高め、郷土料理の更なる活性化に寄与することを目的として、平成28（2016）年度に「郷土料理スペシャリスト」の認定制度を開設し、「郷土料理スペシャリスト」として認定された人々が活動しています。

事例 **食生活改善推進員による食文化継承の取組**

一般財団法人日本食生活協会

石川県食生活改善推進協議会

「健恋う会」節目の行事に学ぶ会

白山市食生活改善推進協議会では、伝統の食文化や昔の生活の知恵や古き良きものに触れながら健康づくりに取り組むことを目的とし、「健恋う会」を実施しています。「健恋う会」とは、市民の主体的な健康を恋う想いも込めており、あわせて食文化の継承も行うため、「五節句」にちなんだ行事を実施しています。令和5（2023）年度は重陽の節句を実施しました。重陽の由来等を伝え、「栗ごはん」、「小あじの甘露煮」、「金時草の酢の物」、「なめことみつ葉の吸い物」、「くるみ寒天」の御膳でおもてなしをしました。この時期は、田畑の収穫時期と重なるため、収穫祭と合わせて、栗ごはんを炊いてお祝いしたことから、「栗の節句」とも呼ばれています。

今後も自然や伝統文化に触れ、ゆっくり、ゆったりすることも心と身体の健康づくりにつながることを、次世代に伝えていきます。

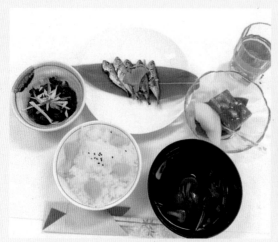

重陽のご膳

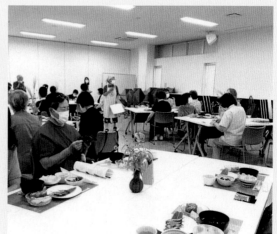

会食の様子

第6章 食文化の継承のための活動の支援等

沖縄県食生活改善推進員連絡協議会

「取り戻そう健康長寿おきなわ！ ～食文化の継承と共に～」

　沖縄県食生活改善推進員連絡協議会では、栄養・食生活を中心とした健康づくりの普及啓発として、調理実習や講話等を行っています。その中で食文化の継承も行っており、特に子供や若年層等の次世代に対しての活動に力を入れ、「ドゥルワカシー」、「イナムドゥチ」等の郷土料理を普及しています。「ドゥルワカシー」は豚肉、しいたけ、かまぼこを刻み、これらの素材すべてを一緒に田芋の形が崩れるまで煮込む料理で、複雑なコクのある味わいが特徴です。芋は繁栄を意味し、昔からお祝い料理に欠かせません。「イナムドゥチ」は魚のすり身に卵を入れたカステラかまぼこや豚肉等が入ったみそ汁で、お祝い料理として作られます。イナは猪、ムドゥチはもどき、という意味で、昔は猪肉が使われていましたが、次第に豚肉が使われるようになりました。

　沖縄県では、方言で食べ物のことを「クスイムン」、「ヌチグスイ」と言います。これは、「命の薬」という意味で食事は病気を治すものという考えが根付いています。今後も、地域に伝わる食文化を継承するとともに、健康長寿を目指して活動していきます。

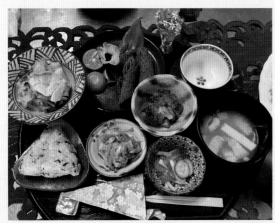
沖縄の郷土料理

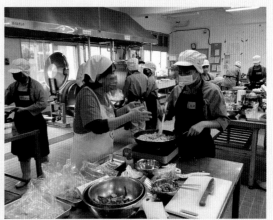
講習会の様子

第6章

食文化の継承のための活動の支援等

第2節　専門調理師等の活用における取組

　一般社団法人全日本司厨士協会は、各地の保育所・幼稚園・小学校での料理教室の開催や福祉施設での継続的な慰問活動等、総合的な食育の推進・普及を実施しています。全国の地方支部においては、地元食材の認知度の向上やシェフを目指す学生・生徒及び若手シェフの技術力の向上を目的として、地場産物を使った料理コンクールや鶏のさばき方・魚のおろし方についての講習会を多数開催し、調理技術の継承にも力を入れています。

　また、後進の育成につなげる活動の1つとして、23歳以下の青年技能者を対象とした技能五輪全国大会では、長年にわたり大会の運営に協力しています。令和5（2023）年に開催された第61回大会においても競技課題の作成や審査等、その運営全般を担いました。隔年で開催される技能五輪国際大会においては、日本の代表となるシェフに対して実技の準備等の協力を行い、世界の舞台で日本の調理技能の高さをアピールできるよう支援を続けています。さらに、世界各地に配属される公邸料理人の育成に当たって、赴任している方の現地レポートを機関紙に掲載するなど情報を提供するとともに、若手シェフを対象とした講習会を開催し、食文化の継承のために、調理技術の向上等に努めています。

　公益社団法人日本調理師会では、食を通じて心の触れ合いを図り愛情を深めるとともに、地域の特産品を主な食材とし、栄養バランスと減塩を考えた手作り弁当により子供の味覚を育むことで食育の推進に寄与することを目的に、毎年「全国こどものための愛情弁当コンテスト」を開催しています。本コンテストでは、育ち盛りの子供たちに食べさせたい地域の特産品を用いた弁当のレシピを全国から募集し、第13回大会では、最優秀作品4賞を決定しました。また、令和5（2023）年度は、都道府県の調理師会において、日本料理や西洋料理、中国料理等の部門を設けた料理コンクールを開催しました。日本古来の伝統料理の伝承や地産地消の推進を担う調理師に研鑽の機会を提供すること等で調理師の育成につなげるとともに、地産地消をテーマにした創作料理を広く発表することによって、食文化への興味・関心を喚起するよう活動しています。

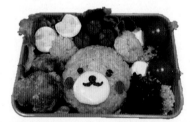

「第13回全国こどものための愛情弁当コンテスト」
最優秀賞
作品名：森のくまさん弁当

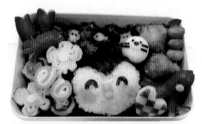

「第13回全国こどものための愛情弁当コンテスト」
最優秀賞
作品名：わくわく！アクアリウム弁当

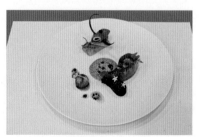

「2023愛知県調理師大会　料理コンクール」
西洋料理
作品名：奥三河絹姫サーモンと伝統野菜の
デグリネゾンオゼイユ風味

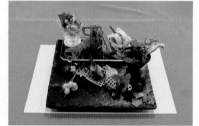

「2023愛知県調理師大会　料理コンクール」
中国料理
作品名：秋味二色双珍

事例　若手シェフへの技能の伝承

一般社団法人全日本司厨士協会

　一般社団法人全日本司厨士協会では、若手シェフの育成は食文化の継承につながるものと考え、彼らの調理技術の向上を目的とした料理講習会や料理コンクール等を全国各地で継続的に開催しています。

　東海地方本部では、令和4（2022）年度に引き続き、令和5（2023）年7月に水産加工の企業と共同で真鯛と舌平目のおろし方の講習会を開催しました。本講習会には7名が参加し、魚のおろし方の基礎を学びました。参加者は、鯛の骨の硬さ、舌平目の骨の柔らかさと身の壊れやすさ等、魚の特徴を踏まえた実技に苦労しながらも、魚をおろす機会がない若手シェフには貴重な体験となりました。

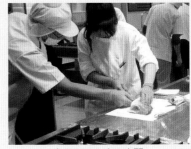

魚のおろし方の実習

令和5（2023）年6月には、若手シェフを対象に、地元の食材である鹿肉等を使用する料理コンクールを開催しました。レシピと展示作品で評価を行う1次審査、調理の工程や料理の味で評価を行う2次審査により総合的に審査が行われました。

　東京地方本部墨田支部では、令和5（2023）年6月に食品の企業と共同で若手シェフを対象とした料理講習会を開催しました。本講習会には30名が参加し、食品ロス削減に向けた取組として、食材を用意する段階から食材が余らないように工夫することの大切さが講師から伝えられました。このほか、有機栽培で育てられた食材を使った料理、食塩を使用しない料理を実演しました。

　関東総合地方本部千葉県本部では、令和5（2023）年4月に、千葉県内の屠畜施設の見学会を行いました。参加した12名は、屠畜から加工までの工程を学ぶ中で命の大切さを改めて実感し、食材を丁寧に扱うことの大切さを考える機会となりました。また、令和5（2023）年6月には、千葉県産の食材の魅力を広く発信するため、千葉県と協力し、松戸市内のイベントで「黒アヒージョ」500食を提供しました。黒アヒージョには、県産のイワシの丸干しやマッシュルーム、醤油等が使用されました。調理の専門職であるシェフが地域の行事等に参加し、地元の食材の魅力を発信することは社会的な責任といえます。今後も技能の伝承だけでなく、地産地消を行うこと等でも食育の取組を進めていきます。

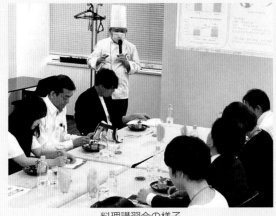

料理講習会の様子

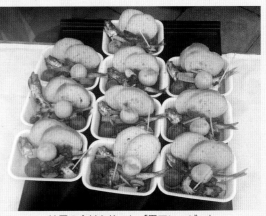

地元の食材を使った「黒アヒージョ」

第3節 地域の多様な食文化の継承につながる食育の推進

（1）「和食」の保護と次世代への継承のための産学官一体となった取組

　平成25（2013）年に、「和食；日本人の伝統的な食文化」がユネスコ無形文化遺産に登録されたことを契機として、海外の日本食レストランがこの10年間で約3.4倍の約18万7千店（外務省調べに基づき、農林水産省において集計）に増加しました。また、訪日外国人が訪日前に期待していたこととして「日本食を食べること」が最も多くなるなど[1]、海外における日本食への関心が高まっています。一方、我が国では、食の多様化や家庭環境の変化等を背景に、和食や地域の食文化を受け継ぎ、伝えることが困難になりつつあります。

　令和5（2023）年12月4日には、「和食；日本人の伝統的な食文化」がユネスコ無形文化遺産に登録されてから10周年を迎えました。農林水産省では、10周年に向け、機運を醸成するため、全国3か所で和食文化を普及するイベントを開催しました（コラム「和食文化の保護と継承のための取組」参照）。また、「和食文化の魅力」を若い世代や子育て世代等に発信するキャンペーン「行くぜっ！にっぽんの和食」を企業・団体と協力して実施するなど、和食に対する興味や関心を高める取組を行いました。

　文化庁においては、国の登録無形文化財である「菓銘（かめい）をもつ生菓子（なまがし）」や「京料理」、「伝統的酒造り」を活用したセミナーやイベント等を行うことで、和食がユネスコ無形文化遺産に登録された経緯や食文化の価値を多くの方々に知ってもらい、食文化振興の機運を高めました。

　このほか、農林水産省ではこれまでに引き続き、地域の食文化を保護・継承していくため、47都道府県の郷土料理の歴史・由来、関連行事、使用食材、レシピ等をデータベース化したウェブサイト「うちの郷土料理」を基に海外向けに翻訳したウェブサイト「Our Regional Cuisines」、全国に存在する伝統的な加工食品（伝統食）をデータベース化したウェブサイト「にっぽん伝統食図鑑」において、国内外に向けた情報発信を行っています。また、次世代を担う子供たちに和食文化を伝えていくための取組を行っています。具体的には、子供たちや子育て世代に対して和食文化の普及活動を行う中核的な人材（和食文化継承リーダー）を育成するため、栄養教諭・栄養士・保育士等を対象とした研修会を開催しています。さらに、文部科学省やユネスコスクール[2]の加盟校等と連携して、発達段階に応じて和食文化の全体像が学べる小学生向けの学習教材等を利用したモデル授業を7校で行いました。

　「地域の和食文化ネットワーク」において、和食文化に関連したセミナーや勉強会等のイベントの開催情報、活動に使える予算（活動費）等の情報を定期的に発信しています。

　また、砂糖の消費量が減少している中で、砂糖に関する正しい知識や砂糖・甘味に由来する食文化の魅力等について広く情報発信する「「ありが糖運動」～大切な人への「ありがとう」をスイーツで～」を展開しています。令和2（2020）年4月に「ありが糖運動」ロゴマークを制定したほか、「ありが糖運動」公式SNS（Facebook及びX（旧Twitter））も開設し、砂糖に関する情報発信を継続・強化しています。

　文化庁では、文化審議会食文化ワーキンググループの報告書に基づき、「文化財保護法」（昭和25年法律第214号）に基づく文化財の登録等を推進するとともに、特色ある食文化の継承・振興に取り組む地方公共団体等に対して、調査研究や地域での保護継承、文化的価値を分かりやすく伝える「食文化ストーリー」の構築・発信等を行うモデル事例の形成を支援してい

1　観光庁「訪日外国人消費動向調査2022年年次報告書」
2　ユネスコ憲章に示されたユネスコの理念を実現するため、平和や国際的な連携を実践する学校

ます。事業に採択された団体においては、地域の食文化の文化財としての登録等に向けた調査研究や市民講座、シンポジウムの開催、SNSや映像コンテンツを活用した発信等の取組を行っています。

　また、我が国の多様な食文化の継承・振興への機運を醸成するため、「100年フード」及び「食文化ミュージアム」の取組を実施しています。「100年フード」は、地域で世代を超えて受け継がれてきた食文化を、文化庁とともに継承していくことを目指す取組です。「食文化ミュージアム」は、食文化への学びや体験の提供に取り組む博物館、道の駅、食の体験・情報発信施設等に関する情報を一体的に発信する取組です。令和6（2024）年3月には「第二回100年フードサミット」を開催し、地域の食文化の継承と、その魅力を発信する取組について、パネルディスカッション等を行いました。

　和食文化の保護・継承に取り組む一般社団法人和食文化国民会議（以下「和食会議」という。）は、講演会の開催のほか、平成27（2015）年から、「和食の日（11月24日）」の前後には、全国の小・中学校、保育所等を対象として和食給食の提供や和食文化に関する授業を行う「だしで味わう和食の日」の取組を実施しています。さらに、小・中学校、保育所等で、和食に関するチラシやポスターを配布したり、和食やだしに関する出前授業を行ったりしました。

　また、「五節供[1]」にちなんだ和食を推進する取組の一つとして令和3（2021）年7月に和食会議のウェブサイト「くらしの歳時記」を、令和4（2022）年7月からは「「和食」のつぼ」を開設し和食文化にまつわる情報を発信しています。令和5（2023）年12月4日には和食のユネスコ無形文化遺産登録10周年記念イベントとして、「「1204和食セッション」～次世代に繋ぐ和食の集い～」を開催し、健康寿命延伸への貢献と、体験を通じた知恵と工夫の再発見という視点から「和食」の価値・魅力を伝えるなど、「和食」の保護・継承活動を行っています。

　今後も、産学官が一体となって和食文化の保護・継承の取組を推進するとともに、地域活性化につなげていくことが重要です。

和食会議ウェブサイト
（一般社団法人和食文化国民会議）
URL：https://washokujapan.jp/

第6章 食文化の継承のための活動の支援等

---

1 「人日の節供（1月7日）」、「上巳の節供（3月3日）」、「端午の節供（5月5日）」、「七夕の節供（7月7日）」及び「重陽の節供（9月9日）」のこと。合わせて「五節供」とされる。節供は、節日に旬の食材でご馳走を作り、神さまにお供えした上で皆と分け合っていただくことで、家族や友人の無病息災を願うことから、「節句」ではなく、本来の意味を伝える「節供」で表現。一般社団法人和食文化国民会議ウェブサイト参照：https://gosekku-washoku.jp/about/

^{column} コラム　和食文化の保護と継承のための取組

　「和食；日本人の伝統的な食文化」がユネスコ無形文化遺産に登録されてから、令和5（2023）年12月4日に10周年を迎えました。農林水産省は、日本の伝統的な食文化を守り、和食文化を未来に伝えるため、令和5（2023）年9月30日に大阪会場、10月12日に仙台会場、10月23日に福岡会場の3会場で和食文化を普及するためのイベントを開催しました。本イベントは会場ごとにテーマを設定し、料理人による基調講演、パネルディスカッションを行いました。

　大阪会場では「つなげよう、ひろげよう、和食の"わ"」、「伝え継ぎたい、家庭の和食文化」をテーマとした基調講演やパネルディスカッションのほかに、親子を対象として、料理人による調理の実演、料理の体験を実施しました。仙台会場では「世界に誇る和食文化の魅力」、「健康的な食生活を支える、和食のチカラ」をテーマに、海外からも人気が高まっている和食文化の魅力について、精神面、健康面での影響について紹介しました。福岡会場では「サステナブルな和食」、「地域の多様な和食文化を未来に残すために」をテーマに、和食とサステナブルの関係について、目に見える料理だけでなく、その背景にある水産資源や漁業の話も踏まえ、地域で実践されている事例等を紹介しました。

　今後も、和食文化が着実に次世代へ継承されるよう、和食文化の保護・継承活動を推進していきます。

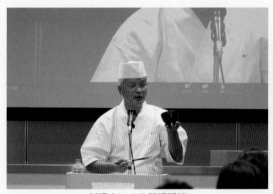
料理人による基調講演

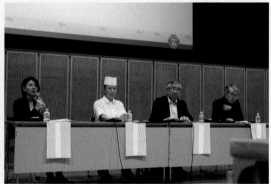
専門家によるパネルディスカッション

第6章　食文化の継承のための活動の支援等

事例

だしでこんなに美味しくなる！〜だしの役割、取り方を学ぶ〜

千葉市立作新小学校（千葉県）

　小学校学習指導要領解説の家庭編においては、「和食の基本となるだしの役割についても触れること。」とされていますが、だし単体を授業で扱う学校は多くありません。そうした中、千葉市にある作新小学校では、調理実習を行う5年生の家庭科の時間において、だしについての授業を行っています。

　授業では、子供たちにだしとは何か、また、そもそもおいしさをどこで感じるのかについて問いかけ、活発な議論が行われます。その後、市販の顆粒だしを湯に溶かしただしと、昆布とかつお節の合わせだしの2種類を、正体を伏せたまま飲み比べます。ここでまず、だしの味や香りの違い、また、それぞれのだしの特徴を感じ、和食の根幹として重要な役割を果たすだしについて、ダイレクトに体感してもらっています。

　その後、実際に1人1人煮干しでだしを取り、実なしの味噌汁を作って試飲します。さらに、湯にただ味噌を溶いたものとも飲み比べさせると、中には「だしがあるのとないのとでは全然味が違った。」といった感想を持つ子供もいます。また、普段は魚が苦手という子供も、だしの大きな効果を実際に体験でき、その重要性を感じることができる貴重な機会となっています。

　今後は、子供たちが自ら考案した味噌汁のメニューを実際に作るといった授業を予定しており、だしを始めとする和食の基本となる要素について、子供たちに伝えていく授業を充実させていきます。

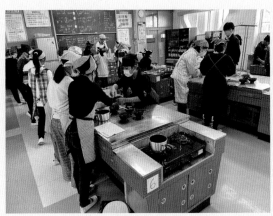

授業の様子

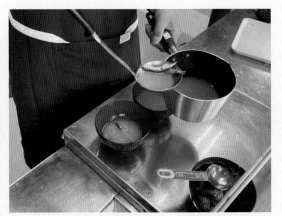

子供たちがだしを取って作った味噌汁

（2）地域の食文化の魅力を再発見する取組

　四季折々の食材に恵まれた日本は、長い年月をかけて地域の伝統的な行事や作法と結び付いた食文化を形成してきました。

　一方で、食生活の多様化に伴い、地域の郷土料理や伝統料理等の食文化が次世代に十分に継承されない傾向も見られます。地域の食文化を継承していくためには、伝統的な郷土料理や食文化を支えてきた地域の食材等の特徴を理解し、伝えていくことが大切です。

　家庭での継承が難しくなっている近年の状況を踏まえ、地域において、市町村や民間団体、農業協同組合、生活協同組合等が、子供たちや子育て世代を始めとする地域の消費者を対象に、郷土料理作り教室の開催や大豆の種まきから行う味噌作り体験、食品工場見学等を実施しています。また、地域の伝統野菜や米等の植付けから収穫までの一連の農作業体験を通じて、農作業の楽しさや苦労等を学ぶことのできる農業体験の機会の提供が全国で行われています。これらの取組を通して、地域の食文化や地場産物等への理解や関心を高めることが期待されています。

　農林水産省では、地方公共団体、農林漁業者等が連携した、全国各地で行われている郷土料理や伝統野菜を始めとする伝統的食材等の魅力の再発見につながる取組を支援しています。

第6章

食文化の継承のための活動の支援等

事例

郷土料理の伝承を通した地域づくり
（第7回食育活動表彰 消費・安全局長賞受賞）

京津畑自治会（岩手県）

　京津畑自治会では、自治会員が一丸となって郷土料理の伝承や活力ある地域づくりに取り組んでいます。"なつかしい山里食の再発見"をテーマに「京津畑まつり「食の文化祭」（以下「食の文化祭」という。）」を長年に渡って開催し、子供から高齢者まで自治会の幅広い世代が参加し、郷土料理を調理して出展し、来場者への普及啓発を図りながら、一関地方に古くから伝わる郷土料理の伝承活動を行っています。

　約40世帯、人口120人の小集落が約1,000人の人出で賑わう「食の文化祭」は、秋の「風物詩」と言われるようになり、メディアにも取り上げられています。

　「食の文化祭」をきっかけに起業した女性中心の郷土食の加工グループ「やまあい工房」は、活動を20年間続けており、郷土料理を工夫して発展させた弁当や惣菜の加工販売、高齢者世帯への配食サービス、小・中学校への出前講座等、多様な食の活動で地域に活力をもたらしています。

　また、「食の文化祭」を継続していく中で、かつての山里の食が再び脚光を受け、さらに現代風にアレンジされ、若い世代にも「新鮮な食事」として見直されています。

　今後も、未来につなぐ郷土料理の伝承と地域づくりに貢献していきます。

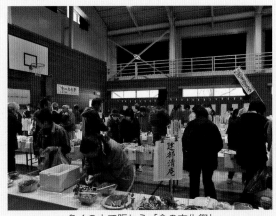

多くの人で賑わう「食の文化祭」

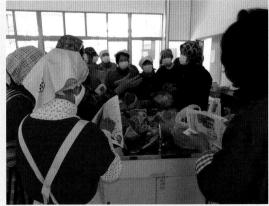

「やまあい工房」による郷土食講習会

第6章　食文化の継承のための活動の支援等

地域の食文化の継承
（第38回国民文化祭「いしかわ百万石文化祭2023」について）

　文化庁では、都道府県等と共催で、観光やまちづくり、国際交流、福祉、教育、産業等の施策と有機的に連携しつつ、地域の文化資源等の特色を生かした文化の祭典として、「国民文化祭」を昭和61（1986）年から開催しています。

　令和5（2023）年10月14日から11月26日まで開催された第38回国民文化祭「いしかわ百万石文化祭2023」では、古くから受け継がれてきた金沢の多様な食文化の魅力を発信するイベント「金沢食文化フェスタ」や、能登の里山里海の、海の幸・山の幸を味わいながら能登の文化を楽しむイベント「のと里山里海フェスタ」を開催しました。

○金沢食文化フェスタ（10月21日・22日　石川県政記念しいのき迎賓館等（石川県金沢市））

　会場では、発酵食や和菓子等をつくるワークショップを開催したほか、旬の食材を使った料理をブースで提供するなど、料亭や加賀野菜、和菓子に至るまで様々な面を持つ金沢の食文化を紹介し、県内外に金沢の食文化の魅力を発信しました。

　また、有識者を招き金沢の食文化の魅力を発信するフォーラムや、金沢の食文化の奥深さに触れる調理交流会を、若者を対象に実施しました。

○のと里山里海フェスタ（10月28日・29日　のと里山空港（石川県輪島市））

　食を通して能登の魅力を体感してもらえるよう、能登の食材や料理を味わえるブースを出展したほか、日本遺産にも認定された能登を代表する祭礼「キリコ祭り」で使用されるキリコ（切子灯篭を縮めた呼び名であり、長方形の形をした山車の一種）の展示やキリコを担ぐ体験、能登の自然や伝統工芸を体験できるワークショップや地元の子供たちによるダンスステージ・書道パフォーマンス等、来場者が能登の里山里海の祭り・食・文化体験を楽しむイベントを実施しました。

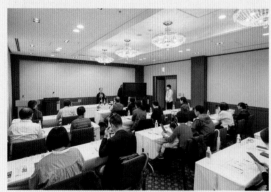
ワークショップの様子（石川県金沢市）

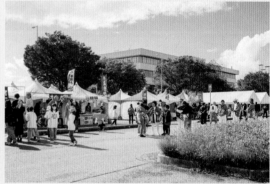
食事のブースの様子（石川県輪島市）

column コラム　　お茶の食育「茶育」についての取組

　お茶は伝統と文化を育みながら国民の生活に深く浸透しており、お茶の普及活動を行っている団体等の多様な主体と連携・協力するなど、お茶に関する効果的な食育活動を促進することが第4次食育推進基本計画にも記載されています。一方、お茶の消費量は長期的に減少しており、特に若い世代で顕著になっています。

　こうした状況を踏まえ、地域住民が子供の頃からお茶に親しむ習慣を育むことができるよう、学校教育の場でお茶を活用した食育（以下「茶育」という。）に取り組む茶業関係者もいます。農林水産省においても茶育に取り組んでおり、令和5（2023）年1月から、茶育に取り組む茶業関係者とその内容等を「見える化」し、学校関係者に共有することでマッチングを図る「茶業関係者×農林水産省「茶育」プロジェクト」を実施しています。

　茶育の取組では、茶摘み体験やお茶の淹れ方講座等、日本茶に関する体験を含め様々な取組が各地域の茶業関係者により提供されており、お茶を通じた日本型食生活の実践の推進や、地域の食文化に対する理解の促進が期待されます。

　今後は、更に多くの子供たちに茶育の効果を広く知ってもらうとともに、お茶に親しむ機会を届けられるよう、茶育の具体的な取組事例を発信していきたいと考えています。

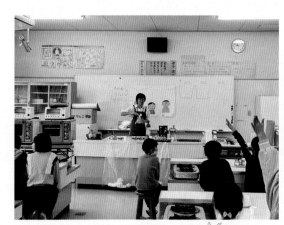

日本茶に関する出前講座（山口県宇部市）

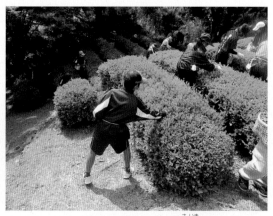

茶摘み体験の様子（大分県佐伯市）

第6章　食文化の継承のための活動の支援等

　地域に根ざした伝統的な郷土料理や行事食は、その土地の産物を独自の方法で調理し、それが受け継がれてきたものです。これらを学校給食の献立として提供することは、子供たちが地域の自然や文化、産業等に関する理解を深めるとともに、生産者の努力や食に関する感謝の念を育む上で有効な手段です。また、地域の郷土料理や地場産物等を活用した献立の提供も、日本における食文化や、住んでいる地域の食文化が他地域と比べ、どのような特徴を持っているのかを知る上で有効です。このような観点から、現在、学校給食の献立に各地の郷土料理や行事食等が取り入れられています。

　農林水産省においては、地域の食材を活用した伝統料理を取り入れた献立の開発や学校給食に活用する食材の食農体験の機会創出を支援しています。

第6章

食文化の継承のための活動の支援等

第2部
第7章

食品の安全性・栄養等に関する調査、研究、情報提供及び国際交流の推進

第1節 リスクコミュニケーションの充実

1 リスクコミュニケーションの推進

　平成15（2003）年に施行された「食品安全基本法」（平成15年法律第48号）は、有害な微生物や化学物質等の食品に含まれるハザード（危害要因）を摂取することによって人の健康に悪影響を及ぼす可能性がある場合に、その発生を防止し、又はそのリスクを適切なレベルに低減するための枠組みである「リスクアナリシス」の考え方に基づいた我が国の食品安全行政について規定しています。

　リスクアナリシスは、「リスク評価」、「リスク管理」及び「リスクコミュニケーション」の3つの要素からなっています。この枠組みに基づき、リスク評価機関である食品安全委員会と、リスク管理機関である厚生労働省、農林水産省、消費者庁等が連携・協力して、食品安全行政を展開しています。

　このうち、リスクコミュニケーションについては、リスクアナリシスの全過程において、消費者、生産者、食品関連事業者、行政等の関係者間での意見交換を行うとともに、パブリックコメント等を行うことにより公正性や透明性を確保し、国民の意見をリスク評価やリスク管理措置の決定に反映させています。また、食品の安全性に関する国民の知識と理解を深めるため、各種会合や資料を公開するほか、意見交換会の開催、意見・情報の募集、ウェブサイト、メールマガジン、SNS等による情報発信等を行っています。

2 意見交換会等

　食品の安全性等に関するリスクコミュニケーションの取組の一つとして、消費者庁、食品安全委員会、厚生労働省、農林水産省等が連携して、意見交換会を開催しています。

　「食品中の放射性物質」については、平成23（2011）年度から関係府省庁で連携し、重点的に取り組んでいます。

　生産現場では、市場に放射性物質の基準値を上回る農畜産物が流通することのないように、放射性物質の吸収抑制対策、暫定許容値以下の飼料の使用等、それぞれの品目に合わせた取組が行われています。このような生産現場における努力の結果、基準値超過が検出された割合は、全ての品目で平成23（2011）年以降低下し、平成30（2018）年度以降は、農畜産物[1]において基準値超過はありません[2]。

　消費者庁が令和6（2024）年3月に公表した消費者の意識調査によると、放射性物質を理由に福島県産品の購入をためらう人の割合は4.9％となりました。

　東京電力福島第一原子力発電所の事故に起因する風評の主な要因は、食品中の放射性物質に関する検査の結果等の周知不足であり、広く国民に正確な情報を発信することが重要であることから、復興庁が中心となり、関係府省庁と共に、「風評払拭・リスクコミュニケーション強化戦略」（平成29（2017）年12月12日原子力災害による風評被害を含む影響への対策タスクフォース決定）を策定しました。本戦略では、福島県産品の魅力、その安全性等の情報発信を一層強化することとしています。

1　栽培・飼養管理が可能な品目
2　既に廃棄されたほ場での産品等、特殊な事例3件を除く

第7章　食品の安全性・栄養等に関する調査、研究、情報提供及び国際交流の推進

　令和5（2023）年度には、消費者庁は関係省庁と連携し、生産現場が行っている放射性物質の低減対策の取組や食品中の放射性物質に関する検査結果の現状等について、正確な情報提供や消費者等との意見交換等を実施しました。一般消費者を対象とした意見交換会については、大阪府及び東京都において対面及びオンライン接続によるハイブリット方式にて行いました。また、大学生を対象とした意見交換会については、石川県及び福岡県では対面にて行い、滋賀県、東京都及び福島県では対面及びオンライン接続により他の大学とも接続する方式にて行いました。

　さらに、主に小学生とその保護者等を対象に、食中毒予防及び食品中の放射性物質に関する理解の増進を目的として、関係府省庁が連携し、令和5（2023）年8月に宮城県で開催された「みやぎ元気まつり2023」、9月に東京都で開催された「GOOD LIFEフェア2023」、10月に大阪府で開催された「咲洲こどもEXPO 2023」において、「食品中の放射性物質」等の食品安全について学べるステージ企画や、コマ撮りのアニメ作りを体験するブースの出展等を行いました。

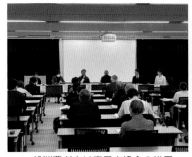 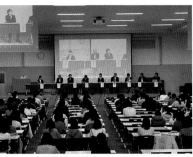 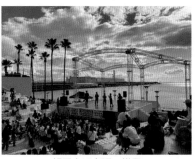

一般消費者向け意見交換会の様子　　大学生向け意見交換会の様子　　親子向け企画の様子

　なお、意見交換会等で使用した資料や議事録は、消費者庁のウェブサイトにおいて公開しています。

　また、令和4（2022）年度から引き続き実施している取組として、無関心層を含む幅広い層の消費者に対し、被災地の食品の安全性や魅力等を実感してもらえるよう、東京都において、イベントを開催しました。

　これらに加え、消費者庁では関係府省の協力も得て、地方公共団体等との連携による食品に関するリスクコミュニケーションにも取り組んでおり、令和5（2023）年度は食品中の放射性物質に関して157回の意見交換会等を開催しました。また、食品に関する身近なリスクと安全について、消費者、事業者、専門家等との情報共有・理解促進のためのリスクコミュニケーションを実施しています。令和5（2023）年度は、健康食品や食品表示等に関して35回の意見交換会等を実施するとともに、地方公共団体等と協力して消費者の身近な場において食品安全に関する正確な情報を発信できる人材（食品安全コミュニケーター）の養成にも積極的に取り組んでいます。

　食品安全委員会では、毎年度策定する食品安全委員会運営計画に基づき、食品安全委員会が行う食品健康影響評価（リスク評価）結果等への理解の促進等のため、地方公共団体とも連携しつつ、意見交換会を開催しています。令和5（2023）年度は農薬の再評価や有機フッ素化合物（PFAS）の食品健康影響評価をテーマとして、報道関係者や消費者を対象に意見交換会を開催したほか、食品安全委員会創立20周年を記念し、海外のリスク評価機関から講師を招き、国際シンポジウムを開催しました。また、消費者に対する食品安全教育に資するため、地

方公共団体と共催の意見交換会の実施、地方公共団体や消費者団体等が主催する学習会等への講師派遣を実施するなど、積極的な情報提供や意見交換に努めています。なお、意見交換会で使用した資料や議事概要は、ウェブサイトにおいて公開しています。

厚生労働省では、消費者に食品の安全性確保についての理解を深めてもらうとともに、食品の安全性確保に対する意見を聴くために、輸入食品の安全性確保に関する意見交換会を開催したほか、地方公共団体等が主催する意見交換会や講習会等の機会を活用し、情報提供に努めています。

農林水産省では、令和5（2023）年度に、「消費者等との定期情報交換会」を2回開催し、1回目（10月）は放射性物質、2回目（2月）は水産用医薬品・ワクチン及び養殖用飼料の安全性について消費者に正確な情報提供を行うとともに、意見交換を行いました。

また、「こども霞が関見学デー」では、各府省庁において工夫を凝らしながら、取組を進めています。厚生労働省では、子供が食の安全について学ぶきっかけになるよう、食の安全に関するクイズや輸入食品のサンプリング体験等を実施し、961名の子供たちが参加しました。農林水産省では、夏休みに食や農林水産業について学べる特設ウェブサイト「マフ塾」にて、「親子で学ぶ「食中毒予防講座」～夏休みを楽しく健康に過ごそう！～」をテーマに、自由研究にも使用できる学習テキストや動画を用いて、食事や調理をする際、食中毒にかからないために、気を付けるべきポイントを紹介しました。新たに作成した「手洗いのススメ～手ってどれくらいよごれているの？～」、「焼肉を楽しむために～食中毒予防を学ぼう！～」の動画により食中毒予防を呼び掛け、正しい手洗いの方法やトングと箸の使い分け、十分な加熱等について子供たちに学んでもらいました。

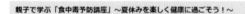

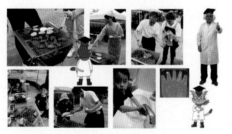
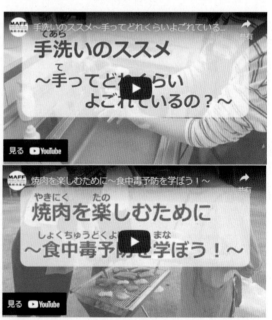

ウェブサイト「親子で学ぶ「食中毒予防講座」
～夏休みを楽しく健康に過ごそう！～」

「手洗いのススメ～手ってどれくらいよごれているの？～」
「焼肉を楽しむために～食中毒予防を学ぼう！～」

第2節 食品の安全性に関する情報の提供

　食品の安全性に関する情報については、消費者庁及び食品安全委員会が国民からの情報を、食品安全委員会及び厚生労働省（国立医薬品食品衛生研究所）が国内外の食品安全関係情報を、厚生労働省が食中毒情報等を収集し、必要に応じて随時、関係府省庁で共有するとともに、消費者にも情報提供しています。

　健全な食生活の実践には、科学的知見に基づき合理的な判断を行う能力を身に付けた上で、食生活や健康に関する正しい知識を持ち、自ら食を選択していく必要があります。そのためには、消費者に的確な情報を分かりやすく提供することが重要です。消費者庁では、関係府省庁の総合調整を行うとともに、消費者に向けた分かりやすい情報提供を行っています。食品の安全に関する注意喚起や回収情報、報道発表や地方公共団体への情報提供等について、ウェブサイトのほか、リコール情報サイトやSNS（Facebook及びX（旧Twitter））等を通じ、消費者に周知を図っており、消費者庁のみならず、関係府省庁が持つ情報へのアクセスが可能となるポータルサイト「食品安全総合情報サイト」を開設しています。

消費者庁X（旧Twitter）アカウント
（@caa_shohishacho）
URL：https://twitter.com/caa_shohishacho

リコール情報サイト（消費者庁）
URL：https://www.recall.caa.go.jp

消費者庁Facebookアカウント
URL：https://www.facebook.com/caa.shohishacho

食品安全総合情報サイト（消費者庁）
URL：https://www.food-safety.caa.go.jp

　消費者庁は、平成23（2011）年度から重点的に取り組んでいる食品中の放射性物質についての情報提供に関し、基準値や検査結果等、食品等の安全に関わることを分かりやすく説明する冊子「食品と放射能Q&A」と、理解のポイントを整理してハンディタイプにまとめた「食品と放射能Q&Aミニ」を適宜更新して、提供しています。

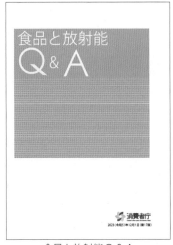

食品と放射能Q＆A

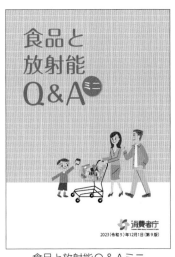

食品と放射能Q＆Aミニ

食品中の放射性物質
（解説資料（パンフレット））
（消費者庁）
URL：https://www.caa.go.jp/policies/policy/consumer_safety/food_safety/food_safety_portal/radioactive_substance/

また、健康食品については、広く消費者に利用されている一方、健康被害の報告や「期待された効果がなかった」、「安全性・有効性に関する情報が得にくかった」等の相談が寄せられていることを受けて、健康食品に関する消費者の疑問に答え、選択や利用の際に注意すべきポイント等を分かりやすく伝えるため、パンフレット「健康食品Q&A」及びリーフレット「健康食品5つの問題」を作成し、配布しています。くわえて、消費者庁が行う意見交換会等の教本として使用するなど、様々な場面で活用しています。

パンフレット「健康食品Q＆A」

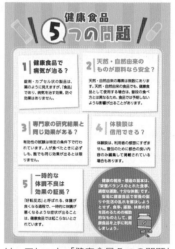

リーフレット「健康食品5つの問題」

　食品安全委員会では、食品健康影響評価（リスク評価）に係る審議経過の透明性の確保と情報提供のため、食品安全委員会の会合や各種専門調査会等について、原則公開とし、議事録や配布資料等を迅速にウェブサイトで公開しています。また、ウェブ会議システムの活用やYouTubeによる会議のライブ配信を行っています。このほか、広報誌「食品安全」において、主なリスク評価結果等、食品安全委員会の一年の活動について、図表を交えて分かりやすく説明しています。

　また、原則毎週、メールマガジンを配信し、食品安全委員会や専門調査会の審議結果の概要や開催案内等の食品の安全性に関する情報を配信しています。さらに、SNS（Facebook及びX（旧Twitter））、ブログ、YouTube等を活用し、食品の安全性に関して社会的に注目されている食中毒に関する予防等について適時適切な情報発信を行っています。また、国内外の食品の安全性に関する情報等をデータベースシステムである「食品安全総合情報システム」に蓄積し、ウェブサイトを通じて広く共有し、情報が活用されるよう努めています。

　くわえて、食品安全に関する論文、食品安全委員会が取りまとめたリスク評価の内容等を国内外に広く発信するため、英文電子ジャーナル「Food Safety」を年4回発行しています。また、令和5（2023）年度は食品安全委員会創立20周年を記念し、食品安全委員会がこれまで行ってきた主なリスク評価を解説する20周年記念誌を発行しました。

広報誌「食品安全」（食品安全委員会）
URL：https://www.fsc.go.jp/visual/kikanshi/k_index.html

食品安全総合情報システム（食品安全委員会）
URL：https://www.fsc.go.jp/fsciis/

第7章　食品の安全性・栄養等に関する調査、研究、情報提供及び国際交流の推進

　厚生労働省では、消費者が食品の安全性確保について正しい知識が得られるよう、リーフレットやパンフレット等の普及啓発資材を作成するとともに、ウェブサイトにおいて、食品添加物、残留農薬等の規格基準や監視状況を始めとする施策に関する情報のほか、家庭でできる食中毒予防等についての情報発信を行っています。

　また、食品安全に特化した公式のSNS（X（旧Twitter）[1]）を開設し、食中毒予防の啓発等を積極的に発信しています。

　さらに、生や加熱不十分な鶏肉料理によるカンピロバクター食中毒が例年発生していることを踏まえ、飲食店や家庭に対してパンフレット等を作成し、情報提供しています。

　冬場に多く発生するノロウイルス食中毒については、「ノロウイルスに関するQ&A」、「ノロウイルス食中毒予防対策リーフレット」、「ノロウイルス等の食中毒予防のための適切な手洗い（動画）」等により、食中毒予防の啓発を行っています。

　くわえて、子供向けのページでは、食中毒予防や輸入食品の安全性に関するクイズや動画を掲載するほか、教材としても使える動画やパンフレット等を掲載し、教育現場でも活用できる情報を発信しています。

食中毒（厚生労働省）
URL：https://www.mhlw.go.jp/stf/seisakunitsuite/bunya/kenkou_iryou/shokuhin/syokuchu/index.html

細菌による食中毒（厚生労働省）
URL：https://www.mhlw.go.jp/stf/seisakunitsuite/bunya/kenkou_iryou/shokuhin/syokuchu/saikin.html

食中毒の原因（細菌以外）（厚生労働省）
URL：https://www.mhlw.go.jp/stf/seisakunitsuite/bunya/kenkou_iryou/shokuhin/syokuchu/03.html

（こども向け）食品の安全（厚生労働省）
URL：https://www.mhlw.go.jp/stf/seisakunitsuite/bunya/kenkou_iryou/shokuhin/kodomo/index.html

　そのほかにも、季節に応じて増加する食中毒（細菌性食中毒、有毒植物、毒キノコ等）については、特に注意が必要な時期に政府広報やSNS等を通じて消費者への注意喚起を実施し、食品の安全に関する正確な情報が消費者へ確実に届くよう、引き続き関係府省庁と連携していきます。

　アレルギーについては、平成29（2017）年3月には、「アレルギー疾患対策基本法」（平成26年法律第98号）に基づき、「アレルギー疾患対策の推進に関する基本的な指針」（平成29年厚生労働省告示第76号）が告示されました。本指針では、国民が、アレルギー疾患に関し、科学的知見に基づく適切な情報を入手できる体制を整備することとされており、食物アレルギー等のアレルギー疾患に関する情報提供の充実のため、厚生労働省の補助事業として一般社団法人日本アレルギー学会がウェブサイトを開設しています。

1　厚生労働省食品安全情報 @Shokuhin_ANZEN

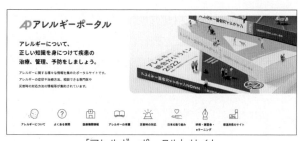

アレルギーポータル
（一般社団法人日本アレルギー学会、厚生労働省）
URL：https://allergyportal.jp/

「アレルギーポータル」サイト

特に食物アレルギー表示については、「食品表示法」（平成25年法律第70号）に基づく「食品表示基準」（平成27年内閣府令第10号）により、個々の原材料又は添加物の直後に、それぞれに含まれる特定原材料等（小麦等、発症数等から特にアレルギーを起こしやすいものとして、表示が義務又は推奨されるもの）を表示する「個別表示」を原則としています。

なお、令和5（2023）年6月、「食物アレルギー表示に関するアドバイザー会議」の意見を踏まえ義務表示である「特定原材料」に準ずる品目として、消費者庁次長通知により表示を推奨している「特定原材料に準ずるもの」の追加・削除の考え方を整理しました。この考え方に基づき、令和6（2024）年3月に、「マカダミアナッツ」を追加し、「まつたけ」を削除しました。

また、外食・中食における食物アレルギーに関する取組について「アレルギー疾患対策の推進に関する基本的な指針」の令和4（2022）年3月の改正において、国は事業者等が行う情報提供に関する取組等を積極的に推進する旨が追加されました。これを踏まえ、令和5（2023）年3月に、アレルギー患者向けに、外食・中食を利用する際に気を付けてほしいポイントについて、事業者向けに、食物アレルギー対応の必要性、事業者の取組事例や食物アレルギーに関する基礎知識等について、イラスト等を用いて分かりやすく説明したパンフレットを作成しました。これらのパンフレットは、消費者庁ウェブサイトに掲載するとともに、関係省庁の協力の下、地方公共団体、外食・中食産業関係団体等、アレルギー疾患医療の中心拠点病院や都道府県アレルギー疾患医療拠点病院等に協力依頼を行い、広く情報を提供しています。また、事業者が適切な取組を行うための正しい知識の習得を目的とした事業者向けの動画研修教材を作成し、消費者庁ウェブサイトに公表しました。

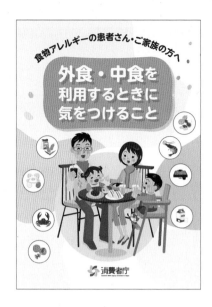

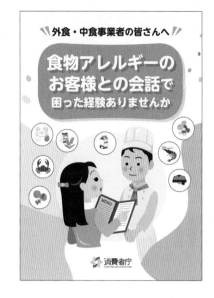

パンフレット「外食・中食を利用するときに気をつけること」（消費者庁）
URL：https://www.caa.go.jp/policies/policy/food_labeling/food_sanitation/allergy/assets/food_labeling_cms204_230324_04.pdf

パンフレット「食物アレルギーのお客様との会話で困った経験ありませんか」（消費者庁）
URL：https://www.caa.go.jp/policies/policy/food_labeling/food_sanitation/allergy/assets/food_labeling_cms204_230324_03.pdf

動画「外食・中食での食物アレルギーについて」（消費者庁）
URL：https://www.caa.go.jp/policies/policy/food_labeling/food_sanitation/allergy/efforts

　農林水産省は、消費者が安全な食生活を送るためには、食品の安全性について正しい知識を持ち、適切に食品を選び、取り扱うことが重要であるとの観点から、ウェブサイトやSNS（Facebook等）、YouTube、

安全で健やかな食生活を送るために（農林水産省）
URL：https://www.maff.go.jp/j/fs/index.html

メールマガジン、セミナー等を通じて情報発信を行っています。消費者向けのウェブサイトでは「安全で健やかな食生活を送るために」のページを設け、消費者が安全な食生活を送るために役立つ情報を掲載しています。

　令和5（2023）年度には、日常の生活において、特に、煮込み料理等での調理・保存に注意が必要なウェルシュ菌、肉の調理時の不十分な加熱等に注意が必要なカンピロバクター、海産魚介類の内臓の適切な除去や加熱調理等が必要なアニサキス等について、食中毒の特徴と予防対策をまとめた動画を作成し、SNSやYouTube等を通じて情報発信を行っています。また、季節性の高い食中毒の防止に向けて、野菜・山菜に似た有毒植物や毒キノコについてもSNSを通じて注意喚起をしています。なお、令和5（2023）年度に作成した動画には、注意点を分かりやすく説明するキャラクター「食品安全博士」や、食品安全のイメージキャラクターとして新たに作成した「みっけ」を登場させるなどして、子供を含む幅広い世代を対象に親しみやすい内容としました。

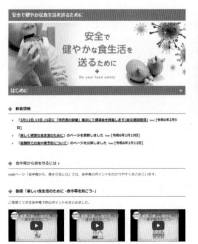

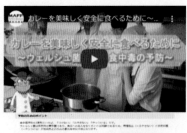

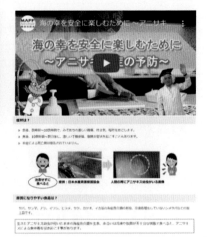

安全で健やかな食生活を送るために

カレーを美味しく安全に食べるために
～ウェルシュ菌による食中毒の予防～

海の幸を安全に楽しむために
～アニサキス症の予防～
（左側：みっけ、右側：食品安全博士）

　また、アクリルアミドやトランス脂肪酸等、国民の関心度が高い食品中の危害要因を中心に、国民が正しい知識を習得する一助となるよう、危害要因の基本的な事項、国内外における健康影響等に関する評価結果、危害要因の低減に向けた農林水産省及び食品事業者の取組の状況等についての情報を、ウェブサイトにて継続的に発信しています。令和5（2023）年度には、フラン及びフラン化合物に関する情報を取りまとめたページ「食品中のフラン及びフラン化合物に関する情報」や、各有害微生物に関して農林水産省が国内外の情報を取りまとめたリスクプロファイルや関連情報を掲載するページ「農林水産省が優先的にリスク管理を行う対象に位置付けている危害要因についての情報（有害微生物）」及び「農林水産省が優先的にリスク管理を行う対象外の危害要因についての情報（有害微生物）」を新設しました。食品安全の取組を可視化して消費者理解の醸成を促すために、食品事業者が行っている食品中のアクリルアミド低減の取組に関する動画を作成し、SNSやYouTube等を通じて情報発信しました。

　さらに、科学的根拠に基づき食品の安全性を向上させるため、農林水産省は、農畜水産物・加工食品中の有害化学物質・有害微生物の含有実態や汚染実態の調査、汚染防止・低減技術の開発、汚染防止・低減対策の策定・普及、それらの効果検証を実施しています。

　メールマガジン「食品安全エクスプレス」では、農林水産省を始めとする関係府省庁による報道発表資料、意見・情報の募集、審議会、意見交換会等の開催情報等を毎日（土曜日、日曜日、祝日等を除く。）配信し、食品の安全に関する情報を提供しています。

トランス脂肪酸に関する情報
（農林水産省）
URL：https://www.maff.go.jp/j/syo
uan/seisaku/trans_fat/

食品中のアクリルアミドに関する情報
（農林水産省）
URL：https://www.maff.go.jp/j/syo
uan/seisaku/acryl_amide/

食品安全エクスプレス（メールマガジン）
（農林水産省）
URL：https://www.maff.go.jp/j/syo
uan/johokan/mail_magagine.
html

第7章　食品の安全性・栄養等に関する調査、研究、情報提供及び国際交流の推進

　そのほか、農林水産物の安全性の向上を図るため、生産時に使用される資材の安全確保にも努めています。例えば農薬は、農産物の安定生産に必要な資材ですが、その一方で、人の健康や環境に影響を及ぼし得るものであるため、農薬の登録制度により、その効果や安全性を科学的知見に基づいて評価し、問題がないことを確認して製造や販売、使用を認めています。平成30（2018）年に改正された「農薬取締法」（昭和23年法律第82号）に基づき、令和3（2021）年度から再評価を開始しました。再評価は、最新の科学的知見に基づき、全ての農薬についておおむね15年ごとに、国内での使用量が多い農薬を優先して順次実施しています。また、農林水産省では、農薬に関する基礎知識や評価、適正な使用等に関する情報をウェブサイトに掲載しています。

農薬コーナー（農林水産省）
URL：https://www.maff.go.jp/j/nouyaku/

1 「日本人の食事摂取基準」の作成・公表、活用促進

　厚生労働省では、国民の健康の維持・増進、生活習慣病の予防を目的として、国民が健全な食生活を営むことができるように、「日本人の食事摂取基準」を策定し、5年ごとに改定しています。「日本人の食事摂取基準（2020年版）」は、令和2（2020）年度から令和6（2024）年度まで使用する予定です。

日本人の食事摂取基準（厚生労働省）
URL：https://www.mhlw.go.jp/stf/seisaku
nitsuite/bunya/kenkou_iryou/kenko
u/eiyou/syokuji_kijyun.html

　同基準は、更なる高齢社会の進展や糖尿病有病者数の増加等を踏まえ、生活習慣病の発症予防及び重症化予防に加え、高齢者の低栄養予防やフレイル予防も視野に入れて検討を行いました。エネルギーの指標として目標とするBMIの範囲や、炭水化物、たんぱく質、脂質、各種ビタミン及びミネラルといった栄養素を性・年齢階級別でどのくらい摂取すればよいかについて定めています。「日本人の食事摂取基準」については厚生労働省ウェブサイトに掲載し、情報提供を行っています。

2 「日本食品標準成分表」の充実、活用促進

　「日本食品標準成分表」は、戦後間もない昭和25（1950）年に初版が公表されて以降、国民が日常摂取する食品の成分に関する基礎データを提供することを目的として、食品数や成分項目の充実を図るための改訂を重

食品成分データベース（文部科学省）
URL：https://fooddb.mext.go.jp/

ねてきています。文部科学省は、令和5（2023）年4月に収載食品の総数が2,538食品となる「日本食品標準成分表（八訂）増補2023年」を公表し、引き続き国民の食生活の実態等に応じた新規収載食品の追加等、内容を充実させる予定です。日本食品標準成分表は最新の成分値の電子データ等をウェブサイトで公開しているほか、この成分値を容易に検索できる「食品成分データベース」としても公開し、国民が利用しやすい情報となるよう努めています。

③ 「国民健康・栄養調査」の実施、活用

　厚生労働省は、「健康増進法」（平成14年法律第103号）に基づき、国民の健康の増進の総合的な推進を図るための基礎資料として、国民の身体の状況、栄養摂取量及び生活習慣の状況を明らかにするため、「国民健康・栄養調査」を実施しています。

　「国民健康・栄養調査」は原則として毎年秋頃に実施しており、身長、体重、血圧等の身体状況に関する事項、食事の状況やエネルギー及び栄養素等摂取状況に関する事項、食習慣、運動習慣、休養習慣、飲酒習慣、歯の健康保持習慣等生活習慣の状況に関する事項について把握し、解析した結果を公表しています。「国民健康・栄養調査」の結果については、厚生労働省ウェブサイトに掲載するとともに、国立健康・栄養研究所のウェブサイトにおいて、昭和20年代から実施されてきた「国民栄養調査」の結果も併せて掲載するなど情報提供を行っています。

栄養・食育対策（厚生労働省）
URL：https://www.mhlw.go.jp/stf/seisakunitsuite/bunya/kenkou_iryou/kenkou/eiyou/index.html

国民健康・栄養調査（厚生労働省）
URL：https://www.mhlw.go.jp/bunya/kenkou/kenkou_eiyou_chousa.html

④ 農林漁業や食生活、食料の生産、流通、消費に関する統計調査等の実施・公表

　農林水産省は、食育を推進する上で必要となる農林漁業の姿や食料の生産、流通、消費に関する基礎的な統計データを広く国民に提供し、食育に対する国民の理解増進を図っています。主なものとしては、米や野菜等の主要な農畜産物、魚介等の水産物の生産や流通に関する調査を実施し、公表しています。

　また、食育に関する国民の意識を把握するために、「食育に関する意識調査」を実施し、調査結果を公表しています。

　環境省では、「子どもの健康と環境に関する全国調査（エコチル調査）」として、化学物質のばく露等が子供の健康に与える影響を明らかにするため、平成22（2010）年度から約10万組の親子を対象に、生体試料の収集及び分析、質問票によるフォローアップ等を行っています。その一環として食生活を含めた生活環境についても調査しており、その研究成果を公表しています。

食育に関する意識調査（農林水産省）
URL：https://www.maff.go.jp/j/syokuiku/ishiki.html

子どもの健康と環境に関する全国調査
（エコチル調査）（環境省）
URL：https://www.env.go.jp/chemi/ceh/index.html

第7章 食品の安全性・栄養等に関する調査、研究、情報提供及び国際交流の推進

　近年、消費者の食品の安全や健康に対する意識は高まり、食品の分かりやすい表示に対する要求も強くなってきています。消費者庁では、食品表示を食品選択に役立ててもらうため、消費者団体等と連携した消費者向けセミナーを全国各地で開催するとともに、都道府県や事業者団体等が企画する研修会等への講師派遣等を行うことにより消費者、事業者等への理解促進を図っており、令和5（2023）年度も以下を中心に、普及啓発に取り組んでいます。

（1）加工食品の原料原産地表示制度

　輸入品を除く全ての加工食品について、重量割合1位の原材料の原産地（当該原材料が加工食品の場合は製造地）の表示を義務付けています。令和4（2022）年3月にこの新しい原料原産地制度の経過措置期間が終了しましたが、引き続き、消費者向けのパンフレットや消費者向けセミナーを活用した普及啓発に取り組んでいます。

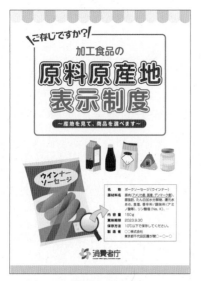

パンフレット
「ご存じですか？加工食品の原料原産地表示制度」
（消費者庁）

新たな加工食品の原料原産地表示制度に関する情報
（消費者庁）
URL：https://www.caa.go.jp/policies/policy/food_labeling/quality/country_of_origin/index.html

（2）遺伝子組換え食品表示制度

　「遺伝子組換えでない」旨の表示（任意表示制度）について、消費者に情報がより正確に伝わるよう、令和5（2023）年4月から新しい制度になりました。これにより、「遺伝子組換えでない」旨の表示ができるのは、遺伝子組換え農産物が混入しないように分別生産流通管理（遺伝子組換え農産物と非遺伝子組換え農産物について、生産、流通及び加工の各段階で分別して管理していることが書類で証明されていること）が行われた対象農産物であって、かつ、遺伝子組換え農産物の混入がないと科学的に検証できる場合に限定されることとなりました。引き続き、パンフレットや消費者向けセミナーを活用した普及啓発に取り組んでいます。

第7章 食品の安全性・栄養等に関する調査、研究、情報提供及び国際交流の推進

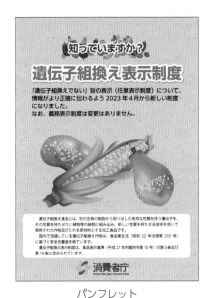

遺伝子組換え食品表示制度に関する情報（消費者庁）
URL：https://www.caa.go.jp/policies/policy/food_lab
eling/quality/genetically_modified/

パンフレット
「知っていますか？遺伝子組換え表示制度」（消費者庁）

（3）食品添加物の表示制度

　食品添加物表示制度について、食品表示基準に規定された表示禁止事項に当たるか否かのメルクマールとなる「食品添加物の不使用表示に関するガイドライン」を公表しており、令和6（2024）年度からの運用開始に向け、地方公共団体や消費者・事業者団体等と連携して、消費者・事業者を対象とした説明会を実施しました。

（4）保健機能食品と栄養成分表示制度

　保健機能食品は、国が定めた安全性や有効性に関する基準等に従って、機能性を表示できる食品であり、「特定保健用食品」、「機能性表示食品」、「栄養機能食品」の3種類があります。これらの食品や栄養成分表示制度の一層の理解向上を図るため、LINE公式アカウント「消費者庁　若者ナビ！」への投稿、消費者教育ポータルサイトへの資料掲載及び事業者団体等に対するポータルサイトの利用周知等を通じて、消費者等への正確な情報の普及啓発に努めています。

　さらに、文部科学省が学校における食育を推進するために教職員向けに作成した「食に関する指導の手引－第二次改訂版－」においても、正しい知識・情報に基づいて食品の品質及び安全性等について自ら判断し、食品に含まれる栄養素や衛生に気を付けていくことが重要であるという視点で、「食品表示など食品の品質や安全性等の情報を進んで得ようとする態度を養う」などの記載をしており、学校現場で活用されています。

第7章

食品の安全性・栄養等に関する調査、研究、情報提供及び国際交流の推進

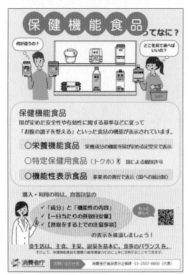

ポスター
「保健機能食品ってなに？」（消費者庁）

保健機能食品について（消費者庁）
URL：https://www.caa.go.jp/policies/policy/food_lab
eling/foods_with_health_claims/

column コラム　動画教材を活用した保健機能食品の理解向上に関する取組

　消費者庁では、消費者自らが保健機能食品の正しい知識を身に付け、自らにとって必要な食品を合理的かつ自主的に選択することができるよう、動画「保健機能食品ってなに？」を作成しました。動画は当庁ウェブサイト及びYouTubeに掲載し、これを周知する事務連絡を発出するとともに、リーフレットによる動画の周知も行いました。動画は、消費者向けセミナー等で利活用しています。消費者庁では引き続き、保健機能食品の正しい理解向上に向けた普及啓発に取り組んでいきます。

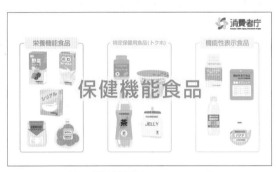

動画「保健機能食品ってなに？」

保健機能食品ってなに？（消費者庁）
URL：https://www.caa.go.jp/policies/policy/food_labeling/foods_with_health_claims/pamphlets/movie_01.html

（動画を活用した取組事例）

【青森県青森市】

　青森市では、令和2（2020）年度から東津軽郡平内町、今別町、外ヶ浜町、蓬田村の4町村と連携し食生活改善推進員養成講座を開催しています。令和5（2023）年度は「食品表示を学ぼう」をテーマに、青森市の行政栄養士が講義を実施しました。講義では、品質事項、保健機能食品、栄養成分表示、食品添加物、食物アレルギーの5つを取り上げました。このうち、保健機能食品の項目では、動画「保健機能食品ってなに？」を取り入れ

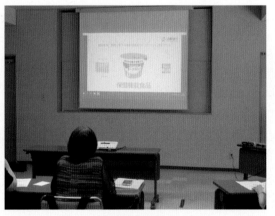

養成講座の様子

た講義を行いました。特定保健用食品（トクホ）のマークは見たことがある参加者が多い一方で、「機能性表示食品や栄養機能食品については知っているようで知らなかった。」、「買い物をする時には表示をよく見てみようと思う。」、「トクホと機能性表示食品の違いがよく分かった。」等の感想がありました。行政栄養士が講義をするだけでなく、視覚的にわかりやすい動画を取り入れることで参加者の関心が高まるとともに、理解の促進につながるなど、効果的な講座となりました。

　青森市では、今後も食生活改善推進員養成講座のカリキュラムに食品表示のテーマを積極的に取り入れ、食生活改善推進員自らが食品表示の「正しい知識」を身に付け、その知識を地域住民に普及していきます。

1　食育や日本食・食文化の海外展開と海外調査の推進

　政府は、我が国の食育の理念や取組等を積極的に海外に発信し、「食育（Shokuiku）」という言葉が日本語のまま海外で理解され、通用することを目指しています。

　外務省では、海外広報文化活動の中で食育関連トピックを取り上げています。具体的には、日本の食文化等も取り上げている海外向け日本事情発信誌「にぽにか」を、在外公館を通じて配布しています。また、海外のテレビ局で放映され、在外公館でも上映や貸出しが行われている映像資料「ジャパン・ビデオ・トピックス」においても、日本の食文化や日本食等を紹介しています。

　さらに、在外公館では、対日理解の促進、良好な対日感情の醸成を目的に、各国の要人、文化人、飲食・食品業界関係者、一般市民等に対して、日本の食文化の紹介や日本食の作り方のデモンストレーションをオンラインでの配信も利用しながら行うなどして、日本の食文化の魅力を発信する取組を行っています。

　農林水産省では、外国人料理人や食品関連事業者等を対象とした海外での日本食普及セミナーや日本料理コンテストにおいて、日本の食文化や日本料理の調理の基本、日本産食材の活用方法等を学べる講義や調理実演を実施したほか、ポータルサイトの活用（4言語対応）等により、日本食・食文化の魅力を世界に発信しました。また、海外の外国人料理人の日本料理に関する知識・調理技能を習得度合いに応じて認定する「日本料理の調理技能認定制度」（平成28（2016）年度創設）の認定取得者は、令和5（2023）年度末時点で、令和4（2022）年度に比べて522人増加の2,944人になっています。

　さらに、農林水産省の英語版ウェブサイトの「Promotion of Shokuiku（Food and Nutrition Education）」で、「食生活指針」、「食事バランスガイド」、「「食事バランスガイド」解説」、「日本型食生活のススメ」の英訳版、「東京栄養サミット2021」の開催にあわせて作成したパンフレット等、海外に向けて日本の食育を紹介する際に活用できる資料等を掲載しています。そのほか、独立行政法人国際協力機構が実施した研修プログラムにおいて、アフリカ、アジア及び中南米から参加した研修員に向けて、我が国の食育に関する取組を紹介しました。

Promotion of Shokuiku
(Food and Nutrition Education)（農林水産省）
URL：https://www.maff.go.jp/e/policies/tech_res/shokuiku.html

2　海外における食生活の改善等

　世界では令和4（2022）年時点で、最大で約7億8,300万人が栄養不足に苦しんでおり、その大半が開発途上国で暮らしていると推計されています。

　このような窮状を改善するため、我が国は、様々な形で取組を行っています。政府としては、食料不足に直面している開発途上国からの援助要請を受け、食糧援助規約に基づき食糧援

助を実施しており、令和5（2023）年度には二国間及び国際機関との連携で約69億円（令和4（2022）年度は78億円）の支援を実施しました。また、我が国は、国連食糧農業機関（FAO）に対して、令和5（2023）年度には約54億円の分担金を拠出するとともに、難民や被災者に対する緊急食料支援等を行うために、国連世界食糧計画（WFP）に対して、令和5（2023）年度には約201億円、国連パレスチナ難民救済事業機関（UNRWA[1]）に対して約10億円を拠出しました。

また、我が国は、令和3（2021）年12月に「東京栄養サミット2021」を開催し、本サミットの成果文書として、「東京栄養宣言（グローバルな成長のための栄養に関する東京コンパクト）」を発出しました。この成果も踏まえ、国際社会における栄養改善のための協力を推進しています。

栄養改善事業推進プラットフォーム
URL：http://njppp.jp/

平成28（2016）年9月、世界的な栄養改善の取組を強化するため設立された官民連携「栄養改善事業推進プラットフォーム（NJPPP[2]）」には、現在、約100の民間企業及び団体が加入し、営利事業として持続可能なモデルを構築することを目指して一体的に活動しています。

例えば、リベリアの学校菜園で、微生物土壌活性剤を活用することにより、生徒が農薬や化学肥料を使わず野菜を栽培し、収穫した野菜を給食に取り入れることで野菜の摂取量を増やすプロジェクトを実施しています。そのほか、我が国は、平成28（2016）年8月から、「食と栄養のアフリカ・イニシアチブ（IFNA[3]）」を通じて農業・食料アプローチに焦点を当てた現場でのマルチセクターの栄養改善の取組を開発協力実施機関や非政府組織（NGO）等多くの関係者とともに推進しています。

平成28（2016）年7月に策定（平成30（2018）年7月改定）された「アジア健康構想に向けた基本方針」に加え、令和元（2019）年6月には、健康・医療戦略推進本部において、栄養改善も対象とする「アフリカ健康構想に向けた基本方針」が決定され、同年8月の第7回アフリカ開発会議（TICAD 7）の基調講演において、内閣総理大臣から「アフリカ健康構想」の立上げが発表されました。

我が国の民間企業の活動の後押しを通じて保健課題を解決する本健康構想を一つのきっかけとして、ガーナにおいて、我が国の民間企業と公益財団法人による栄養改善事業が開始されました。同事業は、栄養補助食品やICTツール等を用いた栄養改善を行うもので、国連世界食糧計画（WFP）の支援事業にもつながっています。

さらに、令和4（2022）年5月に策定されたグローバルヘルス戦略においても、栄養をユニバーサル・ヘルス・カバレッジ（UHC）に取り込む必要性が記載されています。

令和4（2022）年8月に開催されたTICAD 8では、我が国は、令和3（2021）年12月の東京栄養サミットを踏まえ、IFNA等の下、2億人の子供の栄養改善、令和12（2030）年までの栄養コア人材5,000名の育成等を目指すことを表明しました。また、令和4（2022）年8月のTICAD 8チュニス宣言においては、アフリカ連合の令和4（2022）年のテーマの重要な要素である、アフリカの食料安全保障と栄養におけるレジリエンスの強化を支援すると述べています。

1　United Nations Relief and Works Agency for Palestine Refugees in the Near Eastの略
2　Nutrition Japan Public Private Platformの略
3　Initiative for Food and Nutrition Security in Africaの略

3 国際的な情報交換等

　食品安全委員会では、定期的に海外の有識者と意見交換会や勉強会を実施しており、国際的に活躍されている方々を通じて食品の安全性に関する最新の知見の収集や情報の発信を行っています。

　国立健康・栄養研究所では、「栄養と身体活動に関するWHO協力センター」の活動の一環として、国際協力外国人研究者招へい事業とアジア栄養ネットワークシンポジウムの開催を実施しています。

　国際協力外国人研究者招へい事業では、毎年度アジア各国の研究者を招き、研修や共同研究を行っています。令和5（2023）年度は、インドネシア及びラオスから研究者2名を招へいしました。インドネシアの研究者は、平成30（2018）年に発生したインドネシアの大地震の影響による乳児の発育・発達に関することを、ラオスの研究者は、ラオスにおける思春期の子供の食事の特徴を雨季と乾季に分けて分析を行いました。本事業の成果は、発災時及び季節に応じた子供とその親に対する食育の重要性を示唆しました。今後の継続した研究交流や共同研究によって、更に研究を深める予定です。

　アジア栄養ネットワークシンポジウムは、「アジア太平洋地域の健康と栄養に関する研究エビデンスの実装」をテーマに開催されました。マレーシア、中国、ベトナムから国民栄養調査等の結果に基づく栄養改善の実践について報告がありました。本シンポジウムを通じて研究成果の社会実装の在り方や課題点を議論するとともに、実装の過程における食育の重要性も確認しました。

第3部

食育推進施策の目標と現状に関する評価

第3部 食育推進施策の目標と現状に関する評価

　令和5（2023）年度は、第4次基本計画（計画期間：令和3（2021）年度からおおむね5年間）に基づく取組の3年目です。第4次基本計画では、16の目標が掲げられており、数値目標として定められた24の目標値のうち、令和5（2023）年度現在で目標を達成しているのは、「⑥栄養教諭による地場産物に係る食に関する指導の平均取組回数」、「㉒郷土料理や伝統料理を月1回以上食べている国民の割合」の2項目でした（図表3-1）。

　また、そのほか、第4次基本計画作成時の値に比べて改善を示したのは、以下に示す項目でした。
　⑨主食・主菜・副菜を組み合わせた食事を1日2回以上ほぼ毎日食べている国民の割合
　⑩主食・主菜・副菜を組み合わせた食事を1日2回以上ほぼ毎日食べている若い世代の割合
　⑮ゆっくりよく噛んで食べる国民の割合
　⑳食品ロス削減のために何らかの行動をしている国民の割合
　㉓食品の安全性について基礎的な知識を持ち、自ら判断する国民の割合
　㉔推進計画を作成・実施している市町村の割合

○図表の数値は、原則として四捨五入しており、合計とは一致しない場合があります。

目標		第4次基本計画作成時の値（令和2（2020）年度）	現状値（令和5（2023）年度）	目標値（令和7（2025）年度）
1	食育に関心を持っている国民を増やす			
	① 食育に関心を持っている国民の割合	83.2%	78.1%	90%以上
2	朝食又は夕食を家族と一緒に食べる「共食」の回数を増やす			
	② 朝食又は夕食を家族と一緒に食べる「共食」の回数	週9.6回	週9.0回	週11回以上
3	地域等で共食したいと思う人が共食する割合を増やす			
	③ 地域等で共食したいと思う人が共食する割合	70.7%	62.8%	75%以上
4	朝食を欠食する国民を減らす			
	④ 朝食を欠食する子供の割合	4.6%（令和元（2019）年度）	6.1%	0%
	⑤ 朝食を欠食する若い世代の割合	21.5%	28.3%	15%以下
5	学校給食における地場産物を活用した取組等を増やす			
	⑥ 栄養教諭による地場産物に係る食に関する指導の平均取組回数	月9.1回（令和元（2019）年度）	月12.4回	月12回以上
	⑦ 学校給食における地場産物を使用する割合（金額ベース）を現状値（令和元（2019）年度）から維持・向上した都道府県の割合	－	66.0%	90%以上
	⑧ 学校給食における国産食材を使用する割合（金額ベース）を現状値（令和元（2019）年度）から維持・向上した都道府県の割合	－	66.0%	90%以上
6	栄養バランスに配慮した食生活を実践する国民を増やす			
	⑨ 主食・主菜・副菜を組み合わせた食事を1日2回以上ほぼ毎日食べている国民の割合	36.4%	38.2%	50%以上
	⑩ 主食・主菜・副菜を組み合わせた食事を1日2回以上ほぼ毎日食べている若い世代の割合	27.4%	28.3%	40%以上
	⑪ 1日当たりの食塩摂取量の平均値	10.1g（令和元（2019）年度）	10.1g（令和元（2019）年度）	8g以下
	⑫ 1日当たりの野菜摂取量の平均値	280.5g（令和元（2019）年度）	280.5g（令和元（2019）年度）	350g以上
	⑬ 1日当たりの果物摂取量100g未満の者の割合	61.6%（令和元（2019）年度）	61.6%（令和元（2019）年度）	30%以下
7	生活習慣病の予防や改善のために、ふだんから適正体重の維持や減塩等に気をつけた食生活を実践する国民を増やす			
	⑭ 生活習慣病の予防や改善のために、ふだんから適正体重の維持や減塩等に気をつけた食生活を実践する国民の割合	64.3%	63.1%	75%以上

食育推進施策の目標と現状に関する評価

目標

具体的な目標値	第4次基本計画作成時の値（令和2(2020)年度）	現状値（令和5(2023)年度）	目標値（令和7(2025)年度）
8　ゆっくりよく噛んで食べる国民を増やす			
⑮　ゆっくりよく噛んで食べる国民の割合	47.3%	47.9%	55%以上
9　食育の推進に関わるボランティアの数を増やす			
⑯　食育の推進に関わるボランティア団体等において活動している国民の数	36.2万人（令和元(2019)年度）	32.3万人（令和4(2022)年度）	37万人以上
10　農林漁業体験を経験した国民を増やす			
⑰　農林漁業体験を経験した国民（世帯）の割合	65.7%	63.2%	70%以上
11　産地や生産者を意識して農林水産物・食品を選ぶ国民を増やす			
⑱　産地や生産者を意識して農林水産物・食品を選ぶ国民の割合	73.5%	67.4%	80%以上
12　環境に配慮した農林水産物・食品を選ぶ国民を増やす			
⑲　環境に配慮した農林水産物・食品を選ぶ国民の割合	67.1%	60.2%	75%以上
13　食品ロス削減のために何らかの行動をしている国民を増やす			
⑳　食品ロス削減のために何らかの行動をしている国民の割合	76.5%（令和元(2019)年度）	76.7%	80%以上
14　地域や家庭で受け継がれてきた伝統的な料理や作法等を継承し、伝えている国民を増やす			
㉑　地域や家庭で受け継がれてきた伝統的な料理や作法等を継承し、伝えている国民の割合	50.4%	44.7%	55%以上
㉒　郷土料理や伝統料理を月1回以上食べている国民の割合	44.6%	54.5%	50%以上
15　食品の安全性について基礎的な知識を持ち、自ら判断する国民を増やす			
㉓　食品の安全性について基礎的な知識を持ち、自ら判断する国民の割合	75.2%	76.4%	80%以上
16　推進計画を作成・実施している市町村を増やす			
㉔　推進計画を作成・実施している市町村の割合	87.5%（令和元(2019)年度）	90.3%	100%

資料：
①～③、⑤、⑨、⑩、⑭、⑮、⑰～⑲、㉑～㉓　「食育に関する意識調査」（農林水産省）
④　「全国学力・学習状況調査」（文部科学省）
⑥　「学校における地場産物に係る食に関する指導の取組状況調査」（文部科学省）
⑦、⑧　「学校給食における地場産物・国産食材の使用状況調査」（文部科学省）
⑪～⑬　「国民健康・栄養調査」（厚生労働省）
⑯、㉔　農林水産省消費・安全局消費者行政・食育課調べ
⑳　令和元(2019)年度の値は「令和元年度消費者の意識に関する調査結果報告書－食品ロスの認知度と取組状況等に関する調査－」（消費者庁）、令和5(2023)年度の値は「令和5年度第2回消費生活意識調査」（消費者庁）
注：1）青色で塗りつぶしている目標は、達成済みのもの
　　2）「6栄養バランスに配慮した食生活を実践する国民を増やす」の食育ピクトグラム「太りすぎない　やせすぎない」は、⑪の目標値に対応

①食育に関心を持っている国民の割合

　食育に関心を持っている（食育に「関心がある」又は「どちらかといえば関心がある」）国民の割合は78.1％でした（第4次基本計画作成時の調査結果は83.2％）（図表3-2）。

図表3-2　**食育に関心を持っている国民の割合の推移**

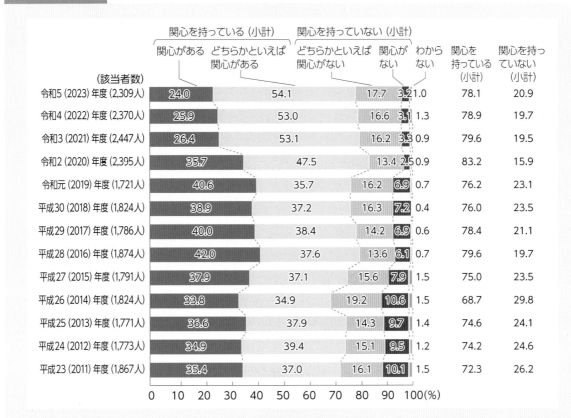

資料：農林水産省（平成27（2015）年度までは内閣府）「食育に関する意識調査[1]」
注：「わからない」について、令和2（2020）、令和3（2021）、令和4（2022）、令和5（2023）年度は「無回答」

1　令和元（2019）年度までは「調査員による個別面接聴取」、令和2（2020）年度以降は「郵送及びインターネットを用いた自記式」

②朝食又は夕食を家族と一緒に食べる「共食」の回数

　朝食又は夕食を家族と一緒に食べる「共食」の回数[1]は、一週間当たり9.0回（朝食3.7回、夕食5.3回の合計）でした（第4次基本計画作成時は一週間当たり9.6回（朝食4.1回、夕食5.5回の合計））（図表3-3）。

　朝食、夕食を家族と一緒に「ほとんど毎日食べる」人の割合は朝食43.8%、夕食63.1%でした（第4次基本計画作成時の調査結果は朝食49.7%、夕食67.7%）（図表3-4）。

図表3-3　朝食又は夕食を家族と一緒に食べる「共食」の回数の推移

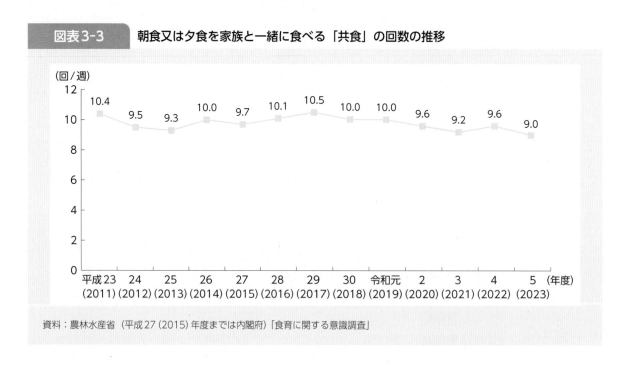

資料：農林水産省（平成27（2015）年度までは内閣府）「食育に関する意識調査」

1　共食の回数は、「ほとんど毎日食べる」を7回、「週に4～5日食べる」を4.5回、「週に2～3日食べる」を2.5回、「週に1日程度食べる」を1回とし、それぞれ朝食・夕食ごとに、該当人数を掛け、合計したものを全体数で割り、朝食と夕食の回数を足して週当たりの回数を出している。

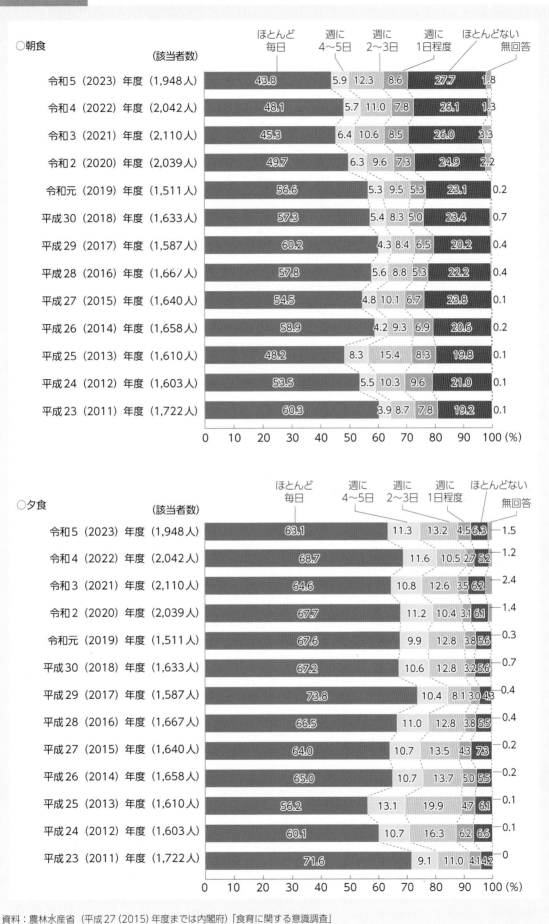

図表3-4　朝食、夕食を家族と一緒に食べる頻度の推移

○朝食

（該当者数）	ほとんど毎日	週に4～5日	週に2～3日	週に1日程度	ほとんどない	無回答
令和5（2023）年度（1,948人）	43.8	5.9	12.3	8.6	27.7	1.8
令和4（2022）年度（2,042人）	48.1	5.7	11.0	7.8	26.1	1.3
令和3（2021）年度（2,110人）	45.3	6.4	10.6	8.5	26.0	3.3
令和2（2020）年度（2,039人）	49.7	6.3	9.6	7.3	24.9	2.2
令和元（2019）年度（1,511人）	56.6	5.3	9.5	5.3	23.1	0.2
平成30（2018）年度（1,633人）	57.3	5.4	8.3	5.0	23.4	0.7
平成29（2017）年度（1,587人）	60.2	4.3	8.4	6.5	20.2	0.4
平成28（2016）年度（1,667人）	57.8	5.6	8.8	5.3	22.2	0.4
平成27（2015）年度（1,640人）	54.5	4.8	10.1	6.7	23.8	0.1
平成26（2014）年度（1,658人）	58.9	4.2	9.3	6.9	20.6	0.2
平成25（2013）年度（1,610人）	48.2	8.3	15.4	8.3	19.8	0.1
平成24（2012）年度（1,603人）	53.5	5.5	10.3	9.6	21.0	0.1
平成23（2011）年度（1,722人）	60.3	3.9	8.7	7.8	19.2	0.1

○夕食

（該当者数）	ほとんど毎日	週に4～5日	週に2～3日	週に1日程度	ほとんどない	無回答
令和5（2023）年度（1,948人）	63.1	11.3	13.2	4.5	6.3	1.5
令和4（2022）年度（2,042人）	68.7	11.6	10.5	2.7	5.2	1.2
令和3（2021）年度（2,110人）	64.6	10.8	12.6	3.5	6.2	2.4
令和2（2020）年度（2,039人）	67.7	11.2	10.4	3.1	6.1	1.4
令和元（2019）年度（1,511人）	67.6	9.9	12.8	3.8	5.6	0.3
平成30（2018）年度（1,633人）	67.2	10.6	12.8	3.2	5.6	0.7
平成29（2017）年度（1,587人）	73.8	10.4	8.1	3.0	4.3	0.4
平成28（2016）年度（1,667人）	66.5	11.0	12.8	3.8	5.5	0.4
平成27（2015）年度（1,640人）	64.0	10.7	13.5	4.3	7.3	0.2
平成26（2014）年度（1,658人）	65.0	10.7	13.7	5.0	5.5	0.2
平成25（2013）年度（1,610人）	56.2	13.1	19.9	4.7	6.1	0.1
平成24（2012）年度（1,603人）	60.1	10.7	16.3	6.2	6.6	0.1
平成23（2011）年度（1,722人）	71.6	9.1	11.0	4.1	4.2	0

資料：農林水産省（平成27（2015）年度までは内閣府）「食育に関する意識調査」

食育推進施策の目標と現状に関する評価

③地域等で共食したいと思う人が共食する割合

　地域や所属コミュニティ（職場等を含む。）での食事会等の機会があれば「参加したいと思う」（「とてもそう思う」又は「そう思う」）と回答した人のうち、過去1年間に地域等での共食の場へ「参加した」と回答した人の割合は62.8%でした（第4次基本計画作成時の調査結果は70.7%）（図表3-5）。

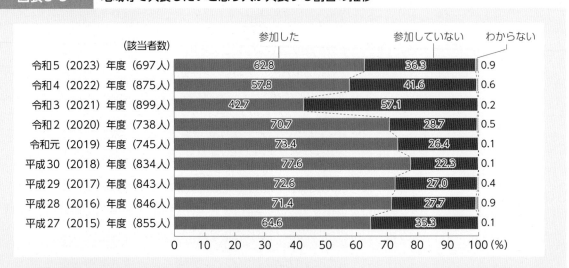

図表3-5　地域等で共食したいと思う人が共食する割合の推移

（該当者数）	参加した	参加していない	わからない
令和5（2023）年度（697人）	62.8	36.3	0.9
令和4（2022）年度（875人）	57.8	41.6	0.6
令和3（2021）年度（899人）	42.7	57.1	0.2
令和2（2020）年度（738人）	70.7	28.7	0.5
令和元（2019）年度（745人）	73.4	26.4	0.1
平成30（2018）年度（834人）	77.6	22.3	0.1
平成29（2017）年度（843人）	72.6	27.0	0.4
平成28（2016）年度（846人）	71.4	27.7	0.9
平成27（2015）年度（855人）	64.6	35.3	0.1

資料：農林水産省（平成27（2015）年度は内閣府）「食育に関する意識調査」
注：地域や所属コミュニティ（職場等を含む。）での食事会等の機会があれば「参加したいと思う」（「とてもそう思う」及び「そう思う」）と回答した人が対象
注：令和2（2020）、令和3（2021）、令和4（2022）年度調査については、設問の冒頭に「新型コロナウイルス感染症の感染防止対策が十分にとられているという前提でお伺いします。」との文言を追記している。
注：「わからない」について、平成27（2015）、令和2（2020）、令和3（2021）、令和4（2022）、令和5（2023）年度は「無回答」

④朝食を欠食する子供の割合

　朝食を欠食する子供（朝食を毎日食べることを「全くしていない」又は「あまりしていない」と回答した小学校6年生）の割合は6.1%でした（第4次基本計画作成時の調査結果は4.6%）（図表3-6）。

| 図表3-6 | 朝食を欠食する子供の割合の推移 |

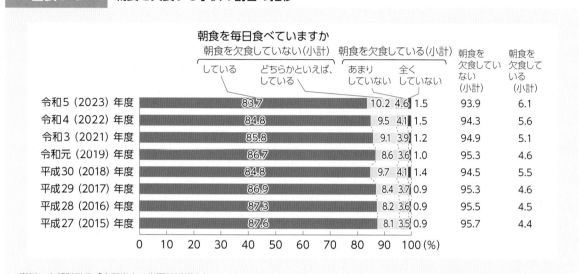

資料：文部科学省「全国学力・学習状況調査」
注：小学校6年生が対象
注：令和2（2020）年度は、新型コロナウイルス感染症の影響等により、調査の実施を見送り

⑤朝食を欠食する若い世代の割合

　朝食を欠食する（「週に2～3日食べる」又は「ほとんど食べない」）若い世代の割合は28.3%でした（第4次基本計画作成時の調査結果は21.5%）（図表3-7）。

| 図表3-7 | 朝食を欠食する若い世代の割合の推移 |

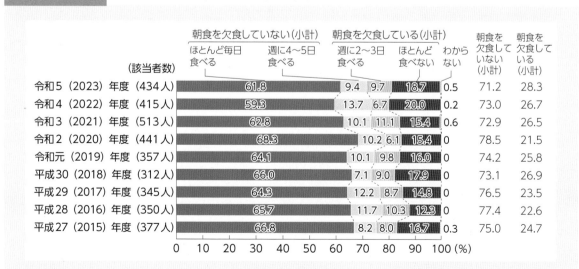

資料：農林水産省（平成27（2015）年度は内閣府）「食育に関する意識調査」
注：20～39歳が対象
注：「わからない」について、平成27（2015）、令和2（2020）、令和3（2021）、令和4（2022）年度、令和5（2023）年度は「無回答」

⑥栄養教諭による地場産物に係る食に関する指導の平均取組回数

　栄養教諭による地場産物に係る食に関する指導の平均取組回数は月12.4回でした（第4次基本計画作成時の調査結果は月9.1回）（図表3-8）。

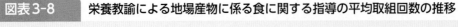

図表3-8　栄養教諭による地場産物に係る食に関する指導の平均取組回数の推移

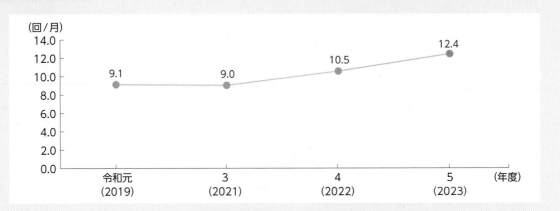

資料：文部科学省「学校における地場産物に係る食に関する指導の取組状況調査」
注：令和2 (2020)年度は、新型コロナウイルス感染症の影響等により、調査の実施を見送り

⑦学校給食における地場産物を使用する割合（金額ベース）を現状値（令和元（2019）年度）から維持・向上した都道府県の割合

　学校給食における地場産物を使用する割合（金額ベース）を現状値（令和元（2019）年度）から維持・向上した都道府県の割合は66.0％でした（文部科学省「令和5年度学校給食における地場産物・国産食材の使用状況調査」）。

⑧学校給食における国産食材を使用する割合（金額ベース）を現状値（令和元（2019）年度）から維持・向上した都道府県の割合

　学校給食における国産食材を使用する割合（金額ベース）を現状値（令和元（2019）年度）から維持・向上した都道府県の割合は66.0％でした（文部科学省「令和5年度学校給食における地場産物・国産食材の使用状況調査」）。

⑨主食・主菜・副菜を組み合わせた食事を1日2回以上ほぼ毎日食べている国民の割合

主食・主菜・副菜を組み合わせた食事を1日2回以上「ほぼ毎日」食べていると回答した人の割合は38.2%でした（第4次基本計画作成時の調査結果は36.4%）（図表3-9）。

図表3-9 主食・主菜・副菜を組み合わせた食事を1日2回以上ほぼ毎日食べている国民の割合の推移

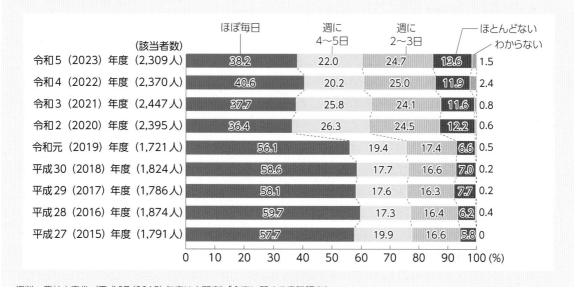

資料：農林水産省（平成27（2015）年度は内閣府）「食育に関する意識調査」
注：「わからない」について、令和2（2020）、令和3（2021）、令和4（2022）、令和5（2023）年度は「無回答」

⑩主食・主菜・副菜を組み合わせた食事を1日2回以上ほぼ毎日食べている若い世代の割合

主食・主菜・副菜を組み合わせた食事を1日2回以上「ほぼ毎日」食べていると回答した若い世代の割合は28.3%でした（第4次基本計画作成時の調査結果は27.4%）（図表3-10）。

図表3-10 主食・主菜・副菜を組み合わせた食事を1日2回以上ほぼ毎日食べている若い世代の割合の推移

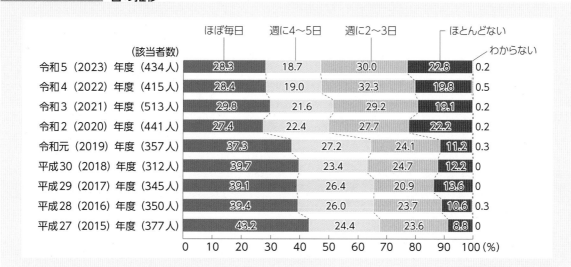

資料：農林水産省（平成27（2015）年度は内閣府）「食育に関する意識調査」
注：20～39歳が対象
注：「わからない」について、令和2（2020）、令和3（2021）、令和4（2022）、令和5（2023）年度は「無回答」

⑪ 1日当たりの食塩摂取量の平均値

1日当たりの食塩摂取量の平均値は10.1gでした（厚生労働省「令和元年国民健康・栄養調査」[1]）。

⑫ 1日当たりの野菜摂取量の平均値

1日当たりの野菜摂取量の平均値は280.5gでした（厚生労働省「令和元年国民健康・栄養調査」）。

⑬ 1日当たりの果物摂取量100g未満の者の割合

1日当たりの果物摂取量100g未満の者の割合は61.6%でした（厚生労働省「令和元年国民健康・栄養調査」）。

⑭ 生活習慣病の予防や改善のために、ふだんから適正体重の維持や減塩等に気をつけた食生活を実践する国民の割合

生活習慣病の予防や改善のために、ふだんから適正体重の維持や減塩等に気をつけた食生活を「実践している」（「いつも気をつけて実践している」又は「気をつけて実践している」）と回答した人の割合は63.1%でした（第4次基本計画作成時の調査結果は64.3%）（図表3-11）。

| 図表3-11 | 生活習慣病の予防や改善のために、ふだんから適正体重の維持や減塩等に気をつけた食生活を実践する国民の割合の推移 |

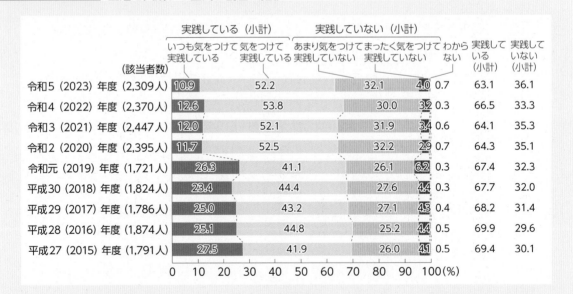

資料：農林水産省（平成27（2015）年度は内閣府）「食育に関する意識調査」
注：「わからない」について、令和2（2020）、令和3（2021）、令和4（2022）、令和5（2023）年度は「無回答」

---

1 令和2（2020）年及び令和3（2021）年の国民健康・栄養調査は新型コロナウイルス感染症の影響で中止

⑮ゆっくりよく噛んで食べる国民の割合

ふだん「ゆっくりよく噛んで食べている」（「ゆっくりよく噛んで食べている」又は「どちらかといえばゆっくりよく噛んで食べている」）と回答した人の割合は47.9%でした（第4次基本計画作成時の調査結果は47.3%）（図表3-12）。

| 図表3-12 | ゆっくりよく噛んで食べる国民の割合の推移 |

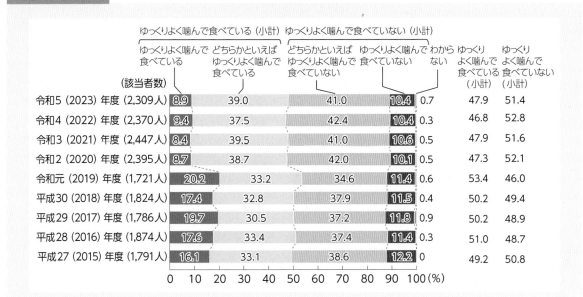

	ゆっくりよく噛んで食べている（小計）		ゆっくりよく噛んで食べていない（小計）			ゆっくりよく噛んで食べている（小計）	ゆっくりよく噛んで食べていない（小計）
(該当者数)	ゆっくりよく噛んで食べている	どちらかといえばゆっくりよく噛んで食べている	どちらかといえばゆっくりよく噛んで食べていない	ゆっくりよく噛んで食べていない	わからない		
令和5 (2023) 年度 (2,309人)	8.9	39.0	41.0	10.4	0.7	47.9	51.4
令和4 (2022) 年度 (2,370人)	9.4	37.5	42.4	10.4	0.3	46.8	52.8
令和3 (2021) 年度 (2,447人)	8.4	39.5	41.0	10.6	0.5	47.9	51.6
令和2 (2020) 年度 (2,395人)	8.7	38.7	42.0	10.1	0.5	47.3	52.1
令和元 (2019) 年度 (1,721人)	20.2	33.2	34.6	11.4	0.6	53.4	46.0
平成30 (2018) 年度 (1,824人)	17.4	32.8	37.9	11.5	0.4	50.2	49.4
平成29 (2017) 年度 (1,786人)	19.7	30.5	37.2	11.8	0.9	50.2	48.9
平成28 (2016) 年度 (1,874人)	17.6	33.4	37.4	11.4	0.3	51.0	48.7
平成27 (2015) 年度 (1,791人)	16.1	33.1	38.6	12.2	0	49.2	50.8

資料：農林水産省（平成27（2015）年度は内閣府）「食育に関する意識調査」
注：「わからない」について、令和2（2020）、令和3（2021）、令和4（2022）年度、令和5（2023）年度は「無回答」

⑯食育の推進に関わるボランティア団体等において活動している国民の数

食育の推進に関わるボランティア団体等において活動している国民の数は32.3万人（令和4（2022）年度）でした（第4次基本計画作成時の調査結果は36.2万人）（図表3-13）。

| 図表3-13 | 食育の推進に関わるボランティア団体等において活動している国民の数の推移 |

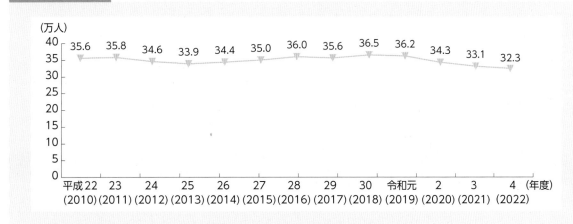

資料：農林水産省消費・安全局消費者行政・食育課（平成26（2014）年度までは内閣府）調べ

⑰農林漁業体験を経験した国民（世帯）の割合

　農林漁業体験を経験した国民（世帯）の割合（本人又は家族の中に、農林漁業体験に参加した人がいる割合）は63.2%でした（第4次基本計画作成時の調査結果は65.7%）（図表3-14）。

| 図表3-14 | 農林漁業体験を経験した国民（世帯）の割合の推移 |

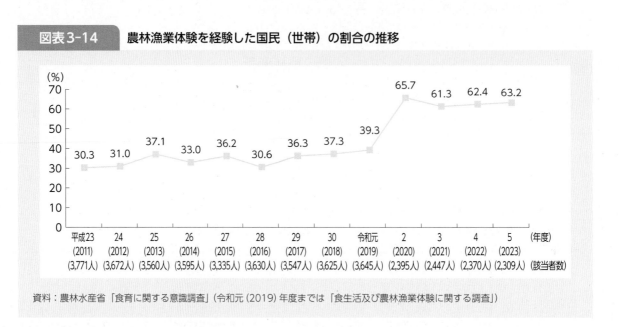

資料：農林水産省「食育に関する意識調査」（令和元（2019）年度までは「食生活及び農林漁業体験に関する調査」）

⑱産地や生産者を意識して農林水産物・食品を選ぶ国民の割合

　産地や生産者を意識（地元産品や、被災地の産品など自分が応援したい地域の産品や、応援したい生産者を意識）して農林水産物・食品を「選んでいる」（「いつも選んでいる」又は「時々選んでいる」）と回答した人の割合は67.4%でした（第4次基本計画作成時の調査結果は73.5%）（図表3-15）。

| 図表3-15 | 産地や生産者を意識して農林水産物・食品を選ぶ国民の割合の推移 |

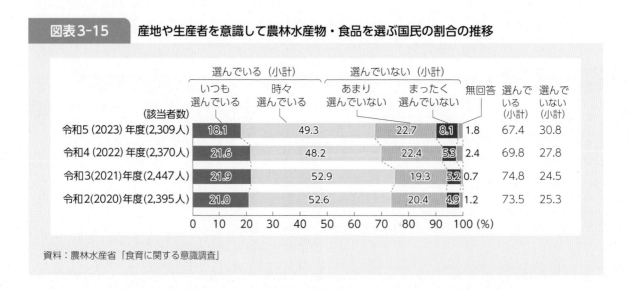

資料：農林水産省「食育に関する意識調査」

⑲環境に配慮した農林水産物・食品を選ぶ国民の割合

　環境に配慮した農林水産物・食品（農薬や化学肥料に頼らず生産された有機農産物や、過剰包装でなくごみが少ない商品など、環境への負荷をなるべく低減した農林水産物・食品）を「選んでいる」（「いつも選んでいる」又は「時々選んでいる」）と回答した人の割合は60.2％でした（第4次基本計画作成時の調査結果は67.1％）（図表3-16）。

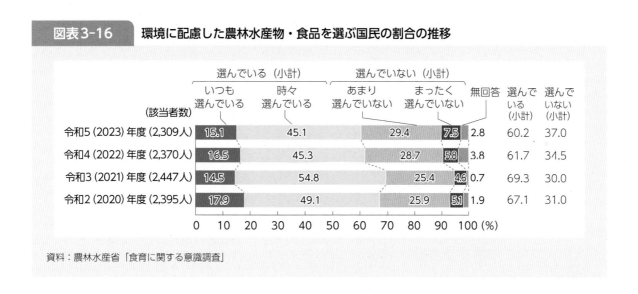

図表3-16　環境に配慮した農林水産物・食品を選ぶ国民の割合の推移

資料：農林水産省「食育に関する意識調査」

⑳食品ロス削減のために何らかの行動をしている国民の割合

　食品ロス削減のために何らかの行動をしている国民の割合は76.7％でした（第4次基本計画作成時の調査結果は76.5％）（図表3-17）。

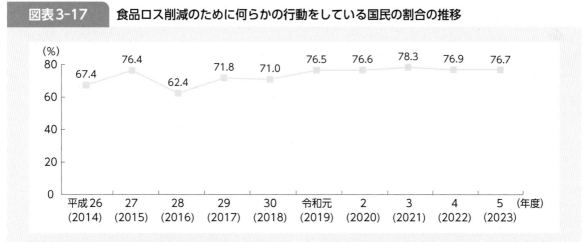

図表3-17　食品ロス削減のために何らかの行動をしている国民の割合の推移

資料：消費者庁「消費者意識基本調査」（平成26（2014）、27（2015）年度）、「消費生活に関する意識調査－食品ロス問題等に関する調査－」（平成28（2016）年度）、「消費者の意識に関する調査結果報告書－食品ロス削減の周知及び実践状況に関する調査－」（平成29（2017）年度）、「消費者の意識に関する調査結果報告書－食品ロスの認知度と取組状況等に関する調査－」（平成30（2018）、令和元（2019）、令和2（2020）、令和3（2021）年度）、「令和4年度第2回 消費生活意識調査」（令和4（2022）年度）、「令和5年度第2回 消費生活意識調査」（令和5（2023）年度）

㉑**地域や家庭で受け継がれてきた伝統的な料理や作法等を継承し、伝えている国民の割合**

郷土料理や伝統料理など、地域や家庭で受け継がれてきた料理や味、箸づかいなどの食べ方・作法を継承し、伝えている国民の割合は、44.7%でした（第4次基本計画作成時の調査結果は50.4%）（図表3-18）。

図表3-18	地域や家庭で受け継がれてきた伝統的な料理や作法等を継承し、伝えている国民の割合の推移

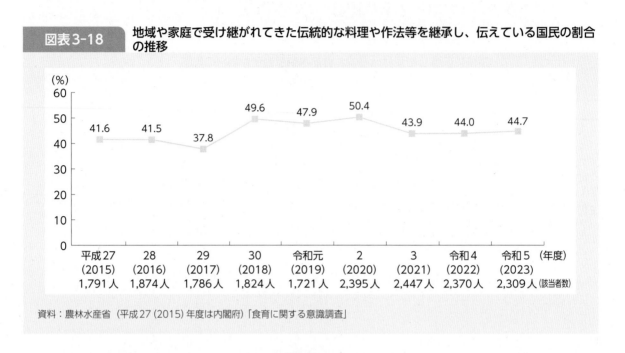

資料：農林水産省（平成27（2015）年度は内閣府）「食育に関する意識調査」

㉒**郷土料理や伝統料理を月1回以上食べている国民の割合**

郷土料理や伝統料理を「月1回以上」（「ほぼ毎日」、「週に3～5日程度」、「週に1～2日程度」、「月に2～3日程度」又は「月に1日程度」）食べている国民の割合は、54.5%でした（第4次基本計画作成時の調査結果は44.6%）（図表3-19）。

図表3-19	郷土料理や伝統料理を月1回以上食べている国民の割合の推移

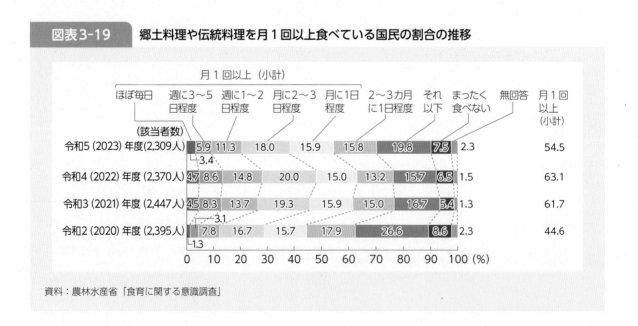

資料：農林水産省「食育に関する意識調査」

㉓**食品の安全性について基礎的な知識を持ち、自ら判断する国民の割合**

　安全な食生活を送ることについて「判断している」（「いつも判断している」又は「判断している」）と回答した人の割合は76.4％でした（第4次基本計画作成時の調査結果は75.2％）（図表3-20）。

| 図表3-20 | 食品の安全性について基礎的な知識を持ち、自ら判断する国民の割合の推移 |

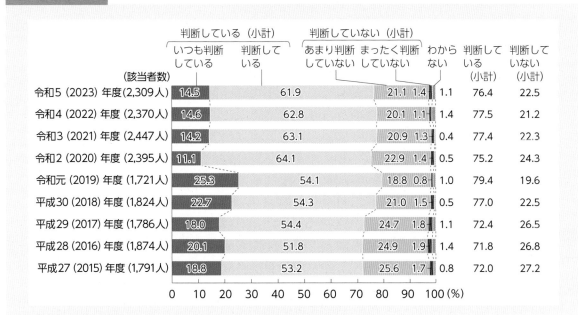

	いつも判断している	判断している	あまり判断していない	まったく判断していない	わからない	判断している（小計）	判断していない（小計）
令和5（2023）年度（2,309人）	14.5	61.9	21.1	1.4	1.1	76.4	22.5
令和4（2022）年度（2,370人）	14.6	62.8	20.1	1.1	1.4	77.5	21.2
令和3（2021）年度（2,447人）	14.2	63.1	20.9	1.3	0.4	77.4	22.3
令和2（2020）年度（2,395人）	11.1	64.1	22.9	1.4	0.5	75.2	24.3
令和元（2019）年度（1,721人）	25.3	54.1	18.8	0.8	1.0	79.4	19.6
平成30（2018）年度（1,824人）	22.7	54.3	21.0	1.5	0.5	77.0	22.5
平成29（2017）年度（1,786人）	18.0	54.4	24.7	1.8	1.1	72.4	26.5
平成28（2016）年度（1,874人）	20.1	51.8	24.9	1.9	1.4	71.8	26.8
平成27（2015）年度（1,791人）	18.8	53.2	25.6	1.7	0.8	72.0	27.2

資料：農林水産省（平成27（2015）年度は内閣府）「食育に関する意識調査」
注：「わからない」について、令和2（2020）、令和3（2021）、令和4（2022）、令和5（2023）年度は「無回答」

㉔推進計画を作成・実施している市町村の割合

令和6（2024）年3月末時点で食育推進計画を作成・実施している市町村の割合は90.3％でした（第4次基本計画作成時の作成割合は87.5％）（図表3-21）。

図表3-21 推進計画を作成・実施している市町村の割合の推移

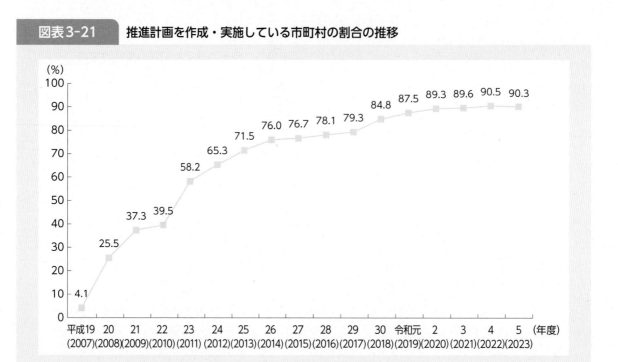

資料：農林水産省消費・安全局消費者行政・食育課（平成27（2015）年度までは内閣府）調べ

資料編

食育関連予算の概要（施策別）

（単位：百万円）

施策	関連施策	令和5年度予算額	令和6年度予算額
1．家庭における食育の推進	【こども家庭庁】		
	成育医療等基本方針に基づく母子保健活動の推進 　成育基本法の趣旨を踏まえ、成育医療等基本方針に基づき、「朝食を欠食するこどもの割合」等の指標を設定し、自治体における計画の策定を支援するなど、従来までの「健やか親子21」の取組を含めた母子保健活動の推進を行う。	1,820の内数	1,540の内数
	【文部科学省】		
	「早寝早起き朝ごはん」フォーラム事業・推進校事業 　国立青少年教育振興機構と連携・協力し、「早寝早起き朝ごはん」国民運動を促進するための地域のフォーラム事業、中高生の基本的な生活習慣の維持・向上、定着を図るための推進校事業を実施する。	－ （国立青少年教育振興機構の予算で実施）	－ （国立青少年教育振興機構の予算で実施）
	地域における家庭教育支援基盤構築事業 　地域の多様な人材を活用した家庭教育支援チーム等による、保護者への子供の生活習慣や食育を含む学習機会の提供等、地域の実情に応じた家庭教育支援の取組を推進する。	75の内数	70の内数
2．学校、保育所等における食育の推進	【文部科学省】		
	食に関する健康課題対策支援事業 　栄養教諭の食に関する個別指導力を一層向上させるため、個別指導の重要性や手法等についての研修会を実施するほか、専門家等を学校に派遣し、個別指導に必要とされる資質・能力を身に付けられるよう、栄養教諭に対して直接指導・助言を行う。	27	25
	食の指導改善充実に向けた検討 　食に関する現代的な課題を踏まえた食に関する指導が行えるよう、児童生徒用教材の改訂を行うとともに、検討委員会を設置し、食に関する指導の評価の在り方について検討を行う。	－	6
	学校給食地場産物・有機農産物使用促進事業〔学校給食地場産物使用促進事業〕 　学校給食における地場産物・有機農産物の使用に当たっての課題解決に資するため、学校側や生産・流通側の調整役としての仕組みづくりを担うコーディネーターの配置に必要となる経費や、大量調理に当たり必要となる備品の購入に掛かる経費、学校で指導を行うために必要となる生産者等の人材派遣に掛かる経費、一次加工に掛かる経費等を支援する。	45	38
	学校保健推進体制支援事業 　複雑化・多様化する現代的健康課題を抱える児童生徒等に対し、よりきめ細かな支援を実施するため、養護教諭・栄養教諭を支援する体制を強化することが課題となっていることを踏まえ、都道府県・指定都市が実施する、経験豊富な退職養護教諭・栄養教諭を学校に派遣し、繁忙期や研修時等の体制強化を図る事業に対し、その経費の一部を補助する。	44の内数	104の内数
	学校施設環境改善交付金のうち学校給食施設整備事業 　学校給食の普及充実及び安全な学校給食の実施を図るため、衛生管理の充実強化等に必要な学校給食施設の整備に対する補助を行う。	224,526の内数	68,346の内数
	【環境省】		
	食品ロス削減及び食品廃棄物等の3R推進事業 　学校給食から排出される食品廃棄物の3Rの実施及び当該3Rの取組を題材とした食育・環境教育活動の実施等に	152の内数	152の内数

施策	関連施策	令和5年度予算額	令和6年度予算額
	ついて、地方自治体を支援する。 　学校において食育・環境教育を実施することは給食の食べ残し等の食品ロスの削減に資すると考えられ、食品ロス削減に関する普及啓発の観点からも、学校において食品ロス削減に係る取組を行うことは重要である。このため、学校給食から排出される食品廃棄物の3Rの実施及び当該3Rの取組を題材とした食育・環境教育活動の推進策の検討や食品ロス削減の取組の普及啓発を行い、その効果検証を行う地方自治体を支援する。		
3．地域における食育の推進	【こども家庭庁】 こどもの生活・学習支援事業 　放課後児童クラブ等の終了後に、ひとり親家庭や低所得子育て世帯等の子供が抱える特有の課題に対応し、貧困の連鎖を防止する観点から、児童館・公民館・民家やこども食堂等において、悩み相談を行いつつ、基本的な生活習慣の習得支援・学習支援、食事の提供等を行い、ひとり親家庭や低所得子育て世帯等の子供の生活向上を図る地方公共団体の取組を支援する。	16,241の内数	－
	地域こどもの生活支援強化事業 　多様かつ複合的な困難を抱える子供たちに対し、地域にある様々な場所を活用し、安心安全で気軽に立ち寄ることができる食事等の提供場所を設けるとともに、支援を必要としている子供を早期に発見し、適切な支援につなげる仕組みを作ることによって、地域の子供たちへの支援体制の強化を図る地方公共団体の取組を支援する。	1,273	－
	【厚生労働省】 国民健康づくり運動（「健康日本21（第三次）」）の推進 　令和6年度からの「二十一世紀における第三次国民健康づくり運動（健康日本21（第三次））」について、国民の自主的な参加による国民運動として、普及推進を図るとともに、国民の身体状況や食生活等の状況を明らかにする国民健康・栄養調査の実施、最新の科学的根拠に基づく食事摂取基準の策定等、健康増進の総合的な推進を図る。	809	905
	8020（ハチマルニイマル）運動・口腔保健推進事業 　都道府県が実施する歯の健康づくりのために行われる地域の実情に応じた歯科保健医療事業の円滑な推進を支援する。	1,130の内数	1,205の内数
	【農林水産省】 消費・安全対策交付金のうち地域での食育の推進 　第4次食育推進基本計画に掲げられた目標達成に向けて、地域の関係者等が連携して取り組む食育活動を重点的かつ効率的に推進する。その際、農林漁業体験機会の提供の取組に加えて他の取組も行う食育活動を優先的に支援する。	2,006の内数	1,720の内数
	食品アクセス緊急対策事業 　円滑な食品アクセスを確保するため、課題解決に向けた取組として、こども食堂等の共食の場の提供等、国民の食品アクセスの質の向上等を図る取組を支援する。	150	－
	【経済産業省】 ヘルスケア産業基盤高度化推進事業 　企業が従業員の健康に経営的視点から取り組む、健康経営を発展させる。具体的には、健康経営に係る顕彰制度の推進とともに、健康経営の効果検証等を行い、健康経営のすそ野拡大及び質的向上を図り、健康への投資を促進する。	880の内数	1,140の内数
4．食育推進運動の展開	【農林水産省】 食育活動の全国展開事業 　第4次食育推進基本計画に基づき食育推進全国大会の開催や、食育活動の優良事例の情報発信等を行うことで、食	65	65

施策	関連施策	令和5年度予算額	令和6年度予算額
	育の全国展開を図る。		
	持続可能な水産加工流通システム推進事業のうち持続可能な水産物消費拡大推進事業〔水産バリューチェーン事業のうち流通促進・消費等拡大対策事業〕 　持続可能な水産物の消費拡大のため、魚食普及活動や、官民協働による水産物の消費拡大の取組を支援する。	546の内数	556の内数
5．生産者と消費者との交流の促進、環境と調和のとれた農林漁業の活性化等	【消費者庁】 「倫理的消費（エシカル消費）」普及・啓発活動 　地方公共団体や民間団体によるエシカル消費に関する普及活動の調査等を実施するとともに、各種イベント等への積極的な参画や情報発信の取組を強化する。	11	11
	食品ロス削減に係る取組 　食品ロスを削減することの重要性について、理解と関心を増進できるよう、資材の提供、教育、普及啓発を推進する。また、食品ロスに関する実態、先進的な取組や優良事例等を広く提供できるよう、情報収集や調査等を実施する。	48	43
	【総務省】 都市・農山漁村の地域連携による子供農山漁村交流推進事業 　子供農山漁村交流の取組の拡大、定着を図るため、送り側・受入側の地方公共団体双方が連携して行う実施体制の構築を支援するモデル事業を実施する。 　モデル事業の取組事例やノウハウの横展開を進めるためのセミナーを開催する。	18	18
	【農林水産省】 農山漁村振興交付金のうち農山漁村発イノベーション対策 　農山漁村が持つ豊かな自然や「食」等、農林水産物や農林水産業に関わる多様な地域資源を活用し、付加価値を創出する農山漁村発イノベーションを推進する取組を支援する。	9,070の内数	8,389の内数
	消費者理解醸成・行動変容推進事業 　食と環境を支える農林水産業・農村漁村の魅力等について、国民理解の醸成を図るための官民協働により、メディア・SNS等での情報発信及びシンポジウム・フェアを開催する。	584の内数	53
	地域食品産業連携プロジェクト推進事業 　地域の農林水産物を有効活用するため、地域の食品産業を中心とした多様な関係者が、それぞれの経営資源を結集するプラットフォームを設置して、地域の社会課題解決と経済性が両立する新たなビジネスを継続的に創出する仕組みの構築を支援する。	124	90
	農林水産業と食品産業の連携強化・拡大支援事業 　地域の食品産業を中心とした多様な関係者が設置する、それぞれの経営資源を結集するプラットフォームを活用し、農林漁業者や食品事業者等が連携して行う、国産原材料への切替等、地域の農林水産物を活用した取組及び新たなビジネスを継続的に創出する取組を支援する。	100	－
	みどりの食料システム戦略推進総合対策のうち有機農業産地づくり推進 　地域ぐるみで有機農業に取り組む市町村等の取組を推進するため、有機農業の生産から、学校給食等での利用等、消費まで一貫し、事業者や地域内外の住民を巻き込んで推進する取組を支援する。	3,402の内数	650の内数

施策	関連施策	令和5年度予算額	令和6年度予算額
	みどりの食料システム戦略推進総合対策のうち持続可能なエネルギー導入・環境負荷低減活動のための基盤強化対策（バイオマスの地産地消対策）〔みどりの食料システム戦略推進総合対策のうちバイオマス地産地消対策〕 　メタン発酵後の残渣をバイオ液肥等として地域で有効利用するための取組を支援する。	3,402の内数	650の内数
	みどりの食料システム戦略推進総合対策のうち国産有機農産物等需要拡大支援事業〔みどりの食料システム戦略推進総合対策のうち国産有機農産物等バリューチェーン構築推進事業〕 　小売等の事業者と連携して行う国産有機農産物等の需要喚起や、有機農産物等の認知度向上、有機農業の環境保全効果を訴求する取組を支援する。	696の内数	650の内数
	みどりの食料システム戦略推進総合対策のうちみどりの食料システム戦略の理解浸透〔みどりの食料システム戦略推進総合対策のうちフードサプライチェーンの環境配慮見える化推進事業〕 　みどりの食料システム戦略の実現に向けて、食料システムの関係者への環境負荷低減意識の普及・浸透とともに、生産者の環境負荷低減の「見える化」を推進する。	696の内数	650の内数
	食品ロス削減総合対策事業のうち食品ロス削減等推進事業 　事業系食品ロスの半減目標の達成に向け、民間事業者等が行う食品ロス削減等に係る新規課題等の解決に必要な経費を支援する。また、食品事業者からフードバンク等への寄附による未利用食品の取扱いの拡大に向けた食品衛生管理水準の向上、物品管理や効率的な配送システムの構築等を促進するため、専門家派遣等によるサポートを実施するとともに、大規模かつ先進的な取組を行うフードバンク等に対して、輸配送費、倉庫・車両等の賃借料、情報交換会等の開催費等、先進的取組に必要な経費を支援する。	140	134
	食品ロス削減緊急対策事業 　大規模かつ先進的な取組を行うフードバンク等に対して、輸配送費、倉庫・車両等の賃借料、情報交換会等の開催費等、先進的取組に必要な経費を支援する。	350	－
	【環境省】 「デコ活」（脱炭素につながる新しい豊かな暮らしを創る国民運動）推進事業 　脱炭素のみならず資源循環（食品ロス削減、サステナブル・ファッション等）やネイチャーポジティブの実現を目的として、デコ活応援団（官民連携協議会）を運営し、自治体・企業・団体・消費者等と連携を図りながら、デコ活を国民運動として推進する。また、国の予算を梃子に民間資金を動員し、「新しい豊かな暮らし」を支える製品・サービスを効果的・効率的に社会に実装するためのプロジェクトを実施する。	－	3,763の内数
	食品ロス削減、サステナブル・ファッション等の推進及び「デコ活」を契機としたライフスタイル変革推進事業 　食品の消費行動に伴う家計負担の軽減等にも資する食品ロス削減対策の地域実装を支援する。	570の内数	－
6．食文化の継承のための活動への支援等	【文部科学省】 伝統文化親子教室事業 　次代を担う子供たちに対して、伝統文化・生活文化等を継承・発展させるため、計画的・継続的に体験・修得できる機会を提供することにより、子供たちの豊かな心や文化的な伝統を尊重する心の育成を図り、創造力と感性を備えた豊かな人間性を涵養する。	1,489の内数	1,489の内数

施策	関連施策	令和5年度 予算額	令和6年度 予算額
	国民文化祭 　観光、まちづくり、国際交流、福祉、教育、産業その他の各関連分野における施策と有機的に連携しつつ、地域の文化資源等の特色を生かした文化の祭典を実施し、各種の文化活動を全国規模で発表、共演、交流する場を提供するとともに、文化により生み出される様々な価値を文化の継承、発展及び創造に活用し、一層の芸術文化の振興に寄与する。	259の内数	254の内数
	【農林水産省】 マーケットイン輸出ビジネス拡大支援事業のうち訪日外国人対応による輸出促進連携支援事業 　日本の食・食文化の魅力でインバウンドの回復・増大を図り、これを農林水産物・食品の輸出につなげる好循環の構築に向けた取組を支援するとともに、新たな需要の開拓のため、訪日外国人及び海外消費者を中心に関心が高まっている日本の食・食文化について、より高付加価値な情報の整理・発信等に向けた取組を支援する。	80の内数	21の内数
7．食品の安全性、栄養その他の食生活に関する調査、研究、情報の提供及び国際交流の推進	【食品安全委員会】 リスクコミュニケーションの実施 　意見交換会の開催や年誌の発行等を行い、食品安全委員会が行うリスク評価に関する科学的情報について、分かりやすく解説し国民一般に対して提供を行う。	24	24
	【消費者庁】 食品に係るリスクコミュニケーションの実施 　食品の安全に関して、消費者が科学的知見に裏打ちされた情報に基づき自ら判断できるよう、消費者の関心が高いテーマを取り上げた意見交換会等を実施する。	71の内数	70の内数
	【外務省】 「日本の魅力」発信事業〔日本事情発信資料の作成〕 　日本食や日本の食文化の紹介も含めた海外向け日本事情発信誌や映像資料を作成する。	81の内数	63の内数
	国際連合食糧農業機関（FAO）分担金 　国連食糧農業機関（FAO）に対して分担金を拠出することにより、同機関が実施する食品の安全や栄養改善に関する事業や調査分析、情報収集等の取組へ貢献する。	5,433の内数	4,178の内数
	在外公館文化事業 　在外公館が管轄地域における要人との人脈形成、対日理解の促進や親日層の形成を目的として、外交活動の一環として主催（共催）し、総合的な日本文化を発信する。	199の内数	180の内数
	国際連合世界食糧計画（WFP）拠出金 　国連世界食糧計画（WFP）への拠出を通じて国際的な連携・交流の促進及び飢餓や栄養不足の問題等に関する情報提供を行う。	270の内数	640の内数
	【文部科学省】 現代型食生活のための食品成分情報取得・活用強化事業 　日本食品標準成分表に関して、現代型食生活を踏まえた収載食品の追加・更新等に係る調査及び食品成分データベースを基本としたオープンデータの利活用のためのシステム化調査等を行う。	128の内数	128の内数
	【厚生労働省】 食品に関する情報提供や意見交換（リスクコミュニケーション）の推進 　食品安全に対する消費者の意識の高まりなどに対応するため、食品安全基本法や食品衛生法に基づき、消費者等への積極的な情報の提供や双方向の意見交換を行う。	9	9

施策	関連施策	令和5年度 予算額	令和6年度 予算額
	【農林水産省】 新事業創出・食品産業課題解決調査・実証等事業のうち栄養改善ビジネス国際展開支援事業 　日本の食品産業等の栄養改善ビジネスの国際展開を推進するため、開発途上国、新興国現地の栄養実態や食文化・食習慣に係る調査、栄養改善ビジネスに関する事業化プロセスの実証等を支援する。また、国際機関等との連携を通じた栄養に関する国内外の情報収集・発信、次期栄養サミットにおけるイベントの開催等を支援する。	20	20

注1：本概要は、食育関連の額を特定できる予算事項について掲載している。

注2：令和5年度予算額は、補正予算額を含む。

注3：予算額は、百万円未満を四捨五入の上、百万円単位で表記している。

注4：各関連施策については、施策7区分中、その施策目的上最も関連のある区分に掲載している。

注5：令和5年度と令和6年度で事業名が異なるものについては、令和6年度事業名の後ろに〔　〕書きで令和5年度事業名を表記している。

食育基本法（平成17年法律第63号）

最終改正：平成27年9月11日法律第66号

目次

前文

第一章 総則（第一条—第十五条）

第二章 食育推進基本計画等

（第十六条—第十八条）

第三章 基本的施策（第十九条—第二十五条）

第四章 食育推進会議等

（第二十六条—第三十三条）

附則

二十一世紀における我が国の発展のためには、子どもたちが健全な心と身体を培い、未来や国際社会に向かって羽ばたくことができるようにするとともに、すべての国民が心身の健康を確保し、生涯にわたって生き生きと暮らすことができるようにすることが大切である。

子どもたちが豊かな人間性をはぐくみ、生きる力を身に付けていくためには、何よりも「食」が重要である。今、改めて、食育を、生きる上での基本であって、知育、徳育及び体育の基礎となるべきものと位置付けるとともに、様々な経験を通じて「食」に関する知識と「食」を選択する力を習得し、健全な食生活を実践することができる人間を育てる食育を推進することが求められている。もとより、食育はあらゆる世代の国民に必要なものであるが、子どもたちに対する食育は、心身の成長及び人格の形成に大きな影響を及ぼし、生涯にわたって健全な心と身体を培い豊かな人間性をはぐくんでいく基礎となるものである。

一方、社会経済情勢がめまぐるしく変化し、日々忙しい生活を送る中で、人々は、毎日の「食」の大切さを忘れがちである。国民の食生活においては、栄養の偏り、不規則な食事、肥満や生活習慣病の増加、過度の痩身志向などの問題に加え、新たな「食」の安全上の問題や、「食」の海外への依存の問題が生じており、「食」に関する情報が社会に氾濫する中で、人々は、食生活の改善の面からも、「食」の安全の確保の面からも、自ら「食」のあり方を学ぶことが求められている。また、豊かな緑と水に恵まれた自然の下で先人からはぐくまれてきた、地域の多様性と豊かな味覚や文化の香りあふれる日本の「食」が失われる危機にある。

こうした「食」をめぐる環境の変化の中で、国民の「食」に関する考え方を育て、健全な食生活を実現することが求められるとともに、都市と農山漁村の共生・対流を進め、「食」に関する消費者と生産者との信頼関係を構築して、地域社会の活性化、豊かな食文化の継承及び発展、環境と調和のとれた食料の生産及び消費の推進並びに食料自給率の向上に寄与することが期待されている。

国民一人一人が「食」について改めて意識を高め、自然の恩恵や「食」に関わる人々の様々な活動への感謝の念や理解を深めつつ、「食」に関して信頼できる情報に基づく適切な判断を行う能力を身に付けることによって、心身の健康を増進する健全な食生活を実践するために、今こそ、家庭、学校、保育所、地域等を中心に、国民運動として、食育の推進に取り組んでいくことが、我々に課せられている課題である。さらに、食育の推進に関する我が国の取組が、海外との交流等を通じて食育に関して国際的に貢献することにつながることも期待される。

ここに、食育について、基本理念を明らかにしてその方向性を示し、国、地方公共団体及び国民の食育の推進に関する取組を総合的かつ計画的に推進するため、この法律を制定する。

第一章　総則

（目的）

第一条　この法律は、近年における国民の食生活をめぐる環境の変化に伴い、国民が生涯にわたって健全な心身を培い、豊かな人間性をはぐくむための食育を推進することが緊要な課題となっていることにかんがみ、食育に関し、基本理念を定め、及び国、地方公共団体等の責務を明らかにするとともに、食育に関する施策の基本となる事項を定めることにより、食育に関する施策を総合的かつ計画的に推進し、もって現在及び将来にわたる健康で文化的な国民の生活と豊かで活力ある社会の実現に寄与することを目的とする。

（国民の心身の健康の増進と豊かな人間形成）

第二条　食育は、食に関する適切な判断力を養い、生涯にわたって健全な食生活を実現することにより、国民の心身の健康の増進と豊かな人間形成に資することを旨として、行われなければならない。

（食に関する感謝の念と理解）

第三条　食育の推進に当たっては、国民の食生活が、自然の恩恵の上に成り立っており、また、食に関わる人々の様々な活動に支えられていることについて、感謝の念や理解が深まるよう配慮されなければならない。

（食育推進運動の展開）

第四条　食育を推進するための活動は、国民、民間団体等の自発的意思を尊重し、地域の特性に配慮し、地域住民その他の社会を構成する多様な主体の参加と協力を得るものとするとともに、その連携を図りつつ、あまねく全国において展開されなければならない。

（子どもの食育における保護者、教育関係者等の役割）

第五条　食育は、父母その他の保護者にあっては、家庭が食育において重要な役割を有していることを認識するとともに、子どもの教育、保育等を行う者にあっては、教育、保育等における食育の重要性を十分自覚し、積極的に子どもの食育の推進に関する活動に取り組むこととなるよう、行われなければならない。

（食に関する体験活動と食育推進活動の実践）

第六条　食育は、広く国民が家庭、学校、保育所、地域その他のあらゆる機会とあらゆる場所を利用して、食料の生産から消費等に至るまでの食に関する様々な体験活動を行うとともに、自ら食育の推進のための活動を実践することにより、食に関する理解を深めることを旨として、行われなければならない。

（伝統的な食文化、環境と調和した生産等への配意及び農山漁村の活性化と食料自給率の向上への貢献）

第七条　食育は、我が国の伝統のある優れた食文化、地域の特性を生かした食生活、環境と調和のとれた食料の生産とその消費等に配意し、我が国の食料の需要及び供給の状況についての国民の理解を深めるとともに、食料の生産者と消費者との交流等を図ることにより、農山漁村の活性化と我が国の食料自給率の向上に資するよう、推進されなければならない。

（食品の安全性の確保等における食育の役割）

第八条　食育は、食品の安全性が確保され安心して消費できることが健全な食生活の基礎であることにかんがみ、食品の安全性をはじめとする食に関する幅広い情報の提供及びこれについての意見交換が、食に関する知識と理解を深め、国民の適切な食生活の実践に資することを旨として、国際的な連携を図りつつ積極的に行われなければならない。

（国の責務）

第九条　国は、第二条から前条までに定める食育に関する基本理念（以下「基本理念」という。）にのっとり、食育の推進に関する施策を総合的かつ計画的に策定し、及び実施する責務を有する。

（地方公共団体の責務）

第十条　地方公共団体は、基本理念にのっとり、食育の推進に関し、国との連携を図りつつ、その地方公共団体の区域の特性を生かした自主的な施策を策定し、及び実施する責務を有する。

（教育関係者等及び農林漁業者等の責務）

第十一条　教育並びに保育、介護その他の社会福祉、医療及び保健（以下「教育等」という。）に関する職務に従事する者並びに教育等に関する関係機関及び関係団体（以下「教育関係者等」という。）は、食に関する関心及び理解の増進に果たすべき重要な役割にかんがみ、基本理念にのっとり、あらゆる機会とあらゆる場所を利用して、積極的に食育を推進するよう努めるとともに、他の者の行う食育の推進に関する活動に協力するよう努めるものとする。

2　農林漁業者及び農林漁業に関する団体（以下「農林漁業者等」という。）は、農林漁業に関する体験活動等が食に関する国民の関心及び理解を増進する上で重要な意義を有することにかんがみ、基本理念にのっとり、農林漁業に関する多様な体験の機会を積極的に提供し、自然の恩恵と食に関わる人々の活動の重要性について、国民の理解が深まるよう努めるとともに、教育関係者等と相互に連携して食育の推進に関する活動を行うよう努めるものとする。

（食品関連事業者等の責務）

第十二条　食品の製造、加工、流通、販売又は食事の提供を行う事業者及びその組織する団体（以下「食品関連事業者等」という。）は、基本理念にのっとり、その事業活動に関し、自主的かつ積極的に食育の推進に自ら努めるとともに、国又は地方公共団体が実施する食育の推進に関する施策その他の食育の推進に関する活動に協力するよう努めるものとする。

（国民の責務）

第十三条　国民は、家庭、学校、保育所、地域その他の社会のあらゆる分野において、基本理念にのっとり、生涯にわたり健全な食生活の実現に自ら努めるとともに、食育の推進に寄与するよう努めるものとする。

（法制上の措置等）

第十四条　政府は、食育の推進に関する施策を実施するため必要な法制上又は財政上の措置その他の措置を講じなければならない。

（年次報告）

第十五条　政府は、毎年、国会に、政府が食育の推進に関して講じた施策に関する報告書を提出しなければならない。

第二章　食育推進基本計画等

（食育推進基本計画）

第十六条　食育推進会議は、食育の推進に関する施策の総合的かつ計画的な推進を図るため、食育推進基本計画を作成するものとする。

2　食育推進基本計画は、次に掲げる事項について定めるものとする。

　一　食育の推進に関する施策についての基本的な方針

　二　食育の推進の目標に関する事項

　三　国民等の行う自発的な食育推進活動等の総合的な促進に関する事項

　四　前三号に掲げるもののほか、食育の推進に関する施策を総合的かつ計画的に推進するために必要な事項

3　食育推進会議は、第一項の規定により食育推進基本計画を作成したときは、速やかにこれを農林水産大臣に報告し、及び関係行政機関の長に通知するとともに、その要旨を公表しなければならない。

4　前項の規定は、食育推進基本計画の変更について準用する。

（都道府県食育推進計画）

第十七条　都道府県は、食育推進基本計画を基本として、当該都道府県の区域内における食育の推進に関する施策についての計画（以下「都道府県食育推進計画」という。）を作成するよう努めなければならない。

2　都道府県（都道府県食育推進会議が置かれている都道府県にあっては、都道府県食育推進会議）は、都道府県食育推進計画を作成し、又は変更したときは、速やかに、その要旨を公表しなければならない。

（市町村食育推進計画）

第十八条　市町村は、食育推進基本計画（都道府県食育推進計画が作成されているときは、食育推進基本計画及び都道府県食育推進計画）を基本として、当該市町村の区域内における食育の推進に関する施策についての計画（以下「市町村食育推進計画」という。）を作成するよう努めなければならない。

2　市町村（市町村食育推進会議が置かれている市町村にあっては、市町村食育推進会議）は、市町村食育推進計画を作成し、又は変更したときは、速やかに、その要旨を公表しなければならない。

第三章　基本的施策

（家庭における食育の推進）

第十九条　国及び地方公共団体は、父母その他の保護者及び子どもの食に対する関心及び理解を深め、健全な食習慣の確立に資するよう、親子で参加する料理教室その他の食事についての望ましい習慣を学びながら食を楽しむ機会の提供、健康美に関する知識の啓発その他の適切な栄養管理に関する知識の普及及び情報の提供、妊産婦に対する栄養指導又は乳幼児をはじめとする子どもを対象とする発達段階に応じた栄養指導その他の家庭における食育の推進を支援するために必要な施策を講ずるものとする。

（学校、保育所等における食育の推進）

第二十条　国及び地方公共団体は、学校、保育所等において魅力ある食育の推進に関する活動を効果的に促進することにより子どもの健全な食生活の実現及び健全な心身の成長が図られるよう、学校、保育所等における食育の推進のための指針の作成に関する支援、食育の指導にふさわしい教職員の設置及び指導的立場にある者の食育の推進において果たすべき役割についての意識の啓発その他の食育に関する指導体制の整備、学校、保育所等又は地域の特色を生かした学校給食等の実施、教育の一環として行われる農場等における実習、食品の調理、食品廃棄物の再生利用等様々な体験活動を通じた子どもの食に関する理解の促進、過度の痩身又は肥満の心身の健康に及ぼす影響等についての知識の啓発その他必要な施策を講ずるものとする。

（地域における食生活の改善のための取組の推進）

第二十一条　国及び地方公共団体は、地域において、栄養、食習慣、食料の消費等に関する食生活の改善を推進し、生活習慣病を予防して健康を増進するため、健全な食生活に関する指針の策定及び普及啓発、地域における食育の推進に関する専門的知識を有する者の養成及び資質の向上並びにその活用、保健所、市町村保健センター、医療機関等における食育に関する普及及び啓発活動の推進、医学教育等における食育に関する指導の充実、食品関連事業者等が行う食育の推進のための活動への支援等必要な施策を講ずるものとする。

（食育推進運動の展開）

第二十二条　国及び地方公共団体は、国民、教育関係者等、農林漁業者等、食品関連事業者等その他の事業者若しくはその組織する団体又は消費生活の安定及び向上等のための活動を行う民間の団体が自発的に行う食育の推進に関する活動が、地域の特性を生かしつつ、相互に緊密な連携協力を図りながらあまねく全国において展開されるようにするとともに、関係者相互間の情報及び意見の交換が促進されるよう、食育の推進に関する普及啓発を図るための行事の実施、重点的かつ効果的に食育の推進に関する活動を推進するための期間の指定その他必要な施

策を講ずるものとする。

2　国及び地方公共団体は、食育の推進に当たっては、食生活の改善のための活動その他の食育の推進に関する活動に携わるボランティアが果たしている役割の重要性にかんがみ、これらのボランティアとの連携協力を図りながら、その活動の充実が図られるよう必要な施策を講ずるものとする。

（生産者と消費者との交流の促進、環境と調和のとれた農林漁業の活性化等）

第二十三条　国及び地方公共団体は、生産者と消費者との間の交流の促進等により、生産者と消費者との信頼関係を構築し、食品の安全性の確保、食料資源の有効な利用の促進及び国民の食に対する理解と関心の増進を図るとともに、環境と調和のとれた農林漁業の活性化に資するため、農林水産物の生産、食品の製造、流通等における体験活動の促進、農林水産物の生産された地域内の学校給食等における利用その他のその地域内における消費の促進、創意工夫を生かした食品廃棄物の発生の抑制及び再生利用等必要な施策を講ずるものとする。

（食文化の継承のための活動への支援等）

第二十四条　国及び地方公共団体は、伝統的な行事や作法と結びついた食文化、地域の特色ある食文化等我が国の伝統のある優れた食文化の継承を推進するため、これらに関する啓発及び知識の普及その他の必要な施策を講ずるものとする。

（食品の安全性、栄養その他の食生活に関する調査、研究、情報の提供及び国際交流の推進）

第二十五条　国及び地方公共団体は、すべての世代の国民の適切な食生活の選択に資するよう、国民の食生活に関し、食品の安全性、栄養、食習慣、食料の生産、流通及び消費並びに食品廃棄物の発生及びその再生利用の状況等について調査及び研究を行うとともに、必要な各種の情報の収集、整理及び提供、データベースの整備その他食に関する正確な情報を迅速に提供するために必要な施策を講ずるものとする。

2　国及び地方公共団体は、食育の推進に資するため、海外における食品の安全性、栄養、食習慣等の食生活に関する情報の収集、食育に関す

る研究者等の国際的交流、食育の推進に関する活動についての情報交換その他国際交流の推進のために必要な施策を講ずるものとする。

第四章　食育推進会議等

（食育推進会議の設置及び所掌事務）

第二十六条　農林水産省に、食育推進会議を置く。

2　食育推進会議は、次に掲げる事務をつかさどる。

　一　食育推進基本計画を作成し、及びその実施を推進すること。

　二　前号に掲げるもののほか、食育の推進に関する重要事項について審議し、及び食育の推進に関する施策の実施を推進すること。

（組織）

第二十七条　食育推進会議は、会長及び委員二十五人以内をもって組織する。

（会長）

第二十八条　会長は、農林水産大臣をもって充てる。

2　会長は、会務を総理する。

3　会長に事故があるときは、あらかじめその指名する委員がその職務を代理する。

（委員）

第二十九条　委員は、次に掲げる者をもって充てる。

　一　農林水産大臣以外の国務大臣のうちから、農林水産大臣の申出により、内閣総理大臣が指定する者

　二　食育に関して十分な知識と経験を有する者のうちから、農林水産大臣が任命する者

2　前項第二号の委員は、非常勤とする。

（委員の任期）

第三十条　前条第一項第二号の委員の任期は、二年とする。ただし、補欠の委員の任期は、前任者の残任期間とする。

2　前条第一項第二号の委員は、再任されることができる。

（政令への委任）

第三十一条　この章に定めるもののほか、食育推進会議の組織及び運営に関し必要な事項は、政令で定める。

（都道府県食育推進会議）

第三十二条　都道府県は、その都道府県の区域における食育の推進に関して、都道府県食育推進計画の作成及びその実施の推進のため、条例で定めるところにより、都道府県食育推進会議を置くことができる。

2　都道府県食育推進会議の組織及び運営に関し必要な事項は、都道府県の条例で定める。

（市町村食育推進会議）

第三十三条　市町村は、その市町村の区域における食育の推進に関して、市町村食育推進計画の作成及びその実施の推進のため、条例で定めるところにより、市町村食育推進会議を置くことができる。

2　市町村食育推進会議の組織及び運営に関し必要な事項は、市町村の条例で定める。

附　則　抄

（施行期日）

第一条　この法律は、公布の日から起算して一月を超えない範囲内において政令で定める日から施行する。

（平成一七年政令第二三五号で平成一七年七月一五日から施行）

附　則（平成二一年六月五日法律第四九号）抄

（施行期日）

第一条　この法律は、消費者庁及び消費者委員会設置法（平成二十一年法律第四十八号）の施行の日から施行する。

附　則（平成二七年九月一一日法律第六六号）抄

（施行期日）

第一条　この法律は、平成二十八年四月一日から施行する。ただし、次の各号に掲げる規定は、当該各号に定める日から施行する。

　一　附則第七条の規定　公布の日

（食育基本法の一部改正に伴う経過措置）
第四条　この法律の施行の際現に第二十五条の規
　　定による改正前の食育基本法第二十六条第一項
　　の規定により置かれている食育推進会議は、第
　　二十五条の規定による改正後の食育基本法第二
　　十六条第一項の規定により置かれる食育推進会
　　議となり、同一性をもって存続するものとす
　　る。

（政令への委任）
第七条　附則第二条から前条までに定めるものの
　　ほか、この法律の施行に関し必要な経過措置
　　は、政令で定める。

第4次食育推進基本計画

令和3年3月31日
食育推進会議決定

はじめに

　食は命の源であり、私たち人間が生きるために食は欠かせない。また、国民が健康で心豊かな生活を送るためには、健全な食生活を日々実践し、おいしく楽しく食べることやそれを支える社会や環境を持続可能なものにしていくことが重要である。

　平成17年6月に食育基本法（平成17年法律第63号）が制定され、国は15年にわたり、都道府県、市町村、関係機関・団体等多様な関係者とともに食育を推進してきた。その間、日常生活の基盤である家庭における共食を原点とし、学校、保育所等が子供の食育を進め、都道府県、市町村、様々な関係機関・団体等、地域における多様な関係者が様々な形で食育を主体的に推進してきた。

　しかしながら、我が国の食をめぐる環境は大きく変化してきており、様々な課題を抱えている。

　高齢化が進行する中で、健康寿命の延伸や生活習慣病の予防が引き続き国民的課題であり、栄養バランスに配慮した食生活の重要性は増している。人口減少、少子高齢化、世帯構造の変化や中食市場の拡大が進行するとともに、食に関する国民の価値観や暮らしの在り方も多様化し、健全な食生活を実践することが困難な場面も増えてきている。古くから各地で育まれてきた地域の伝統的な食文化が失われていくことも危惧される。

　食を供給面から見ると、農林漁業者や農山漁村人口の著しい高齢化・減少が進む中、我が国の令和元年度の食料自給率はカロリーベースで38%、生産額ベースで66%と食料の多くを海外からの輸入に頼っている。一方で、食品ロスが平成29年度推計で612万トン発生しているという現実もある。

　また、近年、日本各地で異常気象に伴う自然災害が頻発する等、地球規模の気候変動の影響が顕在化しており、食の在り方を考える上で環境問題を避けることはできなくなっている。

　国際的な観点から見ると、平成27年9月の国連サミットで採択された国際開発目標である「持続可能な開発のための2030アジェンダ」は、17の目標と169のターゲットから成る「SDGs（持続可能な開発目標）」を掲げ、「誰一人取り残さない」社会の実現を目指すものである。SDGsの目標には、「目標2.飢餓を終わらせ、食料安全保障及び栄養改善を実現し、持続可能な農業を促進する」、「目標4.すべての人々への包摂的かつ公正な質の高い教育を提供し、生涯学習の機会を促進する」、「目標12.持続可能な生産消費形態を確保する」などの食育と関係が深い目標がある。食育の推進は、我が国の「SDGsアクションプラン2021」（令和2年12月持続可能な開発目標（SDGs）推進本部決定）の中に位置付けられており、SDGsの達成に寄与するものである。

　さらに、新型コロナウイルス感染症の流行は、世界規模に拡大し、その影響は人々の生命や生活のみならず、行動・意識・価値観にまで波及した。接触機会低減のためのテレワークの増加、出張機会の減少等により、在宅時間が一時的に増加するとともに、外出の自粛等により飲食業が甚大な影響を受けるなど、我が国の農林水産業や食品産業にも様々な影響を与えた。また、在宅時間や家族で食を考える機会が増えることで、食を見つめ直す契機ともなっており、家庭での食育の重要性が高まるといった側面も有している。

　こうした「新たな日常」の中でも、食育がより多くの国民による主体的な運動となるためには、ICT（情報通信技術）や社会のデジタル化の進展を踏まえ、デジタルツールやインターネットも積極的に活用していくことが必要である。

　このような情勢を踏まえ、食育に関する施策を総合的かつ計画的に推進していくため、令和3年度からおおむね5年間を計画期間とする第4次食育推進基本計画を作成する。

第1　食育の推進に関する施策についての基本的な方針

　食育を推進することは、国民が生涯にわたって健全な心身を培い、豊かな人間性を育むことに資するとともに、国民の食生活が自然の恩恵の上に成り立ち、食に関わる人々の様々な行動に支えられていることへの感謝の念や理解を深めることにつながるものであり、持続可能な社会の実現に向けた重要な取組である。

　食育により、国民の健全な食生活の実現や、その実現を支える地域社会の活性化、豊かな食文化の継承及び発展、環境と調和のとれた食料の生産及び消費の推進並びに食料自給率の向上を図り、それらを通じて、国民の心身の健康の増進と豊かな人間形成を目指すとともに、社会全体で連携・

協働して持続可能な食料システム（フードシステム）を構築することが期待されている。

本計画では、国民の健康や食を取り巻く環境の変化、社会のデジタル化など、食育をめぐる状況を踏まえ、①生涯を通じた心身の健康を支える食育の推進、②持続可能な食を支える食育の推進、③「新たな日常」やデジタル化に対応した食育の推進に重点をおいた取組が求められる。

また、持続可能な世界の実現を目指すため、SDGsへの関心が世界的に高まり、ESG投資（環境（Environment）、社会（Social）、ガバナンス（Governance）を重視した投資）も世界的に拡大する中、持続可能性の観点から食育も重視されており、SDGsの視点で食育に取り組む企業も出てきている。

SDGsが経済、社会、環境の三側面を含みこれらの相互関連性・相乗効果を重視しつつ、統合的解決の視点を持って取り組むことが求められていることにも留意し、SDGsと深く関わりがある食育の取組においても、SDGsの考え方を踏まえ、相互に連携する視点を持って推進する必要がある。

国民の健全な食生活の実現と、環境や食文化を意識した持続可能な社会の実現のために、行政、教育関係者、農林漁業者、食品関連事業者、ボランティア等関係する各主体が相互の理解を深め、連携・協働し、国民運動として食育を推進する。

１．重点事項

今後５年間に特に取り組むべき重点事項を以下のとおり定め、総合的に推進する。

（１）生涯を通じた心身の健康を支える食育の推進

社会における高齢化の進行の中で、健康寿命の延伸が国民的課題であり、国民が生涯にわたって健全な心身を培い、豊かな人間性を育むためには、妊産婦や、乳幼児から高齢者に至るまで、ライフステージやライフスタイル、多様な暮らしに対応し、切れ目のない、生涯を通じた食育を推進することが重要である。

しかしながら、依然として、成人男性には肥満者が多いこと、若い女性にはやせの者が多いこと、高齢者では男女とも低栄養傾向の者の割合が高いこと等、食生活に起因する課題は多い。

少子高齢化が進むとともに、世帯構造や社会環境も変化し、単独世帯やひとり親世帯が増えており、また、貧困の状況にある子供に対する支援が重要な課題になるなど、家庭生活の状況が多様化する中で、家庭や個人の努力のみでは、健全な食生活の実践につなげていくことが困難な状況も見受けられる。

こうした状況を踏まえ、「人生100年時代」に向けて、生活習慣病の予防や健康寿命の延伸を実現し、全ての国民が健全で充実した食生活を実現することを目指し、家庭、学校・保育所、職場、地域等の各場面において、地域や関係団体の連携・協働を図りつつ生涯を通じた食育を推進する。また、子供のうちに健全な食生活を確立することは、生涯にわたり健全な心身を培い、豊かな人間性を育んでいく基礎となることに留意する。

加えて、健康や食に関して無関心な層も含め、デジタルツールや行動経済学に基づく手法の１つであるナッジ（そっと後押しする：人々がより良い選択を自発的に取れるように手助けする手法）を活用する等、自然に健康になれる食環境づくりを推進する。

（２）持続可能な食を支える食育の推進

国民が健全な食生活を送るためには、その基盤として持続可能な環境が不可欠であり、食育関係者を含む国民が一体となって、食を支える環境の持続に資する食育を推進する。

（食と環境の調和：環境の環（わ））

農林水産業・食品産業の活動が自然資本や環境に立脚していることから、国民の食生活が、自然の恩恵の上に成り立つことを認識し、食料の生産から消費等に至る食の循環が環境へ与える影響に配慮して、食におけるSDGsの目標12「つくる責任・つかう責任」を果たすことができるよう国民の行動変容を促すことが求められている。食に関する人間の活動による環境負荷が自然の回復力の範囲内に収まり、食と環境が調和し、持続可能なものとなる必要がある。

さらに、我が国では、食料及び飼料等の生産資材の多くを海外からの輸入に頼っている一方で、大量の食品廃棄物を発生させ、環境への負担を生じさせている。また、年間612万トン（平成29年度推計）の食品ロスが発生しており、この削減に取り組むことにより、食べ物を大切にするという考え方の普及や環境への負荷低減を含む各種効

果が期待できる。

このため、生物多様性の保全に効果の高い食料の生産方法や資源管理等に関して、国民の理解と関心の増進のための普及啓発、持続可能な食料システム（フードシステム）につながるエシカル消費（人や社会、環境に配慮した消費行動）の推進、多様化する消費者の価値観に対応したフードテック（食に関する最先端技術）への理解醸成等、環境と調和のとれた食料生産とその消費に配慮した食育を推進する。

（農林水産業や農山漁村を支える多様な主体とのつながりの深化：人の輪（わ））

食料の生産から消費等に至るまでの食の循環は、多くの人々の様々な活動に支えられており、そのことへの感謝の念や理解を深めることが大切である。

一方で、ライフスタイル等の変化により、国民が普段の食生活を通じて農林水産業等や農山漁村を意識する機会が減少しつつある。

そのような中で、生産者等と消費者との交流や都市と農山漁村の共生・対流等を進め、消費者と生産者等の信頼関係を構築し、我が国の食料需給の状況への理解を深め、持続可能な社会を実現していくことが必要である。

このため、農林漁業体験の推進、生産者等や消費者との交流促進、地産地消の推進等、食の循環を担う多様な主体のつながりを広げ深める食育を推進する。

（日本の伝統的な和食文化の保護・継承：和食文化の和（わ））

南北に長く、海に囲まれ、豊かな自然に恵まれた我が国では、四季折々の食材が豊富であり、地域の農林水産業とも密接に関わった豊かで多様な和食文化を築き、「和食；日本人の伝統的な食文化」はユネスコの無形文化遺産に登録された。和食文化は、ごはんを主食とし、一汁三菜[1]を基本としており、地域の風土を活かしたものであり、その保護・継承は、国民の食生活の文化的な豊かさを将来にわたって支える上で重要であるとともに、地域活性化、食料自給率の向上及び環境への負荷低減に寄与し、持続可能な食に貢献すること

が期待される。

また、和食は栄養バランスに優れ、長寿国である日本の食事は世界的にも注目されている。

しかし、近年、グローバル化、流通技術の進歩、生活様式の多様化等により、地場産物を生かした郷土料理、その作り方や食べ方、食事の際の作法等、優れた伝統的な和食文化が十分に継承されず、その特色が失われつつある。

このため、食育活動を通じて、郷土料理、伝統料理、食事の作法等、伝統的な地域の多様な和食文化を次世代へ継承するための食育を推進する。

これらの持続可能な食に必要な、環境の環（わ）、人の輪（わ）、和食文化の和（わ）の3つの「わ」を支える食育を推進する。

（3）「新たな日常」やデジタル化に対応した食育の推進

新型コロナウイルス感染症の拡大前から、生活を支える多くの分野でICTやAI（人工知能）の活用等デジタル技術の進展・普及が加速していたが、当該感染症の拡大防止のため、身体的距離の確保や3密（密接、密閉、密集）の回避が迫られる中、デジタル技術の活用は喫緊の課題となっている。

他方、こうした「新たな日常」は、在宅時間や家族で食を考える機会が増えることで、食を見つめ直す契機ともなっており、家庭での食育の重要性が高まるといった側面も有している。

当該感染症の影響は長期間にわたり、収束後も以前の生活に完全に戻ることは困難と考えられる。そのため、上記（1）及び（2）に示した重点事項に横断的に取り組むため、「新しい生活様式」に対応し、「新たな日常」においても食育を着実に実施するとともに、より多くの国民による主体的な運動となるよう、ICT等のデジタル技術を有効活用して効果的な情報発信を行うなど、新しい広がりを創出するデジタル化に対応した食育を推進する。

一方、デジタル化に対応することが困難な高齢者等も存在することから、こうした人々に十分配慮した情報提供等も必要である。

また、「新たな日常」の中ではテレワークによる通勤時間の減少等から、自宅で料理や食事をす

---

1 「一汁三菜」とは、米を炊いた「ごはん」を主食とし、味噌汁やすまし汁等の「汁」、主菜一つに副菜二つの「菜」三品に「漬物」を組み合わせた和食の基本となる献立

ることも増えており、食生活を見直す機会にもなるものであることから、乳幼児から高齢者までの全ての世代において栄養バランス、食文化、食品ロスなど、食に関する意識を高めることにつながるよう食育を推進する。

2．基本的な取組方針
（1）国民の心身の健康の増進と豊かな人間形成

「国民の心身の健康の増進と豊かな人間形成に資すること」は、食育を推進する際の目的の要であり、食育に関するあらゆる施策は、これを踏まえて講じられるべきである。また、健康寿命の延伸という観点からは、肥満に加え、やせや低栄養の問題も起きていることや、生活習慣病の発症だけでなく、重症化の予防や改善も視野に入れる必要がある。

このため、健全な食生活の実践に向けて、栄養の偏りや食習慣の乱れを改善するよう、引き続き取組の推進が必要である。

また、我が国では、様々な種類の食材が多様な形で加工・提供されるようになってきており、健全な食生活を自ら実践していくためには、食に関する知識や食品の選び方等も含めた判断力を国民一人一人が備える必要性が従来以上に高まっている。

このため、健全な食生活に必要な知識や判断力については、年齢や健康状態、更には生活環境によっても異なる部分があることに配慮しつつ、国民の生涯にわたる健全な食生活の実現を目指して施策を講じる。

（2）食に関する感謝の念と理解

世界の食料事情は、現在、約6.9億人の人々が飢餓や栄養不足で苦しんでいることを始めとして、楽観視できない状況にある。このような世界の厳しい状況を理解し、食事ができることに感謝の念を持ちつつ、国内では大量の食料が食べられないまま廃棄されているという食料資源の浪費や環境への負荷の増加にも目を向ける必要がある。

これらを踏まえ、「もったいない」という精神で、食べ物を無駄にせず、食品ロスの削減に取り組むことは、食育の観点からも極めて大切である。

また、日々の食生活は、自然の恩恵の上に成り立ち、食べるという行為自体が貴重な動植物の命を受け継ぐことであることや、食料の生産から消費等に至るまでの食の循環においては、生産者を始めとして多くの人々の苦労や努力に支えられていることを実感できるよう、動植物の命を尊ぶ機会となるような様々な体験活動や適切な情報発信等を通じて、自然に感謝の念や理解が深まっていくよう配慮した施策を講じる。

（3）食育推進運動の展開

食育推進運動の展開に当たっては、国民一人一人が食育の意義や必要性等を理解するとともに、これに共感し、自ら主体的に食育を実践できるよう取り組む必要がある。

このため、国民や民間団体等の自発的意思を尊重しながら、産学官による連携等、多様な主体の参加と連携・協働に立脚し、デジタル技術も活用しつつ効果的に国民運動を推進することを目指した施策を講じる。

（4）子供の食育における保護者、教育関係者等の役割

我が国の未来を担う子供への食育の推進は、健全な心身と豊かな人間性を育んでいく基礎をなすものであり、子供の成長、発達に合わせた切れ目のない推進が重要である。

そこで、父母その他の保護者や教育、保育に携わる関係者等の意識の向上を図るとともに、相互の密接な連携の下、家庭、学校、保育所、地域社会等の場で子供が楽しく食について学ぶことができるような取組が積極的になされるよう施策を講じる。

子供への食育を推進する際には、健全な食習慣や食の安全についての理解を確立していく中で、食に関する感謝の念と理解、食品の安全及び健康な食生活に必要な栄養に関する知識、社会人として身に付けるべき食事の際の作法等、食に関する基礎の習得について配意する。

また、社会環境の変化や様々な生活様式等、食をめぐる状況の変化に伴い、健全な食生活を送ることが難しい子供の存在にも配慮し、多様な関係機関・団体が連携・協働した施策を講じる。

（5）食に関する体験活動と食育推進活動の実践

食は観念的なものではなく、日々の調理や食事等とも深く結び付いている極めて体験的なものである。

このため、食との関係が消費のみにとどまるこ

とが多い国民が意欲的に食育の推進のための活動を実践できるよう、食料の生産から消費等に至るまでの食の循環を理解する機会や、食に関する体験活動に参加する機会を提供するなどの施策を講じる。

その際は、体験活動を推進する農林漁業者、食品関連事業者、教育関係者等多様な主体により、できるだけ多くの国民が体験活動に参加できるよう、オンラインでの活動も活用しつつ関係機関・団体等との連携・協働を図るとともに、上記（2）の「食に関する感謝の念と理解」にも配慮し、施策を講じる。

（6）我が国の伝統的な食文化、環境と調和した生産等への配慮及び農山漁村の活性化と食料自給率の向上への貢献

食をめぐる問題は、伝統的な食文化や食生活に見られるように、人々の精神的な豊かさと密接な関係を有しており、先人によって培われてきた多様な食文化を後世に伝えつつ、時代に応じた優れた食文化や豊かな味覚を育んでいくことが重要である。また、国民の食生活が、自然の恩恵の上に成り立っており、食料の生産から消費等に至る食の循環が環境へ与える影響に配慮する必要がある。

このため、我が国の伝統ある優れた食文化や地域の特性を生かした食生活の継承・発展、環境と調和のとれた食料の生産とその消費等が図られるよう十分に配慮しつつ施策を講じる。

その際、食料の生産から消費等に至るまでの食の循環は多くの人々の様々な活動に支えられていることから、我が国の食料需給の状況を十分理解するとともに、都市と農山漁村の共生・対流や生産者と消費者との交流を進め、消費者と生産者の信頼関係を構築していくことが必要であり、「食料・農業・農村基本計画」（令和2年3月31日閣議決定）も踏まえ、農山漁村の活性化と食料自給率・食料自給力の維持向上に資するよう施策を講じる。

（7）食品の安全性の確保等における食育の役割

食品の安全性の確保は、国民の健康と健全な食生活の実現に当たって基本的な問題であり、国民の関心は非常に高い。

また、食品の提供者が食品の安全性の確保に万全を期すだけでなく、食品を消費する立場にある国民においても、食品の安全性を始めとする食に関する知識と理解を深めるよう努めるとともに、自分の食生活について、自ら適切に判断し、選択していくことが必要である。

このため、国際的な連携を図りつつ、国民の食に関する知識と食を選択する力の習得のため、食に関する幅広い情報を多様な手段で、国民が理解し、十分に活用できるよう提供するとともに、教育の機会を充実させるなど、行政や関係団体、国民等との間の情報・意見交換が積極的に行われるよう施策を講じる。

第2　食育の推進の目標に関する事項

1．目標の考え方

食育基本法に基づく取組は、国民の心身の健康の増進と豊かな人間形成、食に関する感謝の念と理解等の基本理念の下に推進されるものである。

このような考え方にのっとり、食育を国民運動として推進するためには、国や地方公共団体を始め、多くの関係者の理解の下、共通の目標を掲げ、その達成を目指して連携・協働して取り組むことが有効である。また、より効果的で実効性のある施策を展開していく上で、その成果や達成度を客観的で具体的な目標値により把握できるようにすることが必要である。

このため、食育推進基本計画においては、国民運動として食育を推進するにふさわしい定量的な目標値を主要な項目について設定することとし、その達成が図られるよう基本計画に基づく取組を推進するものとする。

第4次食育推進基本計画においては、SDGsの考え方を踏まえた食育の推進や重点事項に対応した食育の推進の観点から、第3次食育推進基本計画を踏まえ、①目標を達成しておらず、引き続き目指すべき目標、②目標は達成したが、一層推進を目指すべき目標、③今日新たに設定する必要がある目標を設定する。

また、食育は、食育基本法の目的や基本理念を踏まえて、個人、家庭、地域等の実態や特性等に配慮して推進されるべきものであり、安易に目標値の達成のみを追い求めることのないよう留意する必要がある。

2．食育の推進に当たっての目標
（1）食育に関心を持っている国民を増やす[1]

　食育を国民運動として推進し、成果を挙げるためには、国民一人一人が自ら実践を心掛けることが必要であり、そのためにはまず、より多くの国民に食育に関心を持ってもらうことが欠かせない。このため、引き続き、食育に関心を持っている国民を増やすことを目標とする。

　具体的には、令和2年度は83.2％となっており、引き続き、令和7年度までに90％以上とすることを目指す。

（2）朝食又は夕食を家族と一緒に食べる「共食」の回数を増やす[1]

　家族が食卓を囲んで共に食事をとりながらコミュニケーションを図ることは、食育の原点である。共食を通じて、食の楽しさを実感するだけでなく、食や生活に関する基礎を伝え、習得する機会にもなり、引き続き、取組を推進していくことが重要である。

　また、家庭において、子供とその保護者が一緒になって早寝早起きや朝食をとることなどを通じて、基本的な生活習慣づくりへの意識を高め、子供が生涯にわたって健全な心身を培い豊かな人間性を育んでいく基盤づくりを行っていくことが重要である。

　「新たな日常」への対応に伴う暮らし方や働き方の変化により、家族と過ごす時間にも変化が見られる。こうした状況は、朝食又は夕食を家族と一緒に食べる頻度が低い人にとって、共食の回数を増やす契機の1つになると考えられる。

　このため、仕事と生活の調和（ワーク・ライフ・バランス）等の推進にも配慮しつつ、引き続き、朝食又は夕食を家族と一緒に食べる「共食」の回数を増やすことを目標とする。

　具体的には、令和2年度は週9.6回となっており、引き続き、令和7年度までに週11回以上とすることを目指す。

（3）地域等で共食したいと思う人が共食する割合を増やす[1]

　近年では、高齢者の一人暮らし、ひとり親世帯、貧困の状況にある子供等が増えるなど、様々な家庭環境や生活の多様化により、家族との共食が難しい人も増えている。家族との共食は難しいが、共食により食を通じたコミュニケーション等を図りたい人にとって、地域や所属するコミュニティ（職場等を含む）等を通じて、様々な人と共食する機会を持つことは重要である。

　新型コロナウイルス感染症の拡大防止のため食事の際に会話することを控えることが求められるなど、短期的には地域等での共食を積極的に推進することは困難な状況であるものの、共食は本来、会話やコミュニケーションが増えること、食事がおいしく楽しく感じられること等のメリットがあり、多くの国民がそのメリットを感じていることから、おおむね5年間という計画期間を通して、「新しい生活様式」に対応しつつ、地域等で共食したいと思う人が共食する割合を増やすことを目標とする。

　具体的には、令和2年度は70.7％となっており、令和7年度までに75％以上とすることを目指す。

（4）朝食を欠食する国民を減らす

　朝食を毎日食べることは、栄養バランスに配慮した食生活や基本的な生活習慣を身に付ける観点から非常に重要であるため、引き続き、子供の朝食欠食をなくすことを目標とする。

　具体的には、令和元年度に4.6％（「全く食べていない」及び「あまり食べていない」）となっている子供の割合を、令和7年度までに0％とすることを目指す[2]。

　当該目標については、健康上の理由から朝食摂取が困難な子供に配慮し、安易に目標値の達成のみを追い求めることのないよう留意する。

　また、20歳代及び30歳代の若い世代は、朝食欠食の割合が依然として高く、加えて、次世代に

1　農林水産省による「食育に関する意識調査」について、令和2年度から調査方法を調査員による個別面接聴取から郵送調査に変更した。同調査において、数値を把握している目標は、（1）、（2）、（3）、（4）のうち若い世代、（6）のうち「主食・主菜・副菜を組み合わせた食事」を実践する国民、若い世代、（7）、（8）、（10）、（11）、（12）、（14）、（15）。なお、（10）については、農林水産省による「食生活及び農林漁業体験に関する調査」で把握していたが、令和2年度に同調査を「食育に関する意識調査」に統合し調査している。
2　文部科学省による「全国学力・学習状況調査」で把握

食育をつなぐ大切な担い手でもあるため、引き続き、若い世代の朝食欠食を減らすことを目標とする。

具体的には、令和2年度は21.5％となっており、引き続き、令和7年度までに15％以下とすることを目指す[1]。

（5）学校給食における地場産物を活用した取組等を増やす

学校給食に地場産物を使用し、食に関する指導の「生きた教材」として活用することは、地域の自然、文化、産業等に関する理解を深めるとともに、生産者の努力や食に関する感謝の念を育む上で重要である。

また、学校給食における地場産物の活用は、地産地消の有効な手段であり、地場産物の消費による食料の輸送に伴う環境負荷の低減や地域の活性化は、持続可能な食の実現につながる。さらに、地域の関係者の協力の下、未来を担う子供たちが持続可能な食生活を実践することにもつながる。

このため、子供たちへの教育的な観点から、栄養教諭による地場産物に係る食に関する指導の取組を増やすことを目標とするとともに、引き続き、生産者や学校給食関係者の努力が適切に反映される形で、学校給食において地場産物を使用する割合を増やすことを目指す。

具体的には、栄養教諭による地場産物に係る食に関する指導の平均取組回数を、令和元年度の月9.1回から、令和7年度までに月12回以上とすることを目指す[2]。

また、学校給食において都道府県単位での地場産物を使用する割合について、現場の努力を適切に反映するとともに、地域への貢献等の観点から、算出方法を食材数ベースから金額ベースに見直し、その割合を現状値（令和元年度）から維持・向上した都道府県の割合を90％以上とすることを目指す[3]。

加えて、都道府県内において、当該都道府県産の農林水産物の供給が不足している場合にあっては、当該都道府県産に限らず国内産の農林水産物を活用していくことも、我が国の自然や食文化、食料安全保障、自然の恩恵と農山漁村から都市で

働く多くの人に支えられた食の循環等への関心を高めることができ、学校給食に地場産物を使用する目的に鑑みれば有効である。既に、学校給食における国産食材を使用する割合については、全国平均で令和元年度は87％と高い数値となっているが、政策目的の重要性に鑑み、引き続き、こうした高い数値を維持・向上することを目標とする。

具体的には、国産食材を使用する割合（金額ベース）を現状値（令和元年度）から維持・向上した都道府県の割合を90％以上とすることを目指す[3]。

（6）栄養バランスに配慮した食生活を実践する国民を増やす

生涯にわたって心身の健康を確保しながら、健全な食生活を実践するためには、国民一人一人が栄養バランスに配慮した食事を習慣的にとることが必要である。このため、国民にとってもわかりやすく、食事全体における栄養バランスを表している「主食・主菜・副菜を組み合わせた食事」を栄養バランスに配慮した食事の目安とし、そのような食生活を実践する国民を増やすことを、引き続き目標とする。

具体的には、令和2年度は36.4％となっており、令和7年度までに50％以上とすることを目指す[1]。

また、生涯にわたって健全な心身を培うためには、若い世代から健全な食生活を実践することが必要なことから、栄養バランスに配慮した食生活を実践する20歳代及び30歳代の若い世代を増やすことを、引き続き目標とする。

具体的には、令和2年度は27.4％となっており、令和7年度までに40％以上とすることを目指す[1]。

あわせて、栄養バランスに配慮した食生活の実践を促すため、健康寿命の延伸を目指す「健康日本21（第二次）」の趣旨を踏まえ、栄養・食生活に関する目標として掲げられている、食塩摂取量の減少、野菜の摂取量の増加及び果物類を摂取している者の増加を目標とする。

具体的には、令和元年度でそれぞれ1日当たり

---

1 209ページの注釈1を参照
2 文部科学省による「学校における地場産物に係る食に関する指導の取組状況調査」で把握
3 文部科学省による「学校給食における地場産物・国産食材の使用状況調査」で把握

の食塩摂取量の平均値10.1g、野菜摂取量の平均値280.5g、果物摂取量100g未満の者の割合61.6％となっている現状値を、令和7年度までに、それぞれ1日当たりの食塩摂取量の平均値8g以下、野菜摂取量の平均値350g以上、果物摂取量100g未満の者の割合を30％以下とすることを目指す[1]。

（7）生活習慣病の予防や改善のために、ふだんから適正体重の維持や減塩等に気をつけた食生活を実践する国民を増やす[2]

生活習慣病の予防や改善には、日常から望ましい食生活を意識し、実践することが重要である。しかし、エネルギーや食塩の過剰摂取等に代表されるような栄養素等の偏り、朝食欠食等の食習慣の乱れ、それに起因する肥満、やせ、低栄養等、生活習慣病につながる課題は、いまだ改善するまでには至っていない。

このため、ふだんから適正体重の維持や減塩等に気を付けた食生活を実践している者を増やすことを、引き続き目標とする。

具体的には、令和2年度は64.3％となっており、引き続き、令和7年度までに75％以上とすることを目指す。

（8）ゆっくりよく噛んで食べる国民を増やす[2]

国民が健やかで豊かな生活を送るには、口腔機能が十分に発達し、維持されることが重要である。健康寿命の延伸のために噛み方や食べる速さにも着目し、口腔の健康や口腔機能の獲得・維持・向上と関連させた食育が重要となっていることから、引き続き、ゆっくりよく噛んで食べる国民を増やすことを目標とする。

具体的には、令和2年度は47.3％となっており、引き続き、令和7年度までに55％以上とすることを目指す。

（9）食育の推進に関わるボランティアの数を増やす[3]

食育を国民運動として推進し、国民一人一人の食生活において実践してもらうためには、食生活の改善等のために全国各地で国民の生活に密着し

た活動に携わる食生活改善推進員等のボランティアが果たしている役割は重要である。

一方、人口減少や高齢化の進行により、ボランティアの数は減少する可能性があり、ボランティア活動の活発化に向けた環境の整備が引き続き必要である。

このため、食育の推進に関わるボランティアの数を増やすことを目標とする。

具体的には、令和元年度に36.2万人となっており、引き続き、令和7年度までに37万人以上とすることを目指す。

（10）農林漁業体験を経験した国民を増やす[2]

食に関する関心や理解の増進を図るためには、広く国民に農林水産物の生産に関する体験活動の機会を提供し、農林水産業についての意識や理解を深めてもらうことが重要である。特に、農林漁業体験を経験した子供は、食べ物を生産する現場をしっかり見たことにより、食べ物を大切にする意識や食べ物への関心を持つようになり、食べ残しが少なくなること等が報告されており、子供の頃の農林漁業体験は重要である。

国民の更なる食や農林水産業への理解増進を図る観点から、「新たな日常」に対応しつつ、子供を始めとした幅広い世代に対する農林漁業体験の機会の提供を拡大していくことが必要である。

このため、引き続き、農林漁業体験を経験した国民（世帯）を増やすことを目標とする。

具体的には、令和2年度に65.7％となっており、令和7年度までに70％以上とすることを目指す。

（11）産地や生産者を意識して農林水産物・食品を選ぶ国民を増やす[2]

農林漁業者や農山漁村人口の著しい高齢化や減少及び耕地面積の減少という事態に直面する中、できるだけ多くの国民が我が国の農林水産業の役割を理解し、自らの課題としてその将来を考え、それぞれの立場から主体的に支え合う行動を引き出していくことが必要である。

このため、産地や生産者を意識して農林水産物・食品を選ぶ国民を増やすことを目標とする。

---

1 厚生労働省による「国民健康・栄養調査」で把握
2 209ページの注釈1を参照
3 農林水産省による把握

例としては、地元産品や、被災地の産品など自分が応援したい地域の産品や、応援したい生産者を意識して選ぶことが想定される。

具体的には、令和2年度に73.5%となっており、令和7年度までに80%以上とすることを目指す。

（12）環境に配慮した農林水産物・食品を選ぶ国民を増やす[1]

食料の生産から消費等に至る食の循環において、温室効果ガスの排出、化学農薬・化学肥料の過剰投入、食品廃棄物等、地球の資源量や環境に与える影響を配慮しない生産や消費により環境への負荷が生じ得る。国民の食生活が自然の恩恵の上に成り立つことを認識し、環境に配慮した農林水産物・食品を選ぶことは、環境への負荷を減らし、持続可能な食料システム（フードシステム）の構築につながる。

このため、環境に配慮した農林水産物・食品を選ぶ国民の割合を増やすことを目標とする。例としては、化学農薬や化学肥料の使用を避けることを基本とした有機農産物・食品や輸入に伴う輸送に係る二酸化炭素の排出量が抑制される国産飼料を活用した畜産物、過剰包装でなくゴミが少ない商品など、環境への負荷をなるべく低減することに配慮して農林水産物・食品を選ぶことが想定される。

具体的には、令和2年度に67.1%となっており、令和7年度までに75%以上とすることを目指す。

（13）食品ロス削減のために何らかの行動をしている国民を増やす[2]

食品ロスは、年間612万トン（事業系328万トン、家庭系284万トン（平成29年度推計））発生していると推計されている。

持続可能な開発目標（SDGs）のひとつに、「持続可能な生産消費形態を確保する」ことが掲げられ、「2030年までに小売・消費レベルにおける世界全体の一人当たりの食料の廃棄を半減させ、収穫後損失などの生産・サプライチェーンにおける食料の損失を減少させる」ことがターゲットとなるなど、食品ロス削減は国際的にも重要な課題

であり、国民一人一人が食品ロスの現状やその削減の必要性について認識を深め、自ら主体的に取り組むことが不可欠である。

このため、引き続き、食品ロス削減のために何らかの行動をしている国民を増やすことを目標とする。

具体的には、令和元年度は76.5%となっており、引き続き、令和7年度までに80%以上とすることを目指す。

（14）地域や家庭で受け継がれてきた伝統的な料理や作法等を継承し、伝えている国民を増やす[1]

四季や地理的な多様性による特色を有し、地域の伝統的な行事や作法と結び付いた我が国の豊かで多様な食文化は、世界に誇ることのできるものである。しかし、近年、核家族化の進展や地域のつながりの希薄化、食の多様化により、日本の食文化の特色が徐々に失われつつある。「和食；日本人の伝統的な食文化」がユネスコの無形文化遺産に登録され、その継承のため必要な措置をとることが重要である。

このため、伝統食材を始めとした地域の食材を生かした郷土料理や伝統料理、地域や家庭で受け継がれてきた料理や味、箸使い等の食べ方・作法を受け継ぎ、地域や次世代（子供や孫を含む）へ伝えている国民を増やすことを目標とする。

具体的には、令和2年度は50.4%となっており、令和7年度までに55%以上とすることを目指す。

また、日本の食文化の特徴である地域の多様な食文化を体現している郷土料理の継承状況は、令和元年度の調査で、「教わったり、受け継いだことがある」（17.1%）、「教えたり、伝えたりしている」（9.4%）と、次世代に確実に継承されているとは言い難い結果であった。地域や家庭で受け継がれてきた郷土料理を調理し、様々な場面で食べることにより、将来にわたり、着実に料理や味、食文化を次世代へ継承していくことが重要であることから、郷土料理や伝統料理を食べる国民の割合を増やすことを目標とする。

具体的には、郷土料理や伝統料理を月1回以上食べている国民の割合を、令和2年度の44.6%

1　209ページの注釈1を参照
2　消費者庁による「消費者の意識に関する調査」で把握

から、令和7年度までに50%以上とすることを目指す。

(15) 食品の安全性について基礎的な知識を持ち、自ら判断する国民を増やす[1]

健全な食生活の実現に当たっては、食品の選び方や適切な調理・保管の方法等について基礎的な知識を持ち、その知識を踏まえて行動していくことが重要であり、引き続き、食品の安全性に関して、基礎的な知識に基づき自ら判断する国民を増やすことを目標とする。

具体的には、令和2年度は75.2%となっており、引き続き、令和7年度までに80%以上とすることを目指す。

(16) 推進計画を作成・実施している市町村を増やす[2]

食育を国民運動として推進していくためには、全国各地で、その取組が推進されることが必要であり、食育基本法においては、都道府県及び市町村に対して、食育推進計画を作成するよう努めることを求めている。

いまだに食育推進計画が作成されていない市町村があることから、引き続き、食育推進計画を作成・実施している市町村の割合を100%とすることを目指す。

食育推進計画を既に作成・実施している市町村については、その効果的な実施に資するよう、食育推進計画の見直し状況等の把握に努める。

第3　食育の総合的な促進に関する事項

1．家庭における食育の推進
（1）現状と今後の方向性

食に関する情報や知識、伝統や文化等については、従来、家庭を中心に地域の中で共有され、世代を超えて受け継がれてきた。

家庭においては、基本的な生活習慣づくりへの意識を高め、生涯にわたって切れ目なく、心身の健康の増進と豊かな人間性を育む基盤づくりを行うことが重要である。

また、家庭での共食は食育の原点であり、食を楽しみ、家族とのつながりを大切にする食育を推進していくことが重要である。家族との共食については、全ての世代において、家族とコミュニケーションを図る機会の1つである等、重要と考えられている一方で、若い世代における実際の共食の頻度は少ない傾向にあり、若い世代を含む20～50歳代では、仕事の忙しさが困難な要因の一つとなっている。

加えて、朝食を食べる習慣には、規則正しい就寝・起床などの基本的な生活習慣による影響が考えられ、親世代の朝食を食べない習慣が、朝食を食べない家庭環境に影響している可能性があることも考えられる。

さらに、「新たな日常」への対応として、テレワークが増加し、通勤時間が減少していることにより、家庭で料理や食事をする機会が増加している。こうした状況は、家族で食について考え、食生活を見直す機会となっていると考えられる。

これらを踏まえ、食育活動を通じて学んだことが家庭で共有されること等により、家庭においても食育に関する理解が進むよう、引き続き取組を行うことが必要である。

また、成育過程にある者及びその保護者並びに妊産婦に対し必要な成育医療等を切れ目なく提供するための施策の総合的な推進に関する法律（平成30年法律第104号。以下「成育基本法」という。）が令和元年12月に施行されたこと等を踏まえ、引き続き、妊産婦や乳幼児に対する栄養・食生活の支援を行うことが重要である。

（2）取り組むべき施策

国は以下の施策に取り組むとともに、地方公共団体等はその推進に努める。

（子供の基本的な生活習慣の形成）

朝食をとることや早寝早起きを実践することなど、子供の基本的な生活習慣づくりについて、個々の家庭や子供の問題として見過ごすことなく、社会全体の問題として捉えることが重要である。子供の基本的な生活習慣づくりや生活リズムの向上に向けて、地域、学校、企業を含む民間団体等が家庭と連携・協働し、子供とその保護者が一緒に生活習慣づくりの意識を高め、行動するための取組を推進する。

1　209ページの注釈1を参照
2　農林水産省による把握

また、乳幼児期を含む子供の頃からの基本的生活習慣づくりに資するよう、科学的知見を踏まえながら、引き続き、優れた「早寝早起き朝ごはん」運動の推進に係る文部科学大臣表彰、保護者向け啓発資料の作成等を始めとする「早寝早起き朝ごはん」国民運動、「健やか親子21（第2次）」等により全国的な普及啓発を推進する。

特に、生活圏の拡大や行動の多様化等により生活リズムが乱れやすい環境にある中高生以上への普及啓発を推進する。

（望ましい食習慣や知識の習得）

子供が実際に自分で料理をつくるという体験を増やしていくとともに、親子料理教室等による食事についての望ましい習慣を学びながら食を楽しむ機会を提供する活動を推進する。

また、学校を通じて、保護者に対する食育の重要性や適切な栄養管理に関する知識等の啓発に努めるとともに、各地域で実施している食育に関する保護者向けプログラムを始めとした様々な家庭教育に関する情報をホームページに掲載し、様々な学習機会等での活用を促す。

さらに、栄養教諭の食に対する高い専門性を最大限生かすとともに、学校はもとより、スクールソーシャルワーカー等、福祉の専門性を有する者とも積極的に連携を行いながら、貧困家庭やひとり親家庭等、様々な困難を抱える児童生徒の家庭に対しても、食に関する支援や働きかけを行っていく。

このような活動等に際し、主食・主菜・副菜を組み合わせ、栄養バランスに配慮した食事を組み立てる力を伸ばす食育を推進する。

（妊産婦や乳幼児に対する食育の推進）

妊娠期や授乳期においても、健康の保持・増進を図ることは極めて重要である。妊産婦の望ましい食生活の実現に向けて、各種指針やガイドライン等を活用した食育の取組を推進する。

加えて、乳幼児期は成長や発達が著しく、生涯にわたる健康づくりの基盤となる重要な時期であることから、授乳や離乳の支援に関する基本的な考え方等を示したガイドラインを活用した食育の取組を推進する。

また、成育基本法を踏まえ、成育過程（出生に始まり、新生児期、乳幼児期、学童期及び思春期の段階を経て、おとなになるまでの一連の成長の過程）にある者及び妊産婦に対する食育を推進する。あわせて、疾病や障害、経済状態等、個人や家庭環境の多様性を踏まえた栄養指導等による母子保健の取組を推進する。

（子供・若者の育成支援における共食等の食育推進）

様々な子供・若者の育成支援に関する行事、情報提供活動等において、食育への理解を促進する。

特に、家族や友人等と一緒に食卓を囲んで共に食事をとりながらコミュニケーションを図る共食を、「新しい生活様式」に対応しながら推進するとともに、食に関する学習や体験活動の充実等を通じて、家庭と地域等が連携した食育を推進する。

（在宅時間を活用した食育の推進）

仕事と生活の調和（ワーク・ライフ・バランス）が推進されていることや働き方や暮らし方の変化により通勤時間が減少したこと等により、自宅で料理や食事をすることも増えていることを踏まえ、家族との共食や栄養バランス、食文化、食品ロスなど、食に関する意識を高めることにつながるよう食育を推進する。

2．学校、保育所等における食育の推進
（1）現状と今後の方向性

社会状況の変化に伴い、子供たちの食の乱れや健康への影響が見られることから、学校、保育所等には、引き続き、子供への食育を進めていく場として大きな役割を担うことが求められている。例えば、様々な学習や体験活動を通し、食料の生産から消費等に至るまでの食の循環を知り、自然の恩恵として命をいただくことや食べ物が食卓に届くまでの全ての人に感謝する気持ちを育むことは重要である。また、子供への食育は家庭へのよき波及効果をもたらすことを期待できるため、農林漁業体験の機会の提供等を通じた食育の推進に努めることが求められている。

学校においては、学童期、思春期における食育の重要性を踏まえ、給食の時間はもとより、各教科や総合的な学習の時間等、農林漁業体験の機会の提供等を通じて、積極的に食育の推進に努め、子供たちの食に対する意識の変容の方向性や食に対する学びの深化の程度等を、食を営む力として

評価していくことが求められている。

学校給食における地場産物・国産食材を使用する割合については、様々な取組を進めるも、第3次食育推進基本計画作成時の値からほぼ横ばいで推移している。地域によっては、域内農産物の入手が困難であったり、価格が高い、一定の規格を満たした農産物を不足なく安定的に納入することが難しいなどにより使用量・使用品目の確保が困難であること等も一因となっている。そのような現状がある中、生産者や学校給食関係者の様々な努力により当該数値を維持してきた。

一方、給食現場と生産現場の互いのニーズが把握されていない等の課題も存在しており、地場産物・国産食材の使用割合の向上には、供給者側の取組並びに学校設置者及び学校等の取組の双方が重要である。このため、目標に記載した重要性を関係者が共通認識として持ち、両者の連携・協働が促進されるような施策の展開が重要であり、目標についても両者の努力が適切に反映される形とすることが必要である。

給食における地場産物使用等の取組により、地域の文化・産業に対する理解を深め、農林漁業者に対する感謝の念を育むことが重要であり、そのためには、給食における地場産物等の安定的な生産・供給体制の構築を図ることが求められている。

加えて、栄養教諭・管理栄養士等を中核として、保護者や地域の多様な関係者との連携・協働の下で、体系的・継続的に食育を推進していくことが一層重要となっている。

また、新型コロナウイルス感染症の拡大に伴う食生活の変化など子供たちの食をめぐる状況が変化する中で、バランスのとれた食生活を実践する力を育むため、健康教育の基盤となる食育の推進を担う栄養教諭の役割はますます重要になってきており、学校栄養職員の栄養教諭への速やかな移行を図るなど栄養教諭の配置促進を進めることが重要である。

（2）取り組むべき施策

国は以下の施策に取り組むとともに、地方公共団体等はその推進に努める。

（食に関する指導の充実）

学校においては、体育科（保健体育科）、家庭科（技術・家庭科）及び特別活動はもとより、その以外の各教科等においてそれぞれの特質に応じ、令和2年度より順次実施される新学習指導要領や本計画に基づき、学校教育活動全体を通じて主体的に行動できる子供を育成するための食育を組織的・計画的に推進する。

栄養教諭は、学校の食に関する指導に係る全体計画の策定、教職員間や家庭との連携・調整等において中核的な役割を担う職であり、各学校における指導体制の要として、食育を推進していく上で不可欠な教員である。栄養教諭・管理栄養士等を中核として、関係者が連携した体系的・継続的な食育を推進する。

全ての児童生徒が、栄養教諭の専門性を生かした食に関する指導を等しく受けられるよう、栄養教諭の役割の重要性やその成果の普及啓発等を通じて、学校栄養職員の栄養教諭への速やかな移行に引き続き努める。また、栄養教諭配置の地域による格差を解消すべく、より一層の配置を促進する。

学校教育活動全体で食育の推進に取り組むためには、各学校において食育の目標や具体的な取組についての共通理解を持つことが必要である。このため、校長や他の教職員への研修の充実等、全教職員が連携・協働した食に関する指導体制を充実するため、教材の作成等の取組を促進する。

また、食に関する指導の時間が十分確保されるよう、栄養教諭を中心とした教職員の連携・協働による学校の食に関する指導に係る全体計画の作成を推進する。

さらに、給食の時間等での栄養教諭による指導、校内放送、教材作成・配布等を充実する。また、学校における農林漁業体験の推進、食品の調理に関する体験等、生産者等と子供たちとの交流促進、地産地消の推進等、食の循環を担う多様な主体のつながりを広げ深める食育を推進する。あわせて、各都道府県の創意工夫を促すため、都道府県ごとの栄養教諭の配置状況や学校給食における地場産物等の使用割合の見える化を図る。

加えて、効果的な食育の推進を図るために、各地域において、校長のリーダーシップの下、栄養教諭を中核として、学校、家庭、PTA、関係団体等が連携・協働した取組を推進するとともに、その成果を広く周知・普及する。

（学校給食の充実）

児童生徒が食に関する正しい知識や望ましい食

215

習慣を身に付け、適切な栄養の摂取による健康の保持増進が図られるよう、引き続き、十分な給食の時間の確保及び指導内容の充実を図る。

また、各教科等の農林水産業や環境、健康等を含む食に関する指導と関連付けた活用がされるよう献立内容の充実を図るなど、学校給食を「生きた教材」として活用することで、食育を効果的に推進する。

さらに、食生活が自然の恩恵や食に関わる人々の様々な活動の上に成り立っていることについて、児童生徒の理解を深め、感謝の心を育むよう、学校給食への地場産物活用に向けて、市町村が中心となり、食材需要に対応できる生産供給体制の構築などの供給者側の取組並びに地場産物の生産供給体制や地域の実情を踏まえた学校設置者及び学校等の取組の双方が重要であり、密接に連携・協働することが必要である。そのため、給食現場と生産現場の互いのニーズを調整する「地産地消コーディネーター」の養成や各地域への派遣など、生産側と学校側の連携・協働を推進するための取組を引き続き行い、多様な優良事例の普及の横展開を図る。

加えて、引き続き米飯給食を着実に実施するとともに、児童生徒が多様な食に触れる機会にも配慮する。また、地場産物や国産食材の活用及び我が国の伝統的な食文化についての理解を深める給食の普及・定着等の取組を推進するとともに、児童生徒が世界の食文化等についても理解を深めることができるよう配慮する。

地場産物の活用は、生産地と消費地との距離が縮減されることにより、その輸送に係る二酸化炭素の排出量も抑制される等、環境負荷の低減にも寄与するものであり、SDGsの観点からも推進する。

加えて、学校給食の一層の充実を図るため、関係各省と連携しながら、全国学校給食週間に係る取組の充実を図る。

（食育を通じた健康状態の改善等の推進）

栄養教諭は、学級担任、養護教諭、学校医、学校歯科医等と連携して、保護者の理解と協力の下に、児童生徒への指導において、やせや肥満が心身の健康に及ぼす影響等、健康状態の改善等に必要な知識を普及するとともに、偏食のある子供、やせや肥満傾向にある子供、食物アレルギーを有する子供、スポーツをしている子供等に対しての

個別的な相談指導を行うなど、望ましい食習慣の形成に向けた取組を推進する。

（就学前の子供に対する食育の推進）

乳幼児期は成長や発達が著しく、生涯にわたる健康づくりの基盤となる重要な時期である。就学前の子供が、成長や発達の段階に応じて、健康な生活を基本とし、望ましい食習慣を定着させるとともに、食に関する体験を積み重ねていくことができるよう、保育所、幼稚園及び認定こども園等において、保護者や地域の多様な関係者との連携・協働により食に関する取組を推進する。

その際、保育所にあっては「保育所保育指針」に、幼稚園にあっては「幼稚園教育要領」に、認定こども園にあっては「幼保連携型認定こども園教育・保育要領」に基づき、食育を教育及び保育の一環として位置付けている。食育の指導に当たっては、施設長や園長、保育士・幼稚園教諭・保育教諭、栄養士・栄養教諭、調理員等の協力の下に食育の計画を作成し、各施設において創意工夫を行うものとする。

また、特に保育所及び認定こども園にあっては、その人的・物的資源を生かし、在籍する子供及びその保護者のみならず、地域における子育て家庭からの乳幼児の食に関する相談への対応や情報提供等に努めるほか、地域の関係機関等と連携しつつ、積極的に食育を推進するよう努める。

取組を進めるに当たっては、保育所にあっては、健康な生活の基本としての「食を営む力」の育成に向け、その基礎を培うことを目標とし、子供が生活と遊びの中で意欲をもって食に関わる体験を積み重ねていくことを重視する。その際、自然の恵みとしての食材や、調理する人への感謝の気持ちを育み、伝承されてきた地域の食文化に親しむことができるよう努める。

また、児童福祉施設における食事の提供に関するガイドラインを活用すること等により、乳幼児の成長や発達の過程に応じた食事の提供や食育の取組が実施されるよう努めるとともに、食に関わる保育環境についても配慮する。

幼稚園においては、先生や友達と食べることを楽しむことを指導する。その際、①幼児の食生活の実情に配慮し、和やかな雰囲気の中で教師や他の幼児と食べる喜びや楽しさを味わうこと、②様々な食べ物への興味や関心を持つようにすることなど、進んで食べようとする気持ちが育つよう

配慮する。

さらに、幼保連携型認定こども園にあっては、学校と児童福祉施設の両方の位置付けを有し、教育と保育を一体的に行う施設であることから、食育の実施に当たっては、保育所と幼稚園双方の取組を踏まえて推進することとする。

加えて、保育所、幼稚園、認定こども園における各指針、要領に基づいて、生活と遊びを通じ、子供が自ら意欲をもって食に関わる体験を積み重ねていく取組を進めるとともに、子供の親世代への啓発も含め、引き続き、就学前の子供に対する食育を推進する。

3．地域における食育の推進
（1）現状と今後の方向性

心身の健康を確保し、生涯にわたって生き生きと暮らしていくためには、人生の各段階に応じた一貫性・継続性のある食育を推進することが求められる。

日本人の最大の死亡原因となっている生活習慣病を予防し、健康寿命を延伸する上では健全な食生活が欠かせない。このため、生活習慣病の予防及び改善や健康づくりにつながる健全な食生活の推進等、家庭、学校、保育所、生産者、企業等と連携・協働しつつ、地域における食生活の改善が図られるよう、適切な取組を行うことが必要である。

また、主食・主菜・副菜がそろう栄養バランスに優れた「日本型食生活」の実践の推進も重要である。

特に、若い世代から健康な生活習慣を身に付ける必要があり、食物や情報へのアクセスなど、健康な生活習慣を実践しやすい食環境づくりが重要である。そのためには、食品関連事業者等による健康に配慮した商品等の情報提供等を推進し、健康に配慮した食事や健康づくりに資する情報を入手しやすい食環境の整備が求められている。さらに、多くの国民が一日のうち多くの時間を過ごす職場（企業等）における健康の保持・増進の取組が重要である。

様々な家庭の状況や生活が多様化することにより、家庭での共食が困難な人が増加するとともに、健全な食生活の実現が困難な立場にある者も存在する。このため、新型コロナウイルス感染症の感染拡大防止のため共食の機会が減少している中にあっても、感染防止策を講じた上で、希望す

る人が共食できる場の整備が必要である。また、食品ロスの削減の取組とも連携しながら貧困等の状況にある子供等に食料を提供する活動等、地域で行われる様々な取組が一層重要となっている。家庭における食育の推進に資するよう、関係省庁が連携して地域における食育を促進し、支援する。

加えて、近年多発する大規模災害に対する備えの観点から、食料備蓄を推進するなど災害に備えた食育の推進が必要となっている。

（2）取り組むべき施策

国は以下の施策に取り組むとともに、地方公共団体等はその推進に努める。

（「食育ガイド」等の活用促進）

「食育ガイド」や「食事バランスガイド」について、食をめぐる環境の変化等も見据え、国民一人一人が自ら食育に関する取組を実践できるよう、関係機関や関係団体はもとより、家庭や学校、小売や外食、職場等を通じて国民への普及啓発に努める。

また、国民の食生活の改善を進めるとともに、健康増進や生活の質的向上及び食料の安定供給の確保等を図るための指針として公表した「食生活指針」について、引き続き普及啓発を進める。

これらについては、食に関する指針や基準の改定等や本計画の第1の1.（2）持続可能な食を支える食育の推進の考え方も考慮しつつ、必要に応じて見直しを行う。

（健康寿命の延伸につながる食育の推進）

「健康日本21（第二次）」や「スマート・ライフ・プロジェクト」の推進等、生活習慣病の予防及び改善や健全な食生活、健康づくりのための身体活動の実践につながる食育を推進する。

特に、20歳以上の糖尿病が強く疑われる者及び可能性が否定できない者は約2,000万人と推計されていることから、生活習慣病の重症化予防も重要である。糖尿病については、ひとたび発症すると治癒することはなく、症状が進行すると腎臓の障害等の様々な合併症を引き起こし、生活の質を低下させることから、日頃より、適切な食事管理を中心とした取組を推進する。

また、減塩は血圧を低下させ、結果的に循環器疾患を減少させると考えられる。日本人の食塩摂

取量は減少傾向にあるが、ほとんどの人は必要量をはるかに超える量を摂取していることから、引き続き、食塩摂取量の減少に向けた取組を推進する。

加えて、減塩を軸に、健康に資する食育に対しての無関心層への啓発を含め、適切な栄養・食生活情報の提供方法の開発など自然に健康になれる食環境づくりを、産学官等が連携して推進する。

「『野菜を食べよう』プロジェクト」、「毎日くだもの200グラム運動」、その他生産者団体が行う消費拡大策やそれにつながる生産・流通支援等や「スマート・ライフ・プロジェクト」等の取組を通じて、減塩及び野菜や果物の摂取量の増加を促進する。

食育を通じて、生活習慣病の予防等や健康寿命の延伸を図るため、保健所、保健センター等において、管理栄養士が食育に関する普及や啓発活動を推進するとともに、市町村等が行っている健康診断に合わせて、一人一人の健康状態に応じた栄養等指導の充実を図る。

また、複数の学会による民間認証である「健康な食事（スマートミール）・食環境」認証制度の活用など、外食や中食でも健康に資する食事の選択がしやすい食環境の整備のために、食品関連事業者や消費者に対して周知を図る。

さらに、「栄養ケア・ステーション」等の民間主導の取組や、食生活改善推進員や食育ボランティア等の活動を推進する。

（歯科保健活動における食育推進）
健康寿命の延伸には、健全な食生活が大切であり、よく噛んでおいしく食べるためには口腔機能が十分に発達し維持されることが重要である。このため、歯科口腔保健の推進に関する法律（平成23年法律第95号）に基づき、摂食・えん下等の口腔機能について、乳幼児期における機能獲得から高齢期における機能の維持・向上等、生涯を通じてそれぞれの時期に応じた歯と口の健康づくりを通じた食育を推進しており、その目標として、12歳児でう蝕のない者や60歳で24歯以上の自分の歯を有する者、80歳で20歯以上の自分の歯を有する者、60歳代における咀嚼良好者の割合の増加などを掲げている。

具体的には、80歳になっても自分の歯を20本以上保つことを目的とした「8020（ハチマル・ニイマル）運動」やひとくち30回以上噛むこと

を目標とした「噛ミング30（カミングサンマル）」等の推進を通じて、乳幼児期から高齢期までの各ライフステージに応じた窒息・誤えん防止等を含めた食べ方の支援等、地域における歯と口の健康づくりのための食育を一層推進する。

（栄養バランスに優れた日本型食生活の実践の推進）
高齢化が進行する中で、生活習慣病の予防による健康寿命の延伸、健康な次世代の育成の観点から、健全な食生活を営めるよう、関係府省が、地方公共団体等と連携しつつ、食育を推進する。

ごはん（主食）を中心に、魚、肉、牛乳・乳製品、野菜、海藻、豆類、果物、お茶など多様な副食（主菜・副菜）等を組み合わせ、栄養バランスに優れた「日本型食生活」の実践を推進するため、内容やメリット等をわかりやすく周知し、誰もが気軽に取り組めるよう推進する。

また、これらの推進に当たっては、年代、性別、就業や食生活の状況等に応じて国民の多様なニーズや特性を分析、把握した上で類型化し、それぞれの類型に適した具体的な推進方策を検討し、実施する。

さらに、健康で豊かな食生活を支える役割を担う食品産業において、「日本型食生活」の推進に資するメニューや商品に関する消費者への情報提供等の取組を促進するとともに、米に関して企業等と連携した消費拡大運動を進める。

こうした「日本型食生活」の実践に係る取組と併せて、学校教育を始めとする様々な機会を活用した、幅広い世代に対する農林漁業体験の機会の提供を一体的に推進し、食や農林水産業への国民の理解を増進する。

（貧困等の状況にある子供に対する食育の推進）
「子供の貧困対策に関する大綱」（令和元年11月閣議決定）等に基づき、フードバンク等と連携し子供の食事・栄養状態の確保、食育の推進に関する支援を行う。

また、ひとり親家庭の子供に対し、放課後児童クラブ等の終了後に学習支援や食事の提供等を行うことが可能な居場所づくりを行う。

さらに、「子供の未来応援国民運動」において、民間資金による基金の活用等を通じて、貧困の状況にある子供たちに食事の提供等を行う子供食堂等を含むNPO等に対して支援等を行う。

加えて、経済的に困難な家庭への食品等の提供や子供の居宅を訪問するなどして子供の状況把握・食事の提供等を行う、子供宅食等の取組に関する支援を実施する。

（若い世代に関わる食育の推進）

栄養バランスに配慮した食生活の実践について、若い世代はその他の世代よりも割合が低く、男性は将来の肥満が懸念されることや女性はやせの者が多いなど、食生活に起因する課題が多い。

このような状況を踏まえ、若い世代が食育に関心を持ち、自ら食生活の改善等に取り組んでいけるよう、マスコミ及びインターネット、SNS（ソーシャルネットワークサービス：登録された利用者同士が交流できるWebサイトの会員制サービス）等デジタル化への対応により、若い世代に対して効果的に情報を提供するとともに、地域等での共食によるコミュニケーションを通じて、食に関する理解や関心を深められるように食育を促進する。

また、一日のうち多くの時間を過ごす職場等で朝食や栄養バランスに配慮した食事を入手しやすくする等、健全な食生活を実践しやすい食環境づくりを促進する。

（高齢者に関わる食育の推進）

高齢者には、咀嚼能力の低下、消化・吸収率の低下、運動量の低下に伴う摂取量の低下等の課題がある。特に、これらは個人差が大きく、高齢者の多くが何らかの疾患を有しているという特徴が挙げられることから、年齢だけでなく、個人の状態に応じた取組を推進することが重要である。

健康寿命の延伸に向けて、高齢者に対する食育の推進においては、個々の高齢者の特性に応じて生活の質（QOL）の向上が図られるように食育を推進する必要がある。また、増大する在宅療養者に対する食事支援等、地域における栄養ケアサービスの需要増大に対応できるよう、管理栄養士の人材確保等に取り組む。

加えて、高齢者の孤食に対応するため、「新しい生活様式」を踏まえながら、他の世代との交流も含めた地域ぐるみの様々な取組が促進されるよう、優良事例の紹介等の情報提供を行う。

さらに、地域の共食の場等を活用した、適切な栄養管理に基づく健康支援型配食サービスを推進し、地域高齢者の低栄養・フレイル予防にも資する、効果的・効率的な健康支援につなげる。

（食品関連事業者等による食育の推進）

食品関連事業者等は、様々な体験活動の機会の提供や、健康に配慮した商品やメニューの提供等に、「生活習慣病予防その他の健康増進を目的として提供する食事について（目安）」等も活用しつつ、積極的に取り組むよう努める。あわせて、地域の飲食店や食品関連事業者等の連携を通じて、主食・主菜・副菜を組み合わせた食事や地域の食文化を反映させた食事を入手しやすい食環境づくりに取り組むよう努める。

また、健康で豊かな食生活を支える役割を担う食品関連事業者等においては、減塩食品や健康に配慮したメニュー開発などの健康寿命の延伸に資する取組を行うことが重要である。そのため、地域の農林水産物を活用し、地域の食文化や健康等にも配慮した持続的な取組（ローカルフードプロジェクト（LFP））の創出を推進する。食品関連事業者等は、消費者に対して、商品やメニュー等食に関する情報提供、工場・店舗の見学、調理体験、農林漁業体験、出前授業の開催等の多様な取組を行うことを推進する。

加えて、「地域高齢者等の健康支援を推進する配食事業の栄養管理に関するガイドライン」を踏まえた健康支援型配食サービスの推進により、地域高齢者の低栄養やフレイル予防に資する効果的・効率的な健康支援につなげ、高齢者等に向けた健康な食事の普及を図る。また、介護食品の普及促進に努める。

さらに、国産農林水産物等を活用した介護食品等の開発支援やスマイルケア食等の普及促進に努める。

また、野菜や果物摂取を促すため、カット野菜、カットフルーツ等新たな需要に向けて、加工設備への支援を行い、とりわけ現在食べていない人が手に取りやすい食環境づくりに取り組む。

これらの活動を支援するため、国及び地方公共団体において必要な情報提供等を行う。

（専門的知識を有する人材の養成・活用）

国民一人一人が食に関する知識を持ち、自らこれを実践できるようにするため、大学、短期大学、専門学校等において、食育に関し専門知識を備えた管理栄養士、栄養士、専門調理師等の養成を図るとともに、食育の推進に向けてその多面的

な活動が推進されるよう取り組む。

また、地域において、食育の推進が着実に図られるように、都道府県や市町村における管理栄養士等の配置を推進するとともに、高度な専門性を発揮できる管理栄養士の育成を図る。

あわせて、食生活に関する生活習慣と疾患の関連等、医学教育の充実を推進するとともに、適切な食事指導、ライフステージに応じた食育の推進等、歯学教育の充実を図る。

（職場における従業員等の健康に配慮した食育の推進）

従業員等が健康であることは、従業員の活力向上や生産性の向上等の組織の活性化をもたらし、結果的に企業の業績向上につながると期待されている。

従業員等の健康管理に資する健康経営が広がっていることも契機とし、企業の経営層がコミットした職場の食環境整備が進むよう、関係者と連携・協働を深め、健康づくりに取り組む企業への支援が広がるよう、必要な情報提供を行う。

（地域における共食の推進）

高齢者の一人暮らしやひとり親世帯等が増えるなど、家庭環境や生活の多様化により、家族との共食が難しい場合があることから、地域において様々な世代と共食する機会を持つことは、食の楽しさを実感するだけでなく、食や生活に関する基礎を伝え習得する観点からも重要である。「新しい生活様式」に対応した形で推進する必要があり、屋外で農林漁業体験等と併せて実施するなどの工夫が考えられる。

このため、食育推進の観点から、子供食堂や通いの場など地域での様々な共食の場づくりを進める活動の意義を理解し、適切な認識を有することができるよう、国及び地方公共団体は必要な情報提供及び支援を行う。

（災害時に備えた食育の推進）

近年、頻度を増す大規模災害等に備え、防災知識の普及は重要である。国の物資支援による食料品の提供や、地方公共団体、民間企業等における食料品の備蓄に加え、家庭での取組も重要であり、普及啓発を推進する。

また、家庭においては、水、熱源、主食・主菜・副菜となる食料品等を最低でも3日分、できれば1週間分程度備蓄する取組を推進する。主に災害時に使用する非常食のほか、ローリングストック法（普段の食料品を少し多めに買い置きし、消費した分を補充する方法）による日常の食料品の備蓄を行い、各家庭に合った備えをするよう情報発信を行う。特に、災害時には、物流機能が停滞する可能性もあることから、高齢者を始め、食べる機能が弱くなった方、食物アレルギーを有する方等に配慮した食品を備えておくことが重要である。

加えて、栄養バランスへの配慮や備蓄方法など、災害時の食の備えの重要性について、家庭のみならず、学校教育の現場、食品小売店等においても、必要な知識の普及啓発を推進する。

地方公共団体は、被災者が災害発生時も健全な食生活の実践ができるよう、家庭における食料品の備蓄について普及啓発を行うほか、災害時の栄養・食生活支援に関して、その体制や要配慮者への支援体制などに関する地域防災計画への記載やマニュアルの整備等を通じ、関係者が共通の理解の下で取り組めるよう努める。

4．食育推進運動の展開
（1）現状と今後の方向性

食育の推進に当たっては、今後とも国、地方公共団体、教育関係者、農林漁業者、食品関連事業者、ボランティア等、食育に係る多様な関係者や食育に新たな広がりをもたらす多方面の分野の関係者が主体的かつ多様に連携・協働して地域レベルや国レベルのネットワークを築き、明るく楽しく多様な食育推進運動を国民的な広がりを持つ運動として全国的に展開していく必要がある。

食育の推進に関わる食生活改善推進員等の食育ボランティアは、令和元年度時点で36.2万人にのぼり、今後とも地域での食育推進運動の中核的役割を担うことが期待される。

また、若い世代等、食育に対し無関心な層に食育への関心を持ってもらうことが課題であるため、幅広い食育関係者が参画する「全国食育推進ネットワーク」を通じた食育推進の取組に関する情報等の発信力の強化が必要である。

特に、若い世代は働く世代でもあることから、企業等（職場）においても食育を推進することが、若い世代が食に関する知識を深め、健全な食生活を実践できるようになる一つの方策でもある。このため、企業等（職場）における食育の推

進事例や企業等（職場）側のメリットを発信していくことが重要となっている。

加えて、デジタル技術の活用により「新たな日常」の中でも新しい広がりを創出する食育の推進が求められている。

また、一部の都道府県では域内の市町村食育推進計画の作成割合が低い状況であることから、食育推進計画の作成・実施の促進が必要であり、地域で多様な関係者が課題を共有し、各特性を活かして連携・協働して実効的に食育を進めることが重要である。

（２）取り組むべき施策

国は以下の施策に取り組むとともに、地方公共団体等はその推進に努める。

（食育に関する国民の理解の増進）

食をめぐる諸課題や食育の意義・必要性等について広く国民の理解を深め、あらゆる世代や様々な立場の国民が、自ら食育に関する活動を実践できるよう、「新たな日常」の中でもライフステージに応じた具体的な実践や活動を提示して理解の増進を図り、全国において継続的に食育推進運動を展開する。

また、年代、性別、就業や食生活の状況等に応じて国民の多様なニーズや特性を分析、把握した上で類型化し、それぞれの類型に適した具体的な推進方策を検討し、実施するとともに、地方公共団体、関係団体、教育関係者、農林漁業者、食品関連事業者、ボランティア等、食育関係者による国民の多様なニーズに対応した取組を支援する。

その際、世代区分やその置かれた生活環境や健康状態等によっても必要な情報が異なる場合があることに配慮するとともに、各種広報媒体等を通じて提供される食に関する様々な情報に過剰に反応することなく、国内外の科学的知見や伝統的な知恵に基づき、的確な判断をすることが重要であるとの認識が国民に十分理解されるよう留意しつつ取り組むこととする。

（ボランティア活動等民間の取組への支援、表彰等）

食育を国民に適切に浸透させていくために、国民の生活に密着した活動を行っているボランティア活動の活発化とその成果の向上に向けた環境の整備を図り、地域での食育推進の中核的役割を担

うことができるよう支援する。

その際、食生活改善推進員を始め、各種ボランティアの草の根活動としての食育活動を、学校等との連携にも配慮して促進する。

また、教育関係者、農林漁業者、食品関連事業者、ボランティア等の民間等の食育関係者が自発的に行う活動が全国で展開されるよう、関係者間の情報共有を促進するとともに、優れた活動を奨励するため、民間等の食育活動に対する表彰を行う。

（食育推進運動の展開における連携・協働体制の確立）

食育推進運動の展開に当たっては、教育関係者、農林漁業者、食品関連事業者、ボランティア等、食育に係る多様な関係者による主体的な取組を促すとともに、国や地方公共団体も含めた関係者による広範かつ横断的な連携・協働を呼びかけ、関係者相互間の情報及び意見の交換が促進されるように実施する。

また、国民にとって身近な地域において、新たな食育の推進が図られるよう、地方公共団体の食育推進会議を設置・活性化し、食育推進計画の中で地域の地産地消に関する目標や本計画を踏まえた目標を設定する等、地域の関係者の協力による取組を推進する。

（食育月間及び食育の日の取組の充実）

毎年６月を「食育月間」と定め、関係者の緊密な連携・協働を図りつつ、食育推進運動を重点的かつ効果的に実施することにより、国民の食育に対する理解を深め、食育推進活動への積極的な参加を促し、その一層の充実と定着を図る。

特に、「食育月間」中、国は、地方公共団体、民間団体等の協力を得て、「食育推進全国大会」を毎年開催して、食育について国民への直接的な理解促進を図るとともに、関係者相互間の連携が推進されるよう実施する。

「食育月間」の実施に当たって、食育推進を担当する大臣は、同月間で重点的に実施していくテーマ等を示した実施要綱をあらかじめ定め、関係機関、団体等に通知するとともに公表する。

また、一年を通じて継続的に食育推進運動を展開するため、毎月19日を「食育の日」と定め、「家族そろって食卓を囲む」など実践的なものになるよう十分配慮しつつ取り組む。

（食育推進運動に資する情報の提供）

様々な分野での食育を推進し、全国的な運動として、全国各地において食育推進運動を促進するため、食育を推進して成果を挙げている地域の事例や手法を収集し、広く情報提供する。

また、「スマート・ライフ・プロジェクト」において、生活習慣病予防の啓発活動や、健康寿命を延ばすことを目的とする、優れた取組を行っている企業・団体・自治体を表彰する。

さらに、食と農のつながりの深化に着目した新たな国民運動を展開し、我が国の食と環境を支える農業・農村への国民の理解の醸成を図っていく中で、食育推進にもつながる情報等を消費者へ発信する。

（全国食育推進ネットワークの活用）

「新たな日常」やデジタル化に対応した食育など、最新の食育活動の方法や知見を食育関係者間で情報共有するとともに、異業種間のマッチングによる新たな食育活動の創出や、食育の推進に向けた研修を実施できる人材の育成等に取り組む。

加えて、食育の取組を分かりやすく発信し、食品関連事業者や食育に関心のある企業が共通して使用することにより効果的に食育を推進することができる啓発資材の周知を図る。

（「新たな日常」やデジタル化に対応する食育の推進）

デジタルトランスフォーメーション（デジタル技術の活用による社会の変革）が一層進展する中で、SNS活用やインターネット上でのイベント開催及び動画配信、オンラインでの非接触型の食育の展開などを推進する。

また、個人がいつでも手軽に使える優れた食育アプリ等について情報提供を行い、国民の行動変容を促す。

５．生産者と消費者との交流の促進、環境と調和のとれた農林漁業の活性化等

（１）現状と今後の方向性

食育の推進、特に食に対する感謝の念を深めていく上で、食を生み出す場としての農林漁業に関する理解が重要であり、「食」と「農林水産業」のつながりの深化を図ることが求められている。

そのような中、農林漁業体験は、農林水産物の生産現場に対する関心や理解、食生活が自然の恩恵や食に関する人々の様々な活動により成り立つことについての理解を深める上で、引き続き重要である。

農林漁業体験に参加していない理由の中では「体験する方法が分からない」という意見が多いことから、参加方法等の周知や優良事例の横展開等を通じ、更なる参加者の増加に取り組む必要がある。

農林水産物の生産、食品の製造及び流通等の現場は、地域で食育を進めていく上で食に関する体験機会を提供する貴重な場であり、人々のふれあいや地域の活性化を図るためにも、これを支える農山漁村コミュニティの維持・再生が必要である。

加えて、農林水産業・食品産業の活動が自然資本や環境に立脚していることから、その持続可能性を高めるよう、環境と調和のとれた食料生産とその消費にも配慮した食育を推進する。

我が国では、食料や飼料等の多くを輸入に頼る一方で、毎年大量の食品ロスが発生しており、国、地方公共団体、食品関連事業者・農林漁業者、消費者など多様な主体が連携し、国民運動として食品ロスの削減を推進する。また、その際には、様々な家庭環境や生活の多様化に対応し、貧困の状況にある子供等に食料を提供する活動にも資するよう取り組む必要がある。

（２）取り組むべき施策

国は以下の施策に取り組むとともに、地方公共団体等はその推進に努める。

（農林漁業者等による食育の推進）

農林漁業に関する体験活動は、農林水産物の生産現場に関する関心や理解を深めるだけでなく、国民の食生活が自然の恩恵の上に成り立っていることや食に関わる人々の様々な活動に支えられていることなどに関する理解を深める上で重要であることから、農林漁業者等は、学校、保育所等の教育関係者を始めとした食育を推進する広範な関係者等と連携・協働し、幅広い世代に対して教育ファーム等農林漁業に関する多様な体験の機会を積極的に提供するよう努める。

その際、食に関する体験活動をより充実させるため、オンラインでの活動を実体験と組み合わせる等新たな取組を進めることが必要である。

これらの活動を支援するため、国や地方公共団

体において必要な情報提供等を行う。

（子供を中心とした農林漁業体験活動の促進と
消費者への情報提供）

　子供を中心として、農林水産物の生産における
様々な体験の機会を拡大し、食に対する関心と理
解を深める必要があることから、農林漁業体験活
動を促進するため、情報提供の強化、受入体制の
整備等を進める。その際、子供の学びや生産者の
やりがいにつながるような異世代交流が進むよう
配慮する。

　また、子供の農山漁村体験については、「まち・ひと・しごと創生総合戦略」に基づく「子ども農山漁村交流プロジェクト」の一環として、送り側（学校等）への活動支援や情報提供、受入側（農山漁村）の体験プログラムの充実・強化などの受入体制整備への支援を行うなど、送り側、受入側双方への体系的・総合的な支援を関係省庁が連携して行う。

　さらに、国民の体験活動への関心を高めるため、SNSなど様々な媒体の活用により周知し、食料の生産から消費等に至るまでの継続した体験につながるよう、関係機関等の連携を深める。

（都市と農山漁村の共生・対流の促進）

　農泊やグリーン・ツーリズムを通じた都市住民
と農林漁業者の交流を促進するため、都市住民へ
の農山漁村の情報提供と農山漁村での受入体制の
整備等を推進する。

（農山漁村の維持・活性化）

　食を生み出す場である農山漁村は、農林漁業者
だけでなく、多様な地域住民により支えられてい
ることから、関係府省が連携した上で、①農業の
活性化や地域資源の高付加価値化を通じた所得と
雇用機会の確保、②安心して地域に住み続けるた
めの条件整備、③地域を広域的に支える体制・人
材づくりや農村の魅力の発信等を通じた新たな活
力の創出の「三つの柱」に沿った施策を総合的か
つ一体的に推進することにより、維持・活性化を
図る取組を推進する。

（地産地消の推進）

　直売所等における地域の農林水産物の利用促進
を図るため、多様な品目の生産・供給体制の構築
及び加工品の開発を推進するとともに、学校、社
食等施設の給食における地域の農林水産物の安定
的な生産・供給体制を構築し、地域の農林水産物
の利用拡大を図る。また、農林漁業者と加工・販
売業者、外食・中食業者など地域の多様な関係者
が参画して、地域資源を活用した持続的な取組
（ローカルフードプロジェクト（LFP））の創出を
推進する。

　また、食と農のつながりの深化に着目した新た
な国民運動を展開し、地域の農業・農村の価値や
生み出される農林水産物の魅力を伝える取組や、
「地理的表示保護制度」（GI保護制度）[1]の登録推
進や認知度向上を図る取組等、地産地消の推進に
もつながる取組を実施する。

　さらに、食品循環資源の再生利用等の促進に関
する法律（平成12年法律第116号）の再生利用
事業計画（食品リサイクル・ループ）制度の活用
等により、地域で発生した食品循環資源を再生利
用して得られた肥料や飼料を利用して生産された
農林水産物の地域での利用を推進する。

（環境と調和のとれた持続可能な食料生産とそ
の消費にも配慮した食育の推進）

　SDGs時代にふさわしい農林水産業・食品産業
を育成するためには、環境と調和した生産方法で
作られた農林水産物・食品を消費することが、消
費者の幸福や満足度の向上につながるとともに、
その評価が農山漁村に還元され、環境と経済の好
循環が生まれるという社会システムへの転換が必
要であり、消費者に持続可能な農林水産物の価値
を伝えるため、消費者の役割の自覚と日々の購買
行動の変化を促す取組を推進していくことが必要
である。

　我が国の食料・農林水産業の生産力向上と持続
性の両立をイノベーションで実現する「みどりの
食料システム戦略」の策定に向けて検討が進めら
れている。引き続き、有機農業をはじめとした持
続可能な農業生産や持続可能な水産資源管理等、
生物多様性と自然の物質循環を健全に維持し、自
然資本を管理し、又は増大させる取組に関して、

1　伝統的な生産方法や気候・風土・土壌などの生産地等の特性が、品質等の特性に結びついている産品の名称
（地理的表示）を知的財産として登録し保護する制度

国民の理解と関心の増進のため普及啓発を行う。例えば、学校給食での有機食品の利用など有機農業を地域で支える取組事例の共有や消費者を含む関係者への周知が行われるよう、有機農業を活かして地域振興につなげている地方公共団体の相互の交流や連携を促すネットワーク構築を推進する。

持続可能な食料システム（フードシステム）につながるエシカル消費を、「あふの環プロジェクト」を活用して、関係省庁や参画する企業・団体と連携・協働して推進する。

多様な食の需要に対応するため、大豆等植物タンパクを用いる代替肉の研究開発等、食と先端技術を掛け合わせたフードテックの展開が産学官連携の下進められており、新たな市場を創出する中で、その理解醸成を図る。

（食品ロス削減に向けた国民運動の展開）

我が国においては、食料を海外からの輸入に大きく依存する一方、年間612万トン（平成29年度推計）の食品ロスが発生している。これは、国連世界食糧計画（WFP）による食料援助量約420万トンの約1.5倍に相当する。

このような現状を踏まえ、令和元年10月に食品ロスの削減の推進に関する法律（令和元年法律第19号）が施行され、国、地方公共団体、事業者、消費者等の多様な主体が連携し、国民運動として食品ロスの削減を推進していくこととされた。政府としては、法律に基づき、関係省庁が連携しつつ、様々な施策を推進していく。

特に、食品ロスの約半分は家庭からの排出であることを踏まえ、国民がそれぞれの立場で食品ロスの削減に「もったいない」という精神で、自発的に取り組んでいくため、食品ロス削減の重要性についての理解と関心を増進するための教育や普及啓発を推進する。加えて、食品ロス削減に配慮した購買行動や、外食時における食べ残しが発生しないよう、料理の食べきりや、食品衛生面に配慮した食べ残しの持ち帰りについて、事業者からの理解・協力を得ながら普及啓発を図る。

（バイオマス利用と食品リサイクルの推進）

地域で発生・排出されるバイオマスの計画的な活用に向けて、「バイオマス活用推進基本計画」（平成28年9月16日閣議決定）に基づき、効率的な収集システムの確立、幅広い用途への活用、バイオマス製品等の標準化・規格化など、バイオマスを効果的に活用する取組を総合的に実施する。

また、食品リサイクルについて、食品関連事業者、再生利用事業者及び農林漁業者等の関係主体の連携の強化を通じて、特に取組の少ない地域を中心に、飼料化を含めた食品リサイクルの取組を促進する。

加えて、食品廃棄物の発生抑制や再生利用等の必要性等を普及啓発するため、ホームページ等を通じた情報提供を実施する。

さらに、家庭や外食における食品の廃棄状況等を把握するための調査や、食品産業における食品廃棄物等の発生量や再生利用等の実施状況を把握するための調査を実施するとともに、必要な取組を進める。

6．食文化の継承のための活動への支援等
（1）現状と今後の方向性

長い年月を経て形成されてきた我が国の豊かで多様な食文化は、世界に誇ることができるものである。

戦後、和食の基本形である一汁三菜の献立をベースに、ごはん（主食）を中心に、魚、肉、牛乳・乳製品、野菜、海藻、豆類、果物、お茶など多様な副食（主菜・副菜）等を組み合わせ、栄養バランスに優れた「日本型食生活」が構築され、国民の平均寿命の延伸にもつながった。

しかしながら、長期的には経済成長に伴う所得の向上等を背景として、国民のライフスタイル、価値観、ニーズが多様化する中で、「日本型食生活」や、家庭や地域において継承されてきた特色ある食文化や豊かな味覚が失われつつある。

このような社会構造の変化に伴い、食の多様化が進む中で、引き続き伝統的な食文化を次世代に継承していくため、食育活動を通じて国民の理解を深めるべく、次世代を担う子供や子育て世代を対象とした取組を始め、地域の多様な食文化を支える多様な関係者による活動の充実が必要である。

特に、「和食；日本人の伝統的な食文化」が、「自然の尊重」という日本人の精神を体現し、①多様で新鮮な食材とその持ち味の尊重、②健康的な食生活を支える栄養バランス、③自然の美しさや季節の移ろいの表現、④正月などの年中行事との密接な関わり、という4つの特徴を持つ食に関

する社会的慣習としてユネスコの無形文化遺産に登録されたことも踏まえ、和食文化の保護・継承を本格的に進める必要がある。

また、和食は、栄養バランスのとれた食生活に資するものであり、循環器疾患死亡等のリスクが低いとの報告もあることから、このような健康面でのメリットも発信していくことが必要である。さらに、地域の風土を活かした和食文化の保護・継承は、地域活性化及び環境への負荷低減に寄与し、持続可能な食の実現に貢献することが期待されるとともに、他国の多様な食文化や食習慣への理解にも資することが期待される。

（2）取り組むべき施策

国は以下の施策に取り組むとともに、地方公共団体等はその推進に努める。

（地域の多様な食文化の継承につながる食育の推進）

「和食；日本人の伝統的な食文化」のユネスコ無形文化遺産の登録の趣旨を踏まえ、国民の関心と理解が深まるようにするため、地方公共団体、教育関係者、食品関連事業者等からなる各都道府県の体制を構築・活用し、各地域の郷土料理の調査・データベース化及び活用、SNS等を活用した国内外への情報発信等デジタルツール活用を推進することにより地域の多様な食文化の保護・継承を図るとともに、管理栄養士等や地域で食にまつわる活動を行う者を対象とした研修等による和食文化の継承活動を行う中核的な人材の育成に取り組む。

また、調査研究の促進等による食の文化的価値の明確化とその普及・発信が必要であり、和食の栄養バランスの良さや持続可能な食への貢献について、国内外への発信を強化し、理解を深める。

さらに、和食文化の保護・継承に当たっては、食育に関わる国、地方公共団体、教育関係者、農林漁業関係者、食品関連事業者、ボランティア等、多様な関係者が密接に連携し、産学官一体となって効果的に進める。

加えて、手軽に和食に接する機会を拡大するため、簡便な和食商品の開発や情報発信等、産学官協働の取組を推進し、「いいにほんしょく」の語呂合わせで「和食の日」として定められている11月24日を中心に学校給食における取組等も含め、国民に対する日本の食文化の理解増進を図る。

また、郷土料理や伝統野菜・発酵食品を始めとする伝統食材等の魅力の再発見や「日本型食生活」の実践を促すため、地域における地方公共団体、農林漁業者、食品関連事業者等が連携した食育活動を推進する。

さらに、我が国の食文化の理解の助けとなるものであるため、お茶の普及活動を行っている団体等の多様な主体と連携・協力するなど、お茶に関する効果的な食育活動を促進する。

（ボランティア活動等における取組）

食生活改善推進員等のボランティアが行う料理教室や体験活動等において、地域の郷土料理や伝統料理を取り入れることにより、食文化の普及と継承を図る。

（学校給食等での郷土料理等の積極的な導入や行事の活用）

我が国の伝統的な食文化について子供が早い段階から興味・関心を持って学ぶことができるよう、学校給食を始めとした学校教育活動において郷土料理の歴史、ゆかり、食材などを学ぶ取組を推進する。

さらに、各地の食関連行事や文化関連行事等も活用し、我が国の伝統的な食文化や地域の郷土料理等とその歴史や文化的背景等を学ぶ機会の提供を促進する。その一環として、毎年度開催している国民文化祭を活用し、地域の郷土料理やその歴史等を全国に発信する。

（専門調理師等の活用における取組）

我が国の食事作法や伝統的な行事等、豊かな食文化を醸成するため、高度な調理技術を備えた専門調理師等の活用を図る。

7．食品の安全性、栄養その他の食生活に関する調査、研究、情報の提供及び国際交流の推進
（1）現状と今後の方向性

健全な食生活の実践には、科学的知見に基づき合理的な判断を行う能力を身につけた上で、食生活や健康に関する正しい知識を持ち、自ら食を選択していくことが必要である。国民の食に関する知識と食を選択する力の習得のためには、食に関する国内外の幅広く正しい情報をSNS等の多様な手段で提供するとともに、教育機会の充実を図

ることが必要である。

　一方、SNSの普及等により、食に関する様々な情報があふれ、信頼できる情報を見極めることが難しいといった状況もあり、健全な食生活の実践に当たっては、国際的な研究を含めた最新の科学的知見に基づく客観的な情報の提供が不可欠である。また、情報の提供に当たっては、国民自身がその内容を理解し、自律的に健全な食生活の実践につなげられるよう配慮が必要である。

　国は、各種関連団体等と連携を深めながら、食品の安全性、栄養成分等の食品の特徴、食習慣その他の食生活に関する国内外の調査、研究、情報の提供等がなされるよう、適切な取組を行うとともに、我が国の食育の理念や取組等を積極的に海外へ発信していくことが必要である。

（2）取り組むべき施策

　国は以下の施策に取り組むとともに、地方公共団体等はその推進に努める。

（生涯を通じた国民の取組の提示）

　国は、子供から高齢者まで、生涯を通じた食育を推進するため、一人一人の国民が自ら食育に関する取組が実践できるように、「食育ガイド」を活用するとともに、国民のニーズや特性を分析、把握した上で、それぞれの対象者に合わせて具体的な推進方策を検討し、適切な情報を提供する。

（基礎的な調査・研究等の実施及び情報の提供）

　食育に関する国民の意識や食生活の実態等について調査研究及び分析を行うとともに、その成果を広く公表し、関係者の活用に資する。

　また、食育に関する関心と理解を深めるために、必要な情報を容易に入手することができるよう、総合的な情報提供を行う。

（リスクコミュニケーションの充実）

　国、地方公共団体、各種団体が連携しつつ、食品の安全性についてのリスクコミュニケーションを積極的に実施する。

　特に、国民の関心の高いテーマについては、科学的知見に基づいた正確な情報提供によって、消費者を始めとする関係者間での意見交換会を開催し、理解の増進に努める。

（食品の安全性や栄養等に関する情報提供）

　国民が健全な食生活を実践するために必要な食品の安全性や栄養等に関する様々な情報について、国民が十分に理解し活用できるよう考慮しつつ、SNSなどの様々な媒体や各種イベント、食育ツールなどを活用し、国民にとってわかりやすく入手しやすい形で情報提供する。

　地域において地方公共団体、関係団体やNPO等が行う意見交換会等への取組を支援する。

　また、「健康日本21（第二次）」による健康づくり運動として、国内外の科学的知見に基づく食生活の改善に必要な情報の普及啓発を図る。

　さらに、摂取すべきエネルギーや栄養素等の量を定めた「食事摂取基準」を定期的に作成・公表し、その活用を促進するとともに、食品成分の基礎データを収載した「日本食品標準成分表」の充実を図り、幅広く提供する。

　また、国民健康・栄養調査を実施し、食育推進の基礎的なデータとして、その成果を活用するとともに、肥満や糖尿病等の生活習慣病を効果的に予防することや、食物アレルギー対策をするためには、食生活や栄養と健康に関する医学的知見・科学的根拠の蓄積が必要であることから、関係府省や関係研究機関が連携しつつ、様々な分野にわたるデータの総合的な情報収集や解析等を推進するとともに、その成果を公表し周知する。

　農林漁業や食料の生産、流通、消費に関する統計調査を実施し、公表する。

（食品表示の理解促進）

　令和2年度から全面施行された食品表示法（平成25年法律第70号）に基づく新たな食品表示制度について、消費者の更なる食品表示の活用に向け、原料原産地表示、栄養成分表示等を含め、戦略的な普及啓発に取り組む。

（地方公共団体等における取組の推進）

　地方公共団体や関係団体等は、本計画の内容を踏まえながら、地域の実情に沿った情報や当該団体等の活動内容に即した情報を収集・整理し、より多くの国民が関心を持ち、また、活用できるよう、その提供に努める。

（食育や日本食・食文化の海外展開と海外調査の推進）

　我が国の食育の理念や取組等を積極的に海外に

発信し、「食育（Shokuiku）」という言葉が日本語のまま海外で理解され、通用することを目指す。

また、「食育ガイド（英語版）"A Guide to Shokuiku"」について、インターネット等を活用して海外に対する食育推進の普及啓発を図る。

さらに、オンライン配信も利用しながら、海外に向けて日本食・日本の食文化について情報発信する。

加えて、海外において行われてきた食生活の改善等に関する取組について、その具体的な手法と成果を調査し、その活用を図る。

このほか、2020年東京オリンピック競技大会・東京パラリンピック競技大会におけるホストタウンを通じた異文化交流等の機会を積極的に活用し、食を通じた相互の理解を深めつつ、日本食や日本の食文化の海外展開を戦略的に推進するため、官民合同の協議会を通じて、関係者が連携した取組を推進する。

（国際的な情報交換等）

国際的な情報交換等を通じて、食育に関する研究の推進や知見の相互活用等を図るため、海外の研究者等を招へいした講演会の開催や海外における食生活等の実態調査等を進める。

また、国際的な機関の活動に協力するとともに、これを通じて積極的な情報の共有化を推進する等、国際的な連携・交流を促進する。

さらに、国際的な飢餓や栄養不足の問題等に対して、国民の認識を深めるために、その実態や国際的な機関による対策等の情報を積極的に提供するほか、栄養改善事業の国際展開に取り組む。

第4 食育の推進に関する施策を総合的かつ計画的に推進するために必要な事項

1．多様な関係者の連携・協働の強化

食育に関連する施策を行っている主体は、国の関係府省庁や地域に密着した活動を行っている地方公共団体、教育、保育、社会福祉、医療及び保健の関係者、農林漁業の関係者、食品の製造、加工、流通、販売、調理等の関係者、料理教室、その他の食に関わる活動等の関係者、更には様々な民間団体やボランティア等に至るまで多様かつ多数である。

また、「第1食育の推進に関する施策についての基本的な方針」や「第3食育の総合的な促進に関する事項」で述べたように、食育は幅広い分野にわたる取組が求められる上、様々な家族の状況や生活の多様化といった食育をめぐる状況の変化を踏まえると、より一層きめ細やかな対応や食育を推進しやすい社会環境づくりが重要になっている。

したがって、食育に関する施策の実効性をこれまで以上に高めていくためには、食育に係る多様な関係者や食育に新たな広がりをもたらす多方面の分野の関係者が、その特性や能力を生かしつつ、主体的に、かつ、互いが密接に連携・協働して、地域レベルや国レベルの緊密なネットワークを築き、多様な取組を推進していくことが極めて重要であるため、「全国食育推進ネットワーク」も活用しつつ、その強化に努める。

2．地方公共団体による推進計画に基づく施策の促進とフォローアップ

食育基本法第17条及び第18条においては、都道府県及び市町村に対し、国の基本計画を基本として、都道府県及び市町村の区域内における食育推進計画を作成するよう努めることを求めており、令和元年度までに全都道府県及び87.5％の市町村において食育推進計画の作成がなされた。

食育推進計画を既に作成した都道府県及び市町村においては、食育推進計画に基づき、また、第4次食育推進基本計画を基本として、新たな計画の作成や改定を行い、その食育推進会議を活用しながら多様な主体との連携・協働を推進することが求められる。

このため、国は、都道府県及び市町村における食育の推進が一層充実するよう、食育推進計画を把握しつつ適切な支援を行う。

一方、全国各地で地域に密着した食育に関する活動が推進されるためには、食育推進計画の作成がなされていない市町村についても可能な限り早期に作成することが求められる。

このため、国は都道府県とともに、市町村における食育推進計画の作成が促進されるよう積極的に働きかけ、地産地消を始めとする地域での食育の推進がより一層充実するよう必要な資料や情報を提供するとともに、技術的な支援にも努めていくなど、適切な支援を行う。

また、都道府県及び市町村は、食育に関する活動を行う教育関係者、農林漁業者、食品関連事業者、ボランティアや関係機関等の協力も得つつ、地域において多様な関係者の連携・協働の下、食

育を推進する中核となる人材の育成と地域の特性に応じた実効性の高い食育の推進に一層取り組むことが期待される。

国は、そのための情報の提供等適切な支援を行う。

3．積極的な情報提供と国民の意見等の把握

食育は、個人の食生活に関わる問題であることから、子供から成人、高齢者に至るまで、国民一人一人による理解と実践を促進することが何よりも重要である。

このため、ライフステージのつながりを意識しつつ、生涯にわたって大切にしたい食育について具体的な取組を促す「食育ガイド」や効果的な情報発信を行う「全国食育推進ネットワーク」の活用も含め、多様な手段を通じて積極的な情報提供を行うよう努める。

また、食育に対する国民の関心や意識を高めていくためには、対象者の特性や多様なニーズも考慮しつつ、国民の意見や考え方等を積極的に把握し、できる限り施策に反映させていくことが必要であることから、その促進に努める。

4．推進状況の把握と効果等の評価及び財政措置の効率的・重点的運用

食育に関する施策を計画的に推進するためには、その推進状況を把握しつつ取り組むとともに、限られた予算を有効活用することが必要である。特に「1.多様な関係者の連携・協働の強化」で述べたように、食育は幅広い分野に関わり、多様な関係者による一体的な取組が必要であることに鑑みると、その必要性は一層大きいと考えられる。

このため、本計画に基づく施策の総合的かつ計画的な推進を図るとともに、目標の達成状況を含めたその推進状況について、毎年度、適切に把握し、その効果等を評価し、広く国民にも明らかにするとともに、評価を踏まえた施策の見直しと改善を図る。また、厳しい財政事情の下、限られた予算を最大限有効に活用する観点から、引き続き、選択と集中の強化、施策の重複排除、府省庁間連携の強化、官民の適正な役割分担と費用負担、執行状況の反映等の徹底を図る。

5．基本計画の見直し

国内外の社会経済情勢は常に変化しており、今後、食育をめぐる状況も大きく変わることも十分考えられるため、基本計画については、計画期間終了前であっても必要に応じて見直しの必要性や時期等を適時適切に検討する。

また、基本計画の見直しに当たっては、「4.推進状況の把握と効果等の評価及び財政措置の効率的・重点的運用」において述べた施策の成果の検証結果を十分活用する。

食生活指針

　食生活指針は、一人一人の健康増進、生活の質（QOL）の向上、食料の安定供給の確保などを図ることを目的として、平成12（2000）年3月に当時の文部省、厚生省、農林水産省が策定しました。

　その後、食育基本法の制定、「健康日本21（第二次）」の開始、「和食；日本人の伝統的な食文化」のユネスコ無形文化遺産登録等の食生活に関する幅広い分野での施策に進展があったことを受け、平成28（2016）年6月に一部が改正されました。

（http://www.maff.go.jp/j/syokuiku/shishinn.html）

1.食事を楽しみましょう。

- 毎日の食事で、健康寿命をのばしましょう。
- おいしい食事を、味わいながらゆっくりよく噛んで食べましょう。
- 家族の団らんや人との交流を大切に、また、食事づくりに参加しましょう。

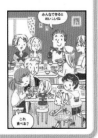

2.1日の食事のリズムから、健やかな生活リズムを。

- 朝食で、いきいきした1日を始めましょう。
- 夜食や間食はとりすぎないようにしましょう。
- 飲酒はほどほどにしましょう。

3.適度な運動とバランスのよい食事で、適正体重の維持を。

- 普段から体重を量り、食事量に気をつけましょう。
- 普段から意識して身体を動かすようにしましょう。
- 無理な減量はやめましょう。
- 特に若年女性のやせ、高齢者の低栄養にも気を付けましょう。

4.主食、主菜、副菜を基本に、食事のバランスを。

- 多様な食品を組み合わせましょう。
- 調理方法が偏らないようにしましょう。
- 手作りと外食や加工食品・調理食品を上手に組み合わせましょう。

5.ごはんなどの穀類をしっかりと。

- 穀類を毎食とって、糖質からのエネルギー摂取を適正に保ちましょう。
- 日本の気候・風土に適している米などの穀類を利用しましょう。

6.野菜・果物、牛乳・乳製品、豆類、魚なども組み合わせて。

- たっぷり野菜と毎日の果物で、ビタミン、ミネラル、食物繊維をとりましょう。
- 牛乳・乳製品、緑黄色野菜、豆類、小魚などで、カルシウムを十分にとりましょう。

7.食塩は控えめに、脂肪は質と量を考えて。

- 食塩の多い食品や料理を控えめにしましょう。食塩摂取量の目標値は、男性で1日8g未満、女性で7g未満とされています。
- 動物、植物、魚由来の脂肪をバランスよくとりましょう。
- 栄養成分表示を見て、食品や外食を選ぶ習慣を身につけましょう。

8.日本の食文化や地域の産物を活かし、郷土の味の継承を。

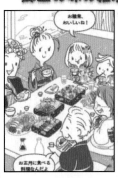

- 「和食」をはじめとした日本の食文化を大切にして、日々の食生活に活かしましょう。
- 地域の産物や旬の素材を使うとともに、行事食を取り入れながら、自然の恵みや四季の変化を楽しみましょう。
- 食材に関する知識や調理技術を身につけましょう。
- 地域や家庭で受け継がれてきた料理や作法を伝えていきましょう。

9.食料資源を大切に、無駄や廃棄の少ない食生活を。

- まだ食べられるのに廃棄されている食品ロスを減らしましょう。
- 調理や保存を上手にして、食べ残しのない適量を心がけましょう。
- 賞味期限や消費期限を考えて利用しましょう。

10.「食」に関する理解を深め、食生活を見直してみましょう。

- 子供のころから、食生活を大切にしましょう。
- 家庭や学校、地域で、食品の安全性を含めた「食」に関する知識や理解を深め、望ましい習慣を身につけましょう。
- 家族や仲間と、食生活を考えたり、話し合ったりしてみましょう。
- 自分たちの健康目標をつくり、よりよい食生活を目指しましょう。

「食事バランスガイド」

　「食事バランスガイド」は、1日に「何を」、「どれだけ」食べたらよいかを考える際の参考にしていただけるよう、食事の望ましい組合せとおおよその量をイラストで分かりやすく示したものです。

　健康で豊かな食生活の実現を目的に策定された「食生活指針」（平成12（2000）年3月）※を具体的に行動に結びつけるものとして、平成17（2005）年6月に厚生労働省と農林水産省が決定しました。

（※　平成28（2016）年6月一部改正）

　この「食事バランスガイド」は、健康な方々の健康づくりを目的に作られたものです。糖尿病、高血圧などで医師または管理栄養士から食事指導を受けている方は、その指導に従ってください。

（http://www.maff.go.jp/j/balance_guide/index.html）

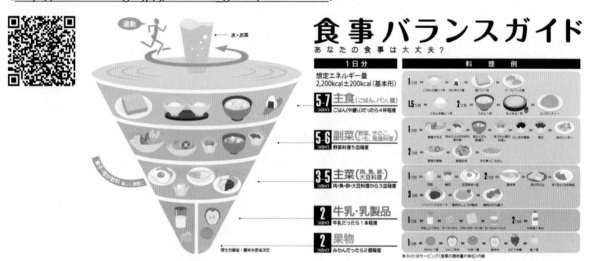

　「食事バランスガイド」を活用していただけるよう、農林水産省では、それぞれの世代に向けた解説書等を作成しています。

（http://www.maff.go.jp/j/balance_guide/b_sizai/kaisetusyo.html）

《親子向け》
親子で一緒に使おう！食事バランスガイド

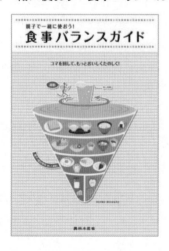

《シニア向け》
シニア世代の健康な生活をサポート食事バランスガイド

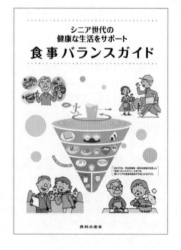

「食育ガイド」

幼児から高齢者に至るまで、生涯にわたりライフステージに応じた具体的な食育の取組の実践の最初の一歩として、できることから始めるためのガイドです（全30ページ）。
（http://www.maff.go.jp/j/syokuiku/guide/guide_201903.html）

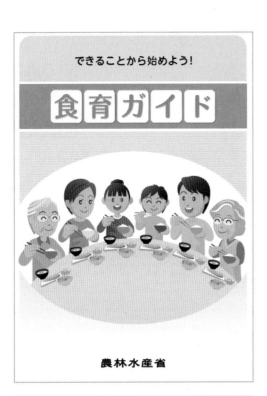

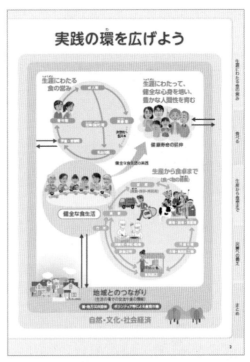

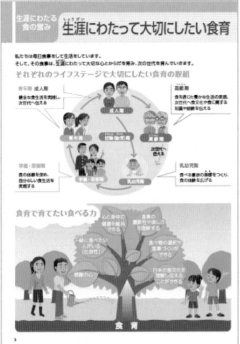

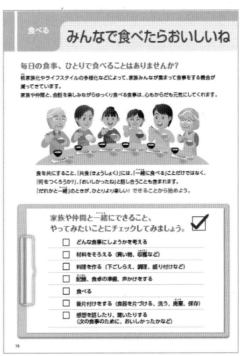

「食育」ってどんないいことがあるの？
～エビデンス（根拠）に基づいて分かったこと～

　平成29（2017）年度に農林水産省では、食育分野に詳しい研究者等の協力の下、「栄養バランスに配慮した食生活」、「朝食を毎日食べること」等に取り組むことのメリットをエビデンス（根拠）に基づき整理したパンフレットを作成しました。

　平成30（2018）年度には、共食に関するエビデンス（根拠）を取り上げるとともに、農林漁業体験に関するエビデンス（根拠）については平成29（2017）年度の内容を更に充実させ、Part2として取りまとめました。

　令和元（2019）年度には、第1弾、第2弾のパンフレットを統合した「統合版」を取りまとめました。

（http://www.maff.go.jp/j/syokuiku/evidence/index.html）

「食育」ってどんないいことがあるの？～エビデンス（根拠）に基づいて分かったこと～統合版

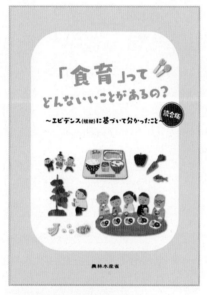

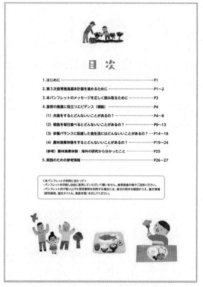

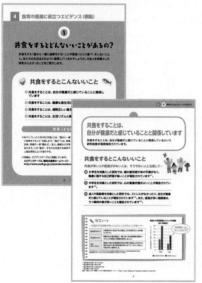

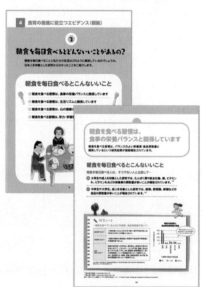

索　引

（あ）

あふの環（わ）　　127
新たな日常　　2, 50, 110, 112, 113
アレルギー　64, 69, 70, 75, 76, 98, 159, 160, 169
うちの郷土料理　　144
海業　　123
栄養教諭　48, 51, 66, 68, 69, 71, 77, 135, 136, 144, 174, 182
栄養サミット（東京栄養サミット2021）　86, 170, 171
栄養士　12, 44, 45, 46, 64, 74, 75, 77, 80, 85, 94, 101, 107, 110, 144, 169
栄養成分表示　　102, 167, 169
栄養バランス　16, 32, 36, 37, 40, 43, 44, 45, 59, 60, 62, 64, 70, 73, 83, 94, 106, 125, 142
SDGs　71, 102, 112, 120, 124, 132
おやこの食育教室　　104
温室効果ガス　　125, 127, 129, 137
オンライン　11, 14, 76, 94, 95, 102, 111, 113, 134, 155, 170

（か）

外食　13, 87, 90, 102, 108, 123, 125, 127, 129, 132, 134, 135, 160
学習指導要領　　68, 147
果実（類）摂取量（果物摂取量含む）　87, 90, 91, 184
果樹農業の振興を図るための基本方針　　90
学校給食　12, 43, 48, 51, 68, 69, 70, 71, 72, 73, 74, 90, 114, 123, 124, 126, 128, 130, 136, 152, 182
家庭　1, 3, 16, 31, 36, 37, 41, 42, 48, 50, 51, 60, 61, 63, 64, 68, 75, 76, 77, 78, 79, 80, 83, 90, 93, 95, 97, 98, 99, 103, 105, 114, 119, 131, 132, 134, 138, 139, 144, 146, 147, 148, 159, 188
噛ミング30（カミングサンマル）　　100
管理栄養士　12, 44, 45, 46, 64, 85, 94, 101,

107, 110
教育ファーム　　8, 118
共食　9, 19, 40, 44, 61, 62, 91, 93, 97, 104, 105, 178, 180
郷土料理　12, 44, 48, 50, 83, 94, 97, 102, 113, 140, 141, 144, 148, 149, 152, 174, 188
グリーン・ツーリズム　　123
減塩　42, 45, 64, 105, 142, 184
健康寿命　85, 86, 87, 91, 95, 96, 100, 103, 104, 105, 114, 145
健康づくり　46, 61, 63, 76, 85, 91, 99, 101, 104, 107, 140, 141
健康日本21（第二次）　82, 85, 87, 91, 95, 97, 100
口腔機能　　100, 101
国際交流　　150
国民健康・栄養調査　85, 87, 165, 184
国民文化祭　　150
五節供　　145
こども食堂　43, 44, 93, 94, 97, 133
こども宅食　　93
子ども農山漁村交流プロジェクト　　121
こどもの未来応援国民運動　　93
こどもの未来応援基金　　93
ごはん（米、米飯含む）　7, 10, 13, 44, 46, 47, 49, 51, 52, 73, 83, 93, 99, 113, 125, 128, 129, 148, 165

（さ）

市町村食育推進計画　　115, 117
児童福祉施設における食事の提供ガイド　76
地場産物　71, 72, 73, 74, 123, 124, 126, 142, 148, 152, 174, 182
ジビエ　　123
授乳　　63, 64
授乳・離乳の支援ガイド　　64
賞味期限　　132, 135, 137
食育ガイド　　82
食育活動表彰　10, 11, 49, 50, 94, 99, 103, 106, 111, 113, 119, 120, 130, 149

食育基本法　　　　　1, 2, 36, 82, 95, 115
食育月間　　　　　　45, 110, 111
食育推進運動　　　　104, 108, 110
食育推進会議　　　　2, 115
食育推進基本計画　　2, 8, 16, 151
食育推進全国大会　　101, 109, 110, 111, 113
食育に関する意識調査　　16, 40, 165
食育の日　　　　　　105
食事摂取基準（日本人の食事摂取基準）　96, 164
食事バランスガイド　　82, 83, 170
食習慣　48, 61, 63, 68, 69, 73, 76, 90, 97, 104, 105, 165
食生活改善推進員　50, 104, 107, 140, 141, 169
食生活改善普及運動　　86
食生活指針　　　　　63, 82, 170
食生活の改善　　　　85, 170
食中毒　　106, 155, 156, 157, 158, 159, 161
食に関する学習教材　69
食品安全総合情報システム　158
食品健康影響評価　　155, 158
食品関連事業者　3, 40, 102, 132, 133, 139, 154, 170
食品成分データベース　164
食品の安全性　154, 155, 156, 157, 158, 159, 161, 162, 172, 174, 189
食品廃棄物　　　　　131, 138, 139
食品表示　　155, 160, 166, 167, 169
食品リサイクル　131, 132, 133, 138, 139
食品ロス　14, 104, 106, 131, 132, 133, 134, 135, 136, 137, 143, 174, 187
食品ロス削減月間　　132, 133
食品ロスの削減の推進に関する法律　132
食文化　7, 16, 48, 50, 62, 71, 73, 78, 82, 83, 89, 104, 106, 109, 123, 124, 140, 141, 142, 143, 144, 145, 146, 148, 150, 151, 152, 170
食文化の継承　7, 50, 62, 140, 141, 142, 143, 144, 145, 150
食料安全保障　　　　6, 7, 8, 130, 171
食料自給率　　　　　7
主食・主菜・副菜　26, 27, 40, 45, 85, 174, 183
健やか親子２１　　　63, 64, 114
スマイルケア食　　　96, 97

スマート・ライフ・プロジェクト　85, 95, 114
成育医療等基本方針　　61, 63
生活習慣病　69, 85, 91, 95, 105, 107, 108, 114, 164, 184
生活リズム　　　　　16, 59, 80
生産者と消費者との交流　118
政府備蓄米　　　　　73, 93
全国学力・学習状況調査　54, 60
全国体力・運動能力、運動習慣等調査　58
専門調理師　　　　　107, 108, 142
痩身（やせ）　16, 61, 63, 69, 85, 86, 91, 107

（た）

体験活動　　8, 37, 40, 68, 102, 108, 118, 121
第４次食育推進基本計画　2, 8, 16, 151
食べ残し　　　　　　8, 135, 136
地産地消　6, 12, 50, 73, 74, 102, 114, 118, 123, 124, 125, 142, 143
朝食の欠食（率）、朝食（を）欠食　2, 22, 40, 46, 54, 56, 57, 69, 105, 175, 181
調理師　　　　　　　107, 108, 109, 142
デジタル化　　　　　2, 110, 112, 113
テレワーク　　　　　40, 121
伝統料理　123, 140, 142, 148, 152, 174, 188
糖尿病　　　　　　　105, 164
都道府県食育推進計画　115

（な）

中食　　　　　　　　45, 123, 160
日本食品標準成分表　164
日本型食生活　　73, 83, 125, 151, 170
乳幼児　16, 29, 40, 45, 63, 64, 75, 76, 82, 98, 100
妊産婦　　　　　　　16, 63, 64, 114
妊娠前からはじめる妊産婦のための食生活指針　63
農山漁村　7, 113, 114, 118, 121, 122, 123, 124, 138
農林漁業体験（農業体験、林業体験、漁業体験含む）　6, 8, 10, 11, 30, 36, 37, 41, 49, 51, 97, 192, 118, 121, 124, 148, 186
農泊　　　　　　　　121

（は）

バイオマス	138
8020 運動	100, 101
早寝早起き朝ごはん	59, 60
BMI	96, 164
肥満	16, 61, 63, 69, 85, 107
フードテック	127
フードバンク	106, 132, 133, 134
フレイル	96, 105, 164
米飯給食	73
保育所保育指針	75
保育所における食事の提供ガイドライン	76
保育所におけるアレルギー対応ガイドライン	76
放射性物質	154, 155, 156, 157
ボランティア	3, 47, 49, 94, 104, 106, 107, 113, 140, 185

（ま）

毎日くだもの 200 グラム運動	90
味覚	142
みどりの食料システム戦略	124, 125, 129

（や）

野菜（類）摂取量	85, 87, 89, 91, 184
野菜を食べようプロジェクト	89
有機農業	126, 128, 130
有機農産物（有機食品含む）	126, 128,187
幼稚園教育要領	76
幼保連携型認定こども園教育・保育要領	76

（ら）

ライフスタイル	16, 83, 107, 121, 135
リスクアナリシス	154
リスク管理	154, 162
リスクコミュニケーション	154, 155
リスク評価	154, 155, 158
離乳	64, 80
ローリングストック	98, 102
6次産業化	123, 124

（わ）

若い世代（若者含む）	16, 17, 18, 19, 22, 23, 26, 27, 29, 30, 31, 32, 36, 38, 40, 41, 46, 47, 50, 52, 61, 62, 90, 95, 104, 113, 125, 144, 149, 150, 151, 167, 174, 181, 183
和食	48, 82, 89, 144, 145, 146, 147
和食文化	48, 144, 145, 146

「食育白書」についてのご質問等は、下記までお願いします。

農林水産省消費・安全局消費者行政・食育課
　電話（代表）：03-3502-8111（内線 4578）
　ダイヤルイン：03-6744-2125
　Ｈ　Ｐ：www.maff.go.jp/j/syokuiku/r5_index.html

令和6年版　食育白書

2024年6月25日　発行　　　　　　　　　　　定価は表紙に表示してあります。

編　集　　**農 林 水 産 省**
　　　　　　〒100-8950
　　　　　　東京都千代田区霞が関1-2-1
　　　　　　電　話　（03）3502-8111（代表）
　　　　　　URL　https://www.maff.go.jp/

発　行　　**日 経 印 刷 株 式 会 社**
　　　　　　〒102-0072
　　　　　　東京都千代田区飯田橋2-15-5
　　　　　　電　話　（03）6758-1011

発　売　　**全国官報販売協同組合**
　　　　　　〒105-0001
　　　　　　東京都千代田区霞が関1-4-1
　　　　　　日土地ビル1F
　　　　　　電　話　（03）5512-7400

※落丁・乱丁はお取り替え致します。

ＩＳＢＮ978-4-86579-419-9